(R)evolution der Elektrotherapie
10 Jahre MET-Forschung
Forschung und Praxis im Dialog

Band 1

(R)evolution der Elektrotherapie
10 Jahre MET-Forschung
Forschung und Praxis im Dialog

Grundlagen, Forschung, Klinik, Praxis der modulierten Mittelfrequenz-Elektro-Therapie

Grundlagenforschung, Praxiserfahrungen, Studien und Tagungsberichte aus den Jahren 1991 bis 2001 bezüglich der neuen Mittelfrequenztherapie (MET)

1. Ausgabe 2001
Mit 92 Abbildungen

Herausgegeben von

Jutta Frenkel, Ulrich Knop, Joachim Winter
Arbeitskreis für Modulations-Elektro-Medizin (MEM) eV

Buchreihe über mittelfrequente Elektromedizin in Klinik und Praxis sowie flankierender Bereiche der biologischen und physikalischen Medizin für Ärzte und Therapeuten in Klinik und Praxis

Eigenverlag des M.E.M. eV, Wolfsheim/Rhh., 2001
Mit Unterstützung des Bundesverbandes Physikalische Therapie (VPT)

Die Herausgeber

Dr.med. Jutta Frenkel
praktische Ärztin / Naturheilverfahren, Königstein
Stv. Vorsitzende des M.E.M. eV

Dr.hc. Ulrich Knop, Ph.D.
Knop-Institut für medizinische Bionik, Wolfsheim/Rhh.
Geschäftsführender Vorstand des M.E.M. eV

Doz. Joachim Winter
Diplom-Physiotherapeut und freier Dozent für Elektrotherapie und -physiologie, Offenburg
Stv. Vorsizender des M.E.M. eV

Band 1
1. Ausgabe 2001
Nachdruck korrigiert 2004

CIP-Kurztitelaufnahme der Deutschen Bibliothek

elektro-medizin.de Band 1: (R)evolution der Elektrotherapie, 10 Jahre MET-Forschung,
Forschung und Praxis im Dialog
hrsg. von Ulrich Knop et al ... Wolfsheim/Rhh.: Eigenverlag M.E.M. eV 2001/04
(Grundlagen, Forschung, Klinik, Praxis der modulierten Mittelfrequenz-Elektro-Therapie)

NE: Ulrich Knop, Hrsg, Arbeitskreis für Modulations-Elektro-Medizin (M.E.M.) eV
(Grundlagen, Forschung, Klinik, Praxis der modulierten Mittelfrequenz-Elektro-Therapie)

©   M.E.M. eV und Knop-Institut für medizinische Bionik
      D-55578 Wolfsheim/Rhh. * 2001/04

Gesamtherstellung: BOD Hamburg
Printed in Germany

ISBN 3-8311-4112-6

Vorwort zur 1. Ausgabe

Liebe Kollegin, lieber Kollege,

vor Ihnen liegt heute der erste Band einer völlig neuen Buchreihe in der Elektromedizin.

Diese Buchreihe, von unserem Arbeitskreis herausgegeben, soll sich direkt und gezielt mit den neuen Möglichkeiten der Elektromedizin und der medizinischen Biophysik befassen. Dies sowohl für die Klinik als auch die Praxis; und hier besonders mit der mehrfachen Modulation von mittelfrequenten Trägersignalen. Diese Arbeit war schon fast überfällig, denn auch in der Kommunikations-Technik kam der Durchbruch mit den Duplex-UKW-Signalen beim Radio und mit ISDN beim Telefon.

Informationen sind die Schlüssel für die Heilung und Erkennung von Störungen; und was liegt also näher, als die Elektromedizin einmal von der Seite der Kommunikations- und Informationstechnologie zu betrachten.

Vor 10 Jahren hatten wir die Idee zu dieser neuen Betrachtungsweise und arbeiteten konsequent an deren Fundamentierung. Es kamen bahnbrechende Erkenntnisse und Lösungsansätze ins Spiel - die Basis war eine neue Spezial-Disziplin in der medizinisch-technischen Wissenschaft: Die Medizin-Bionik.

Diese Buchreihe wird also fortgesetzt und wird sich mit speziellen Themata aus Klinik und Praxis, immer im Kontext mit der Elektromedizin, befassen. Es werden einerseits regelmäßig die Tagungsberichte unseres Arbeitskreises als Buch veröffentlicht, wie auch Bände mit Spezialthemata: z.B. Elektromedizin im Sport oder Schmerztherapie mit Heilstrom. Jedoch werden wir versuchen, niemals nur eingleisig zu denken, sondern stets im Sinne einer integralen, interdisziplinären Medizin auch Methoden und Ansätze aus den flankierenden Bereichen beifügen und kommentieren.

So hoffen wir, dass diese Buchreihe genau das bieten wird, was sich vordergründig der Praktiker erhofft; nämlich möglichst fachneutrale Tipps, Anregungen und auch Grundlagen.

Dieses erste Buch, der Band 1 der Reihe **"elektro-medizin.de"** fällt etwas aus dem Rahmen. Denn hier wird zuerst einmal der Bestand aus 10 Jahren zusammmengetragen. Hiermit schaffen wir die Basis und ziehen einen Strich: 10 Jahre Forschung und Entwicklung sind abgeschlossen. Wir erkennen nun die Möglichkeiten und werden diese jetzt gezielter und effektiver hinterfragen und weiterentwickeln.

Wir wünschen Ihnen viele Informationen und Erkenntnisse aus diesem ersten Band unserer neuen Buchreihe.

Wolfsheim/Rhh. im November 2001

Die Herausgeber

Die Buchreihe

Bereits erschienen:

Band 1: **(R)evolution in der Elektrotherapie**
10 Jahre MET-Forschung
Bericht über 10 Jahre Grundlagen- und Praxisforschung

In Vorbereitung:

Band 2: **MET in der Sportphysiotherapie**
Sportmedizinische Einsatzgebiete für die Mittelfrequenz
Ein praxisorientiertes Fachbuch für die kausale Therapie

Band 3: **MET in der Schmerztherapie**
Mittelfrequente Beseitigung von Schmerzursachen
Ein grundlegendes Fachbuch über ein neues Schmerzmodell

Band 4: (dieser Band wird den Bericht der 4. MEM-Tagung mit
Schwerpunkt 'Schlaganfall' vorstellen)

Danksagung

In besonderem Maße wollen wir den folgend aufgeführten Personen danken, die über mehr als 10 Jahre hinweg den abenteuerlichen Weg der Untersuchung und Entwicklung einer neuen Therapiemethode unermüdlich begleitet haben:

Fr. Salzmann, Fr. Behrend, Dr. Maierski, Dr. Dipl.-Ing. Junge, Dr. Gleditsch, Dr. John, Fr. Dr. Oechsner, Dipl.-Ing. Hahn, AOR Dr. Warnke, Med.-Dir. Dr. Hammer, Doz. Dr. Lange, Prof. Dr. Kröling, lt. OA Dr. Vannahme, Dr. Zimmermann, Dr. Spintge, Fr. Dr. Schwanitz, Hr. Waibler, Hr. Mauerer, Hr. Breitenbach, Doz. Blum, Dr. Schlett, Hr. Gromer, Med.-Dir. Dr. Glogger, PHM Reinbrecht, CA Dr. Nicolay, Dr. Wölfel, Dipl.-Med. Wirth, Prof. Dr. Simon, Fr. Dipl.-Ing. Eisold als gute und aktive Freunde unseres Projektes sowie

Hr. Ulrich, Dipl.-Ing. Baumann, Fr. Dipl.-Med. Bock, Fr. Doz. Dr. Albert als wissenschaftliche Mitarbeiter der ersten Firma und last but not least

Fr. Knop, die die erste Serie baute und Hr. Kreutner, der den Mut zeigte, diese Methode jetzt industriell umzusetzen und in den breiten Markt zu bringen.

10 Jahre MET-Forschung

Der *M.E.M.* Arbeitskreis

Schon 1983 wurden durch Dr. Ulrich KNOP in München die ersten Überlegungen hinsichtlich der Modulation von Trägerwellen angestellt. 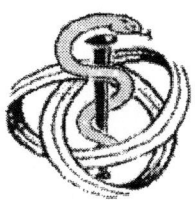 Experimente und Untersuchungen mit nieder-, mittel- und hochfrequenten Trägersignalen führten zu hochsignifikanten Ergebnissen und somit zu weiteren Untersuchungen. Besonders die Amplitudenmodulation mit Hüllkurven, analog zur HiFi-Stereo-Technologie, zeigte einen neuen Weg. So entstand 1988 das Grund-Konzept der Modulations-Elektro-Therapie (MET). Ab 1989 begann dann die Grundlagenarbeit mit der Ludwig-Maximilian-Universität München und ab 1990 auch mit der Medizinischen Akademie der Technischen Universität Dresden.

Um die definitiven Schwerpunkte des MET-Verfahrens zu beschreiben, trafen sich aufgrund der Initiative von Univ.-Doz. Dr.med. Armin LANGE, Dr. Ulrich KNOP, Priv.-Doz. Dr.med. Peter KRÖLING und Dr.med. A. VANNAHME am 16. Mai '92 in Aschau namhafte Ärzte und Physiotherapeuten aus Klinik, Sport und Praxis aus der gesamten Bundesrepublik zu einem ersten gemeinsamen Gespräch im Rahmen des 1990 an der LMU München gegründeten Arbeitskreises. Hier sollten die ersten Ergebnisse von Voruntersuchungen, ersten Studien und breiten Anwendungstests vorgestellt und erörtert werden.

Die Zusammenfassung der bisherigen und der neuen Kerninhalte des Arbeitskreises werden folgend durch die breite Berichterstattung dreier Treffen und vieler Zwischenstudien dargestellt. In der Kurzeinführung von Priv.-Doz. Dr.med. Peter KRÖLING, Lehrstuhl für Physikalische Medizin, Klinikum Großhadern, LMU München, wird gleichzeitig das erste Treffen des Arbeitskreises kommentiert.

Nach dem Fall der Mauer wurde der Arbeitskreis für Modulations-Elektro-Medizin in enger Zusammenarbeit mit den beiden Lehrstühlen für physikalische Medizin in München und Dresden 1992 offiziell gegründet; nahm aber seine Anfänge schon 1990/91 - nach nunmehr rund 10 Jahren ist er als eV eingetragen und hat mehr als 50 Mitstreiter aus Wissenschaft, Klinik und Praxis. Dieser Arbeitskreis ist in seiner Notwendigkeit insbesondere durch das 3. Treffen beeindruckend bestätigt worden.

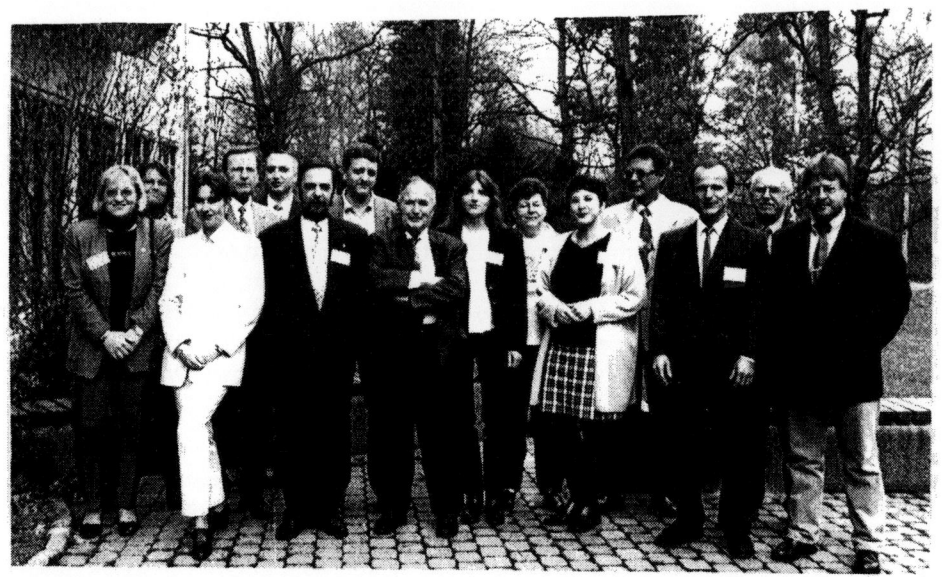

Die zufriedenen Aktiven (Vorstand und Referenten) der 3. M.E.M. -Jahrestagung 1998 in Bad Nauheim mit dem Schirmherrn, Ltd. Med.-Dir. Dr.med. Oscar Hammer, in der Mitte.

Unterstrichen wird diese Tatsache u.a. auch durch die Mitgliedschaft in der Deutschen Gesellschaft für Elektrostimulation und Elektrotherapie (GESET). Unter den Gründungs- und Vorstandsmitgliedern der 1996 gegründeten GESET sind so auch Mitglieder des M.E.M.-Arbeitskreises, wie Uni-Doz. Dr. LANGE, Med.-Akademie Dresden und VPT-Präsident BLUM, München, die zusammen mit Prof. Dr. KRÖLING, LM-Universität München, schon zu den Mitgründern des M.E.M.-Arbeitskreises zählen.

Inhalt

Vorwort des Initiators 4

Eine "offizielle" Meinung aus München 6

Gutachterliche Meinung aus Bad Nauheim 8

Grußwort aus Dresden 9

1. Institutsbericht über MET 1990 10

. 2. Erfahrungsberichte 1990 bis 1996 24

3. Bericht des 1. M.E.M. -Treffens 1992 36

4. Institutsbericht über JET 1993 46

5. Vergleichsstudie Bad Nauheim 1993 52

6. Qualitätszirkelstudie Köln 1992 57

7. Institutsbericht MET und JET 1995/96 59

8. Bericht des 2. M.E.M. -Treffens 1996 73

9. Physiologie und Klinik der MET 1997 98

10. Einordnung der MET in das HHV 1997 116

11. MET-/TENS-Vergleich 1998 124

12. Eine "Pharmakologie" 1998 131

13. Bericht des 3. M.E.M. -Treffens 1998 140

14. Neueste Erkenntnisse aus dem Institut 1999 162

15. Durchströmungsexperiment im tiefen Gewebe 1999 173

16. Offizieller Text des TTH-Kommentars 2000 186

17. Rechtsgrundlagen zur MET-Verordnung 2001 193

18. Verzeichnis der bisherigen Arbeiten und Artikel 199

Nachwort 202

Ein Vorwort des Initiators

Schon 1975/76 während meiner Dienstzeit als Sanitätssoldat beeindruckte mich das Werk von Prof. GILLMANN (Physikalische Therapie) in besonderem Maße. Ich erkannte in diesen "physikalischen" Methoden die Zukunft der schonenden und steuerbaren Therapie. Und durch meinen Oberfeldarzt wurde ich mit der Elektroakupunktur nach NOGIER und WALDEMAR "infiziert".

Im Jahr 1983 begann ich dann als "selbstständiger Forscher und Entwickler", mich intensiv besonders mit den so genannten bioelektronischen Verfahren auseinander zusetzen; die Methoden waren oft abenteuerlich - nicht immer wissenschaftlich exakt definiert und haben daher oftmals zu Recht Kritik erfahren müssen. Jedoch wurde mir schnell klar, dass eine Reihe solcher Verfahren durchaus eine wissenschaftliche Grundlage haben - man sie nur richtig darstellen und dann klinisch sichern muss. Durch die vielen "Schulen" und Interessengruppen jedoch kam auch in den Folgejahren kaum ein wirklicher Fortschritt zum Tragen.

Ich hatte in den folgenden Jahren intensiven Kontakt mit Ingenieuren und Biophysikern, wie Dipl.-Ing. HAHN, Prof. Dr. POPP, Dr. LUDWIG, Dr. WARNKE u.a., und es kristallisierte sich ein neues Verständnis bezüglich bioelektrischer Systeme heraus. Hier kam ein weiterer Umstand dazu, der uns in die Welt der Bionik einführte; sodass ich 1985 die Medizin-Bionik skizzierte und eine erste Tagung in memoriam Prof. KÖTSCHAU mit Ärzten in München durchführte. Intensive Kontakte mit Prof. WALDEMAR, Kooperation mit Prof. von ARDENNE sowie die Mitarbeit bei Prof. THERUER und Prof. HACKETHAL erbrachten von der medizinisch-klinischen Seite manche Anregung.

Im Jahr 1989 initiierte ich, zusammen mit dem Verband für Bioelektrotechnik, die erste Bionik-Tagung im Deutschen Museum in München. Das Echo war positiv. Noch im selben Jahr befassten wir uns intensiver mit modulierten Trägerwellen für die Therapie - besonders im Mittelfrequenzbereich.

Nach Öffnung der Mauer traten wir an Dozent Dr.med. LANGE von der Medizinischen Akademie Dresden heran, da er als "Mit-Vater der Amplitudenmodulation" im Osten galt. Die Kontakte zwischen den beiden Lehrbereichen im Osten (Dresden) und Westen (München) wurden geknüpft und intensivierten sich sehr schnell; es gab in der Folge eine freundschaftliche Zusammenarbeit.

Die Erkenntnisse bezüglich der Mittelfrequenztherapie aus Ost (Amplipuls) und West (Wymoton) sowie die Grundlagenarbeiten meiner Gruppe bezüglich der Amplitudenmodulation bei der Elektroakupunktur und denen der Hautpotentialschwellen und Frequenzkombinationen führten zu einer intensiven gemeinsamen Arbeit über neue Möglichkeiten in der Elektrotherapie mit Mittelfrequenzsignalen. Durch die technische Biologie kamen wir zu einer anderen Trägerwellen-Form, die man durchaus als "Digital" bezeichnen kann; denn der Flankenschnitt ist exakt vertikal und keinerlei Dämpfungen, wie sie regelmäßig bei den sinusoidalen Formen auftreten, unterworfen.

De facto wurden die Vorteile des Amplipuls und des Wymoton mit der neuen Trägerwelle kombiniert und erbrachten in Art und Leistung etwas völlig Neues: Die Modulations-Elektro-Therapie (MET).

Meine Aufgabe war seit Ende der 80er Jahre, die technische Umsetzung zu überprüfen und zu realisieren.

Heute, nach zehn Jahren harter Arbeit, zumal alles auch noch selbst finanziert, bin ich durchaus stolz und glücklich - aber auch demütig, dass ich diese Arbeit, so schwer sie auch immer war, zusammen mit Freunden vollenden durfte. Alle Anregungen wurden stets von mir aufgegriffen, geprüft und wenn machbar auch umgesetzt. So konnte ich dank der Hilfe meiner Frau und meines Bruders die AmpliMed®-Geräte realisieren und in einer ersten Serie bauen. So haben wir Ost und West, Klinik und Praxis, Medizin und Technik, Wissenschaft und Unternehmung in Harmonie vereint; zum Wohle der Patienten.

Last but not least ist es nur meiner Frau, Kfm. Anette KNOP, zu verdanken, die die dazu notwendige, kleine Firma gründete, dass alle unsere Wünsche Wirklichkeit wurden. Ich möchte ihr dafür, auch im Namen Tausender schmerzfreier Patienten, herzlich danken, denn ohne sie und ihren Mut und Einsatz gäbe es heute kein AmpliMed®. In diesem Zusammenhang gebührt auch Herrn Dr. SPINTGE besonderer Dank, da er uns Anfang des Jahres 2001 eine phantastische, strategische Partnerschaft mit einem der Markführer in der Elektrotherapie ermöglichte und somit AmpliMed® jetzt im neuen Jahrtausend mit hoher Professionalität und Qualität in den Markt kommen kann und wird.

Aber eigentlich stehen wir trotz allem immer noch am Anfang der physikalischen Ära in der Medizin. Ich bin überzeugt, dass im neuen Jahrhundert die Biophysik die Biochemie gezielt ergänzen und letztendlich sogar überrunden wird; so wie die Chemie vor 100 Jahren die Technik revolutionierte. So wollen wir einfach weiter arbeiten - die vielen schmerzfrei gewordenen Menschen in den letzten 10 Jahren sind Lohn und Ansporn gleichermaßen.

Im neuen Millennium.

Per aspera ad astra !

Ulrich Knop

Eine "offizielle" Meinung aus München

"In Aschau trafen sich am 16.05.1992 Ärzte, Wissenschaftler und Physiotherapeuten aus den alten und neuen Bundesländern zu einem Erfahrungsaustausch über ein neuartiges elektrotherapeutisches Verfahren. Das unter der Bezeichnung MET (Modulations-Elektro-Therapie) von KNOP vor ca. 1 1/2 Jahren in die Medizin eingeführte Geräte-System eignet sich besonders zur Behandlung von Schmerzen am Bewegungsapparat und erfreut sich offenbar bei Behandlern wie Patienten einer rasch wachsenden Beliebtheit.

Es handelt sich um ein handliches, portables Gerät mit Akku-Betrieb, das sich gleichermaßen für den Einsatz in der Ambulanz, für den stationären bedside-Betrieb und für die Heimbehandlung eignet und nicht zuletzt ausgesprochen kos-tengünstig ist.

Was steckt hinter der Bezeichnung Modulations-Elektro-Therapie ?

Die Grundidee besteht darin, bewährte mittelfrequente und niederfrequente Stromformen in einem Signal zu vereinigen und damit gleichzeitig nutzbar zu machen. Hierzu wird zunächst eine niederfrequente Reizstrom-Komponente (5 - 100 Hz) auf eine mittelfrequente Trägerwelle (2 - 5 kHz) aufmoduliert.

Derartige Stromformen haben sich bereits seit vielen Jahren in den Ländern des Ostblocks unter der Bezeichnung AMPLIPULS als einkreisige, amplitudenmodulierte Mittelfrequenztherapie etabliert und bewährt. Zusätzlich kann nun bei der MET als zweite Hüllkurve ein Schwellstrom (5 - 100 Imp/min) zur Muskelstimulation überlagert werden. Alle Einzelkomponenten sind bei dem Gerät durch Regler frei in Frequenz und Amplitude miteinander kombinierbar, sodass die resultierende Stromform exakt an die Bedürfnisse des Patienten angepasst werden kann. Die Bedienung ist dennoch ausgesprochen einfach, da für die wichtigsten Indikationen Therapiekarten mit entsprechenden Markierungen auf das Bedienungsfeld aufgelegt werden können.

Die Wirkung der Modulations-Elektro-Therapie erfolgt auf verschiedenen Ebenen. Zunächst haben die mittelfrequenten und niederfrequenten Ströme unmittelbare lokale Effekte auf die Nozizeptoren im schmerzhaften Bereich im Sinne einer Verminderung der Erregbarkeit. Weiterhin erzeugen die niederfrequenten Reizströme gemeinsam mit dem Schwellstrom kräftige Muskelkontraktionen, die im Anschluss an die Behandlung zu einer reaktiven Detonisierung verspannter Muskulatur führen und damit sekundär analgetisch wirken. Schließlich hat das Summensignal eine deutliche, aber dank der mittelfrequenten Trägerwelle angenehme Reizwirkung auf die Mechanorezeptoren in der Haut und im Muskelgewebe (Propriozeption), wodurch zusätzlich die bei der transkutanen elektrischen Nervenstimulation (TENS) bekannten "gate control"-Hemmungen der Schmerzleitung auf spinaler und supraspinaler Ebene genutzt werden.

Aus diesen Eigenschaften der MET lassen sich zwanglos die beiden Indikationsschwerpunkte "Schmerzen am Bewegungsapparat" und "Muskelatrophie" ableiten. Die in Aschau von den Teilnehmern des Arbeitskreises berichteten Erfahrungen mit dem System waren jedenfalls durchweg positiv und ermutigten einerseits zu einem verstärkten Einsatz in der Praxis und der Heimbehandlung, andererseits zu weiteren gründlichen klinischen und experimentellen Untersuchungen, die derzeit an den Universitäten in Dresden und München durchgeführt werden. Die Kosten für die Geräte wurden auf Antrag z.B. von Schmerzambulanzen bereits von den Kassen übernommen. Eine generelle Anerkennung der MET als Heil- und Hilfsmittel wird derzeit mit guten Aussichten auf Erfolg angestrebt."

Privat-Dozent Dr.med.habil. Peter Kröling
Ltd. OA der Klinik für physikalische Medizin
am Klinikum Großhadern der LM-Universität München

Eine "gutachterliche" Meinung aus Bad Nauheim

Im März 1993 wurde mir das vom Medizin-Bioniker Dr. Ulrich KNOP, entwickelte und konzipierte Verfahren der "kombinierten Heilstrom- und Injektions-Therapie" (AmpliMed punktur) vorgestellt.

Durch das neue medizinische Instrument, die "Elektro-Injektions-Manschette" (patentiert durch Knop), ist est erstmals möglich geworden, Elektro- und Injektions-Therapie gleichzeitig in einer Anwendung am Wirkort kombiniert und sich additiv optimierend zu applizieren. Das bedeutet, dass das Gewebe aufgelockert ist und somit eine höhere Resorption eingesetzter Medikamente zeigt - bei gleichzeitiger Verminderung der einzusetzenden Mengen und damit unerwünschte Nebenwirkungen vermeiden hilft.

Diese völlig neuartige "heilstromaktivierte Injektionstechnik nach Knop", bei der der Wirkort schon vor der Medikamenteninfiltration physiologisch vorbehandelt wird, stellt meines Erachtens einen Durchbruch in der Behandlungstechnik bei vielen Problemindikationen dar.

Die außergewöhnliche Wirksamkeit dieses Verfahrens und seiner Relevanz für die tägliche Praxis untersuchten wir im Rahmen einer klinischen Vergleichsstudie. Hierbei zeigte sich bei unserem Patientengut mit chronischem Asthma bronchiale eine 67%-ige Senkung der Atemnotfälle - dies ist ein sehr bedeutsames Ergebnis, denn die Vergleichsgruppe konnte nur eine 38% ige Verbesserung aufweisen. Wir waren also in der Lage, einen 43% igen Therapie-Vorteil des AmpliMed-Systems bei Asthma bronchiale zu sichern. Besonders bemerkenswert ist dabei, dass keine Therapieversager auftraten (veröffentlicht in "Der Freie Arzt" Nr. 10/1993).

Auch unsere weiteren Arbeiten im Bereich rheumatischer Schmerzen und im Bereich der funktionellen Herzerkrankungen deuten schon jetzt ähnliche Ergebnisse an.

Wir haben dieses Verfahren als festes Standbein in unsere Praxis seit rund 1 1/2 Jahren integriert.

Wir konnten uns so von dieser besonderen Neuerung in Praxis und Klinik überzeugen und können unsere Begutachtung damit zusammenfassen, dass Herr Dr. Knop eine bemerkenswerte medizinisch-technische Leistung vollbracht hat, die epochemachend sein wird.

Die "aktivierte Injektion nach Knop" wird zu einem medizinischen Standard in der täglichen Praxis werden.

Lt. Med.-Dir. Dr.med. Oscar Hammer
Internist, Pulmologe und Badearzt
Leitender Arzt am Hessischen Staatsbad Bad Nauheim

Eine Grußwort aus Dresden

10 Jahre Forschung im Dienste der Mittelfrequenz

Innerhalb der Elektromedizin - ohnehin ein Stifkind unter den klinischen Diszi-
plinen - hat es die Mittelfrequenz-Elektrotherapie besonders verdient, stärker in
die klinische Alltagspraxis integriert zu werden. Zahlreiche wissenschaftliche
Untersuchungen belegen die besondere Wirksamkeit dieser neuen Stromform.

Mit Tatkraft und vielen guten Ideen hat sich das Knop-Institut diesem Arbeits-
gebiet seit 10 Jahren ausdrücklich verschrieben. Es ist ein Feld mit besonderen
Schwierigkeiten, da die physiologischen Grundlagen von deutschen Physiologen der Nachkriegszeit (Gildemeister in Leipzig, Bromm in Kiel, Schwarz in
Jena, Wyss in Zürich) zwar gelegt worden sind, die Akzeptanz in der Klinik
aber noch nicht den wünschenswerten Umfang erreicht hat.

Dies mit mehreren großartigen Würfen weiter vorangebracht zu haben, ist das
ausdrückliche Verdienst von Herrn Dr. Ulrich KNOP. Durch den glücklichen
Umstand der Wiedervereinigung konnten die wissenschaftlichen Leistungen
aus Ost und West zum gemeinsamen Bestreben zusammengeführt werden mit
dem Ziel, der Elektrotherapie mehr Gewicht zu verschaffen. Trotzdem harren
noch mancherlei Fragen wissenschaftlicher und praktisch-organisatorischer Art
der Bearbeitung.

So wünschen wir der Mittelfrequenzforschung zukünftig weitere Fortschritte,
zumal es noch ein kleines Pflänzchen darstellt, das der Zuwendung bedarf;
zugleich dem Knop-Institut mit allen seinen Mitarbeitern eine erfolgreiche weitere Entwicklung und auch in der Öffentlichkeit die verdiente Beachtung und
Förderung.

In multos annos !

Doz. Dr.med.habil. Armin Lange
Leitender Arzt der Physiotherapie
Universitäts-Klinikum Carl Gustav Carus, TU Dresden

Kapitel 1

Elektrotherapie im Mittelfrequenz-Bereich mit der Modulations-Elektro-Therapie (MET)

Grundlegende Untersuchungen und Ansätze der MET-Methodik

Von Ulrich Knop, Ph.D., Medizin-Bioniker
Knop-Institut für medizinische Bionik, Obing

In den Jahren 1989 und 1990 untersuchten wir im Rahmen unseres Institutes die sog. "russische Methode" als Amplitudenmodulation (AMF) mit dem Ziel, das Indikations-Spektrum und die Einsatzgebiete zu eruieren. Wir führten diese dann mit den erarbeiteten Schwerpunkten auf Lehrstuhlebene in München (Physikalische Medizin: KRÖLING, VANNAHME) und Dresden (Physiotherapie: LANGE) ein. Das Screening-Resultat führte zu detaillierten Ansätzen für größere Studien im klinischen wie experimentellen Bereich auf Klinik-Ebene, wie auch im "Feld". Im Team waren daher außer zwei Ärzten auch eine Masseurin und eine Krankengymnastin, sodass wir eine breite und effektive Beurteilung auch aus der Praxisseite herleitend vornehmen konnten.

Nachdem das russische Amplipuls nicht mehr verfügbar und das TUR RS 24 momentan nicht greifbar ist, wichen wir auf ein in Singapur bis Ende 1990 gefertigtes Gerät, das LIKON, aus, welches in Asien für die Akupunktur-Selbstbehandlung eingesetzt wurde. Die Stromform wurde offensichtlich über Rotchina (TAN, Universität Beijing) nach Singapur gebracht. Wir stellten fest, dass dieses "Akupunktur"-Gerät sich einer abgewandelten Form der "russischen Methode" bedient und führten deshalb hiermit unsere Untersuchungen durch - wir schufen zur Abgrenzung zur AMF den Begriff "MET - Modulations-Elektro-Therapie". Die festgestellten Mängel beim Einsatz in der medizinischen Praxis konnten aber beim LIKON nicht beseitigt werden, so dass wir die Verbesserungen z.T. schon durchführten bzw. noch durchführen und diese dem M.E.M. -Arbeitskreis vorstellen werden.

In der Folge sollen unsere Erfahrungen und Beurteilungen, nebst einer Kasuistik, beschrieben sein.

1. Theoretische Grundlagen der MET

Der Leipziger Physiologe GILDEMEISTER schuf den Begriff der Mittelfrequenz und veröffentlichte 1944 abschließend seine Beobachtungen, wonach mit zunehmender Frequenz der Wechselstromimpuls zu kurz für den Zeitbedarf von Nerv und Muskel ist. Die Reizung, d.h. die Depolarisation der Membran, erfolgt nach einem Summationsprinzip: Es müssen mehrere Wechselstromperioden abgelaufen sein, bis es zur fortgeleiteten Erregung kommt. Diese Beobachtung nennt man "GILDEMEISTER-Effekt".

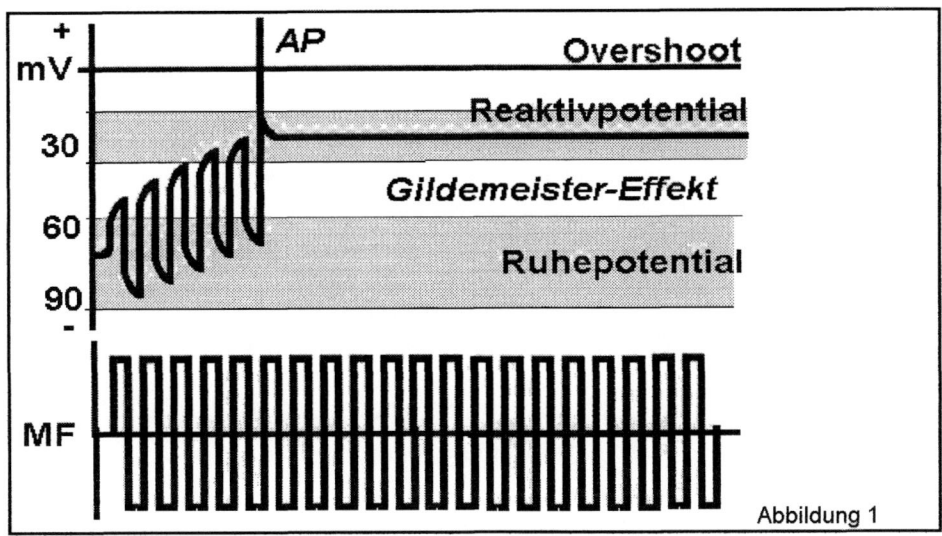

Abbildung 1

Was folgt physiologisch daraus ?

Im Gegensatz zur niederfrequenten unipolaren Impulsreizung, bei der jeder Stromimpuls mit einer Erregung beantwortet wird, müssen bei Frequenzen über 1000 Hz stets mehrere bipolare Stromperioden abgelaufen sein, bis es zur Reizbeantwortung kommt; streng genommen dürfte bei exakt symmetrischen Wechselschwingungen gar kein Reizeffekt auftreten, weil sich positive und negative Halbwellen in ihrer Wirkung theoretisch aufheben.

Wieso kommt es trotzdem zur Erregungsauslösung an der Gewebsmembran ?

Bei der kurzen Periodendauer kommen der negativen Halbwelle eine auslösende und der positiven Halbwelle eine hemmende Wirkung zu, und es wäre denkbar, dass die anodische Wiederverfestigung der Membran längere Zeit beansprucht als die kathodische Auflockerung. Ganz offensichtlich verhält sich die erregte Membran bei unterschwelliger Reizung anodischen und kathodischen Halbwellen gegenüber unterschiedlich, so dass nach jeder Sinusperiode eine geringe Membrandepolarisierung übrig bleibt. Wahrscheinlich handelt es sich um eine dem Reiz folgende Veränderung in der Membranleitfähigkeit für Na-Ionen. Die unter den Elektroden übrigbleibende relative Depolarisierung, auch als lokale Antwort bezeichnet, wird aufaddiert bis zur Auslösung des Aktionspotentials. Wechselströme oberhalb 1-2 kHz entfalten ihre Reizwirkung dadurch, dass unterschwellige und polaritäre Einzelimpulse an der Membran aufsummiert werden (Gildemeister-Effekt). Bei zunehmender Stromstärke entwickelt sich diese lokale Negativierung zunehmend rascher, und bei überschwelliger Reizung schießt das Aktionspotential unmittelbar aus der Negativierung hervor.

Wird ein Gewebe mit der notwendigen Zahl von Wechselstromimpulsen gereizt, so wird ein Aktionspotential ausgelöst. Wird der Stromstoß nun allmählich verlängert, so klingt das Aktionspotential nicht wieder vollständig ab, sondern es bildet sich direkt an seine abklingende Flanke anschließend ein Plateau aus, das etwa die halbe Höhe des Aktionspotentials hat und das solange hinausgezogen werden kann, wie der Strom fließt. Das hauptsächliche Merkmal einer Verlängerung des Mittelfrequenz-Stromstoßes über die erforderliche Nutzzeit hinaus ist die Aufrechterhaltung einer Negativierung der Reizstelle während der ganzen Dauer des Stromflusses. Es handelt sich dabei offenbar um den primären Effekt der Mittelfrequenz-Reizung, der als lokale Negativierung schon bei unterschwelligen Reizen auftritt.

Wie folgt das Membranpotential den raschen Schwankungen des Mittelfrequenzstromes ?

Der Einfluss des mittelfrequenten Elektrotonus auf die Reizkonstanten der Gewebsmembran ist noch ungeklärt. Es wurde angenommen, dass zunächst die Na-Durchlässigkeit steigt und es sekundär zum Absinken des Membranruhepotentials kommt, in dessen Gefolge die Na-Durchlässigkeit weiter zunimmt.

Eine Veränderung des Membranpotentials unter dem Einfluss eines Mittelfrequenzimpulses erfolgt durch eine periodensynchrone Zunahme der lokalen Negativierung an der Gewebsmembran. Mit jeder negativen Halbwelle kommt es zur Aufaddierung der Na-Permeabilitäten bis zur Auslösung des Aktionspotentials. Im Anschluss an seine absteigende Flanke bildet sich ein Plateau aus, das solange andauert, wie der Mittelfrequenzstrom fließt. Bei der Aufaddierung der lokalen Antwort handelt es sich offensichtlich um die Summierung der Na-Permeabilitätszunahme bis zur Erregungsauslösung. Im Anschluss an das Aktionspotential ist das Membranpotential auf etwa die halbe Amplitude des Aktionspotentials fixiert, solange der Mittelfrequenzstrom fließt.

In der Plateaubildung ist der Erregungsvorgang gewissermaßen eingefroren:

> Durchlässigkeit der Membran für Na-Ionen,
> geringe Durchlässigkeit auch für K-Ionen,
> zunehmende Inaktivierung des Na-Überträgersystems.

Der auf diese Weise mittelfrequent durchströmte Gewebsteil verhält sich teilweise refraktär und kann in seinen Membraneigenschaften tiefgreifend verändert sein, ohne dass dies nach außen hin bemerkbar wird. Gelingt es, hinreichend lange und in einem hinreichend großen Gewebsabschnitt eine Querreizung von Nervenfasern herbeizuführen, so resultiert eine totale Blockierung der Erregungsfortleitung ohne negative Beeinträchtigung der Zellphysiologie. Dieser Zustand wird als "WEDENSKI-Hemmung" bezeichnet. Außerdem entsteht eine physiologische Aktivierung des durchströmten Gewebes, wobei die Reaktionen nicht mehr aufgrund einzelner, von außen einwirkender Impulse direkt erfolgen, sondern Ergebnisse physiologischer Reaktionen an der Membran und in der Zelle sind. Die Membranpotentiale pendeln sich auf einem hochreaktiven Plateau ein.

2. Eigenschaften der MET

GILDEMEISTER dachte in diesem Zusammenhang an eine Art "Gleichrichter"-Funktion der Zellmembran, die so zu den tiefgreifenden reversiblen Veränderungen an Nerven- und Muskelfasern führt.

Wie kann man diese Effekte optimieren ?

Neben den grundlegenden Effekten dieser Stromform ist es denkbar, diese als Trägerwelle für bestimmte andere Signalformen zu nutzen, wie es auch beim UKW-HiFi den Durchbruch zu einer neuen, nie da gewesenen Qualität brachte. Das effektivste Vorgehen hierbei ist die Verwendung von physikalischen Modifikationen zur Modulation der Trägerwelle.

Es sind verschiedene Möglichkeiten denkbar, um den mittelfrequenten Wechselstrom in seiner Intensität und Qualität zu modifizieren: Neben der Frequenzmodulation (Interferenzstrom) und der Phasenmodulation (Drehstrom) wird bei der MET die Amplitudenmodulation angewandt. Dieses Verfahren der Amplitudenmodulation wurde, nach Klärung der physiologischen Grundlagen, Ende der 60er Jahre in der DDR (u.a. durch EDEL) entwickelt und war zunächst in den 70er Jahren in der UdSSR verbreitet (Amplipuls). Diese sog. "russische Methode" etablierte sich in der Folge in den USA und Kanada sowie in der Volksrepublik China und kam so auch nach Singapur und wird nun durch uns, zur MET erweitert, in den "Alten Bundesländern" eingeführt.

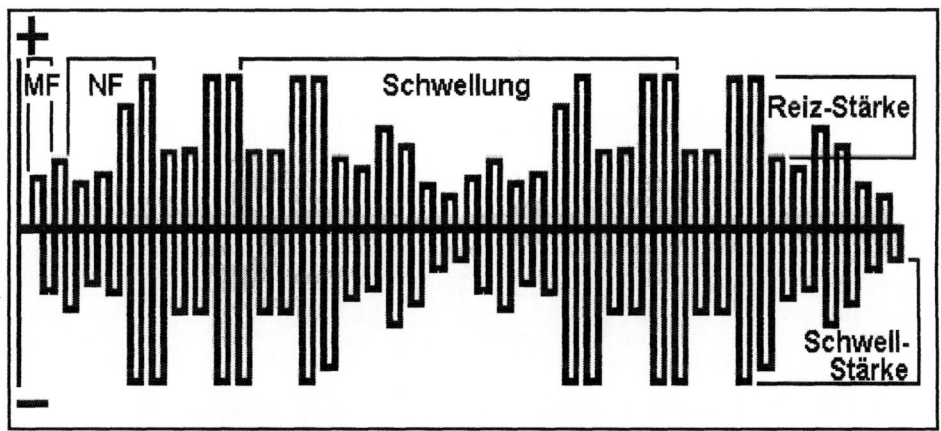

Abbildung 2
Das mehrfach modulierte MET-Signal (hier am Beispiel des Rechteck-Modells nach KNOP)

13

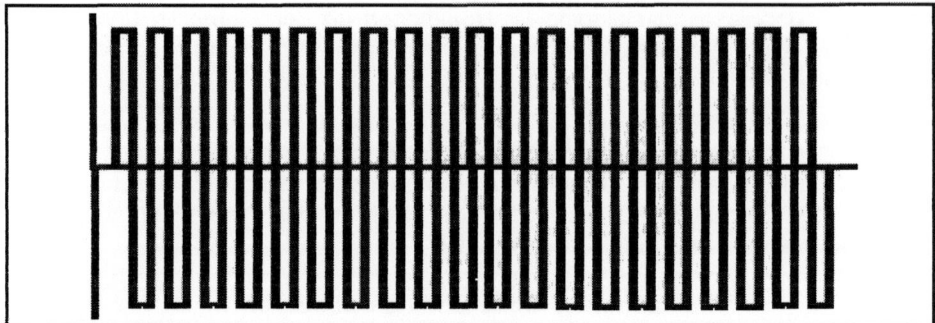

Abbildung 2a
Die unmodulierte Mittelfrequenzträgerwelle (hier schon in Rechteckform); bei der LIKON-Version war diese noch sinusoidal, also wie herkömmlich üblich)

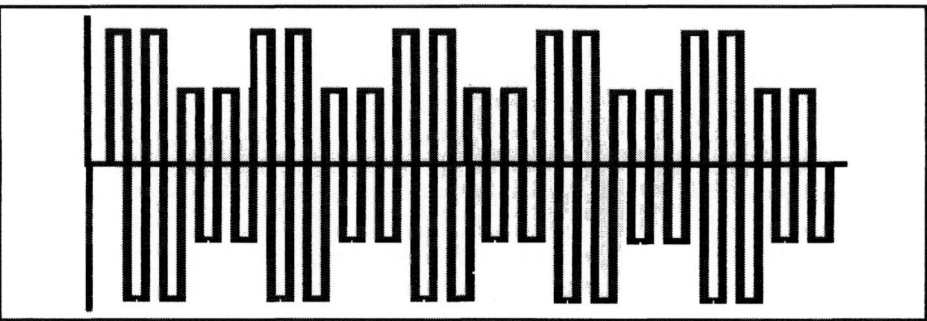

Abbildung 2b
Dies ist die erste Modulation mit einer niederfrequenten Stromform (hier auch schon in Rechteckform nach dem KNOP-Modell)

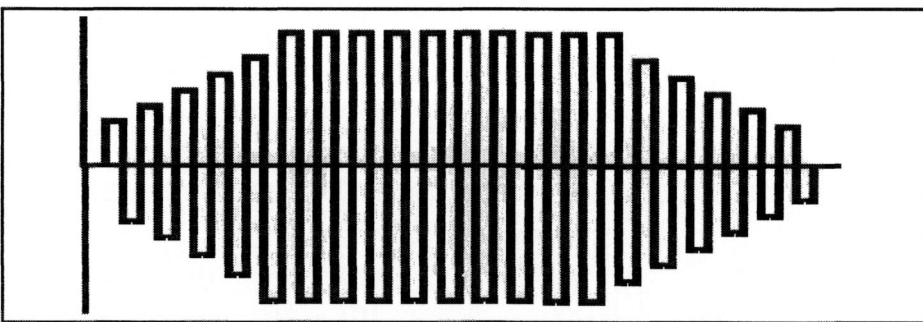

Abbildung 2c
Dies ist die zweite Modulation mit niedrigstfrequentem Strom (hier auch schon in der Trapez-Form nach dem KNOP-Modell, bei LIKON war diese noch sinusoidal).
Aus beiden Formen konnte man beim LIKON eine gewisse Mischmodulation bis aber jeweils nur 50 % und auch im Frequenzspektrum nur eingegrenzt variieren. Das KNOP-Modell hat aufgrund der Vorschläge von LANGE dieses entsprechend verändert.

Was bedeutet nun Amplitudenmodulation ?

Das MET-Prinzip besteht darin, einen mittelfrequenten Wechselstrom in der Amplitude so zu verändern, dass seine Intensität ständig zu- und wieder abnimmt, und zwar im Rhythmus und in der Form einer niederfrequenten (1/sec) bzw. niedrigstfrequenten (1/min) Impulsfolge. Es entsteht dadurch eine Mittelfrequenz-Impuls-"Reizung" im Takt der niederfrequenteren Impulskomponenten - es entstehen also "Hüllkurven", die das MF-Trägersignal periodisch modifizieren. Auf diese Weise kann außerdem eine Adaptation des Gewebes und der damit verbundene Wirkungsverlust (z.B. wie bei TENS) vermieden werden, der unweigerlich eintreten würde, wenn der MF-Strom nur mit konstanter Intensität fließen würde.

So haben wir hier eine niederfrequente Rechteckmodulation, die TENS-ähnliche Effekte ermöglicht und eine niedrigstfrequente sinusoidale Schwellmodulation, die EMS-ähnliche Effekte ermöglicht in Form von frei gestaltbaren Hüllkurven.

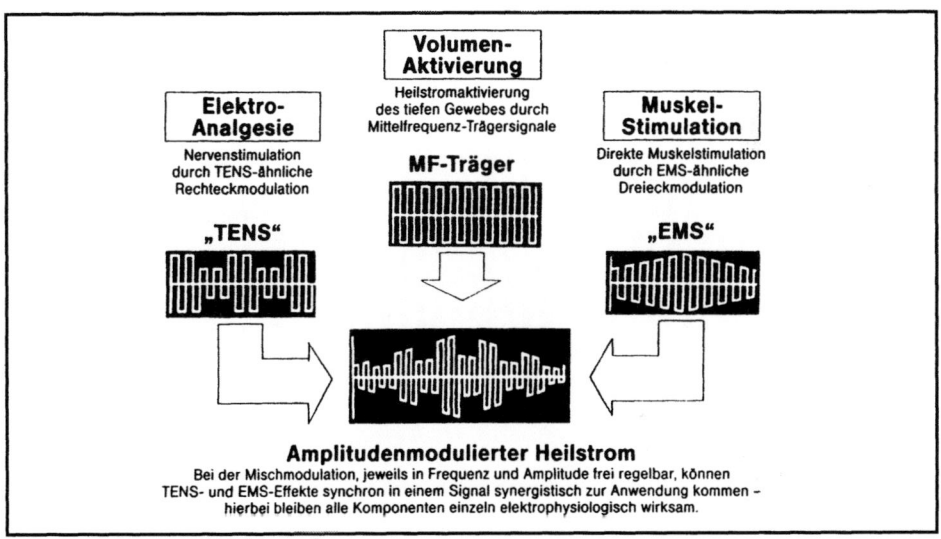

Abbildung 3

Das MET-Modell, wie KNOP es zusammengetragen hat, zeigt eine neue, bisher in der Mittelfrequenztherapie noch nie genutzte Kombination von Strommustern.

Welche Modulationen werden eingesetzt ?

Die MET hat sowohl die Vorteile der niederfrequenten Reizstromtherapie als auch die der Mittelfrequenztherapie - jedoch keinen der Nachteile. Im Wesentlichen bietet die MET in der greifbaren Gerätekonfiguration folgende Grundfunktionen:

1. Einkreisiger, nulllinien-symmetrischer Mittelfrequenzstrom (MF) mit exponentialem Flankenanstieg, zwischen 2 und 5 kHz wählbar, der als tiefenwirksames

Trägersignal fungiert (dies ist aus Gründen der Vereinfachung besser durch eine Festumschaltung zwischen 2,5 und 5,5 kHz zu ersetzen).

2. Dieser kann im Sinne eines MF-Schwellstroms (EMS-Effekt) mit 10 - 120 Schwellungen/min sinusförmig moduliert werden (eine Trapez-Kurve wäre physiologisch sinnvoller, wie auch ein tieferer Einstieg um die 4 - 5 Schwellungen/min zur besseren Muskelaktivierung). Die Modulationstiefe der Schwellfrequenz (EMS-Intensität) ist zwischen 0 - 50 % einstellbar (hier wäre eine Intensitätssteigerung durch Erweiterung auf bis zu 75 % Modulation wünschenswert).

3. Rechteckmodulation der MF-Trägerwelle im Sinne eines niederfrequenten Reizstrom-Effektes (NF-TENS) mit Frequenzen zwischen 5 - 100 Hz. Die Modulationstiefe (TENS-Intensität) der auf die MF aufmodulierten NF-Signale sind ebenfalls zwischen 0 - 50 % einstellbar (auch hier wäre eine Erweiterung auf bis zu 75 % Modulation zur Effektanhebung wünschenswert).

Außerdem sind die o.g. Komponenten aus 2.) und 3.) frei miteinander im Sinne einer Mischmodulation kombinierbar. Die Nulllinien-Symmetrie bleibt erhalten und alle Faktoren bleiben elektrophysiologisch einzeln wirksam:

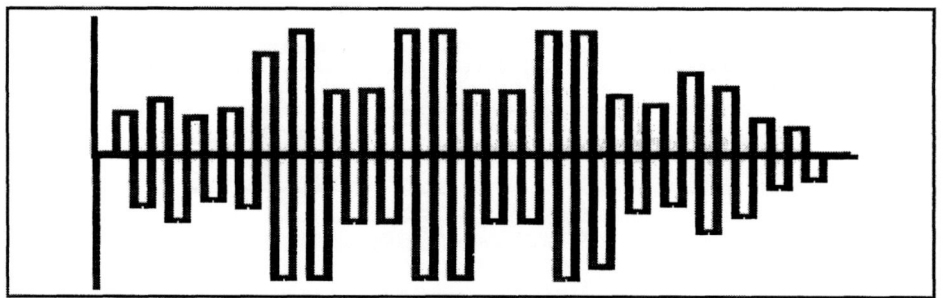

Abbildung 4

Aus den drei Faktoren entsteht somit eine individuell abstimmbare mehrfach gestaltete MET-Mischmodulation, die im eigentlichen Sinne erst als wirkliche Amplitudenmodulation bezeichnet werden kann.

Welche Wirkungsansätze sind vorhanden ?

Es gibt verschiedene Wirkungs-Ebenen. Zunächst gibt es die unmittelbaren, lokalen erregungsmindernden Effekte auf die Nozizeptoren im schmerzhaften Bereich sowie eine Verminderung der Erregbarkeit durch Querreizung afferenter und efferenter Fasern (WEDENSKI-Hemmung). Weiterhin werden kräftige Muskelkontraktionen erzeugt, die im Anschluss an die Behandlung zu einer reaktiven Detonisierung verspannter Muskulatur führen und damit sekundär analgetisch wirken. Schließlich gibt es eine deutliche, aber dank der mittelfrequenten Trägerwelle auch angenehme Reizwirkung auf die Mechanorezeptoren in der Haut und im Muskelgewebe (Propriozeption), wodurch zusätzlich die bei der transkutanen elektrischen Nervenstimulation (TENS) bekannten "gate control"-Hemmungen der Schmerzleitung auf spinaler und supraspinaler Ebene genutzt werden können.

Welche Einsatzgebiete ergeben sich für MET ?

Da die MET auf Wechselstrombasis operiert, hat sie nur etwa 1/100 des Hautwiderstandes zu durchdringen. Die MET-Signale werden somit tief im gesamten durchströmten Gewebsvolumen wirksam im Gegensatz zu den nur oberflächlich und kathodenspezifischen NF-Reizstromsignalen. Für die MET ergibt sich daher eine Vielzahl von Einsatzgebieten, besonders:

1.	Intensive Muskelstimulation durch MF-Schwellstrom bei Muskelatrophie und Restzustand nach peripheren Lähmungen in der Regenerationsphase
2.	Schmerzfreie Muskelstimulation mit folgender reaktiver Muskeldetonisierung durch Kombination von MF-Schwellstrom mit NF-Reizstrom zur Behandlung schmerzhafter Muskelverspannungen (Hartspann)
3.	Behandlung myofaszialer Schmerzsyndrome durch MF/NF-Reizstrom wie z.B. bei Tendinosen,Tendoperiostosen, Myotendinosen
4.	Behandlung akuter und chronischer posttraumatischer Schmerzzustände wie z.B. nach Kontusionen und Distorsionen
5.	Behandlung von peripher-neurogenen, vertebragenen und pseudoradikulären Schmerzsyndromen durch MF/NF/Schwell-Mischstrom

3. Kasuistik im Rahmen der Untersuchung

Die häufigsten Krankheitsbilder, die der Elektrotherapie zugeführt werden (meist per Überweisung an Physiotherapeuten) sind:

Hals:	HWS-Syndrom Schulter-Arm-Syndrom Nackenschmerzen HWS-/BWS-Mischsyndromatik
LWS:	LWS-Syndrom Ischialgie Lumboischialgie Zustand nach Bandscheibenvorfall
Schulter:	Periarthropathia humeroscapularis Insertionstendopathien der Bizepssehne

	oder	des M. infraspinatus
		des M. subscapularis, ...
	Bursitis subdeltoidea	
	Schulter-Arm-Syndrom	
	HWS-Syndrom mit ausstrahlenden	
	Schmerzen in die Schulter	
Ellbogen:	Tendopathien z.B. Tennisellenbogen	
Hand:	Zustand nach Nervendurchtrennung, meist traumatisch (N. medianus oder N. ulnaris ...) Iatrogen herbeigeführte Lähmungsbilder (z.B. durch eine Narkose)	
Hüftgelenk:	(meist nur über Ischialgie mitbetroffen)	
Knie:	Schmerzen aufgrund von Schwellungen durch Überbeanspruchung Entzündungen Chondropathia patellae Arthritische Schmerzbilder Schmerzen aufgrund von Arthrosen Insertionstendopathien des Lig. patellae	
Fuß:	Zustand nach	Distorsion Überreizung Überbeanspruchung

Diese Indikationen gehören zum Elektrotherapie-Spektrum in KG-Praxen - oft nicht mal vom Arzt verordnet, sondern werden, um des Erfolges willen, meist "kostenlos" mitgemacht. Dabei eignen sich diese Bilder gerade auch für die Behandlung in der Allgemeinarzt-Praxis.

Im Rahmen der Untersuchungen hatten wir Praxisfälle dokumentiert. Diese wollen wir folgend in Form einer Fall-Kasuistik, die repräsentativ für die tägliche Praxis der Elektrotherapie ist, darstellen:

Patient 1:	38 Jahre, weiblich
Diagnose:	Schulter-Arm-Syndrom nach Ski-Unfall
Vorbehandlung:	2 bis 3 Monate lang KG und Interferenzstrom ohne wesentliche Besserung
Therapie:	Nur MET, drei Anwendungen pro Woche, drei Wochen
Ergebnis:	Nach der sechsten Behandlung signifikante Schmerzbeseitigung subjektiv "in tieferen Schichten des erkrankten Bereichs"

Patient 2:	25 Jahre, männlich
Diagnose:	Epikondylitis durch Überbelastung
Vorbehandlung:	Ohne Vorbehandlung
Therapie:	Nur MET, fünf Anwendungen pro Woche, eine Woche
Ergebnis:	Nach der fünften Behandlung volle Schmerzbeseitigung

Patient 3:	37 Jahre, weiblich
Diagnose:	Chronische Epikondylitis o.n.A.
Vorbehandlung:	8 Monate lang übliche physiotherapeutische Anwendungen ohne wesentliche Besserung
Therapie:	Nur MET, drei Anwendungen pro Woche, drei Wochen
Ergebnis:	Die Behandlung wird als angenehm und lindernd bezeichnet, eine volle Schmerzbeseitigung konnte bisher nicht objektiviert werden, drei-monatige Heimbehandlung wäre angezeigt

Patient 4:	64 Jahre, männlich
Diagnose:	Zervikal-Syndrom o.n.A.
Vorbehandlung:	2 Monate lang Fango, Massage, Extension ohne wesentl. Besserung
Therapie:	Die o.g. Anwendungen wurden beibehalten und durch MET ergänzt, zwei Anwendungen pro Woche, drei Wochen
Ergebnis:	Von Behandlung zu Behandlung Verbesserung der Schmerz-syndromatik, Behandlung wird als äußerst angenehm bezeichnet, Patient schlief unter der MET-Behandlung ein, eine volle Schmerz-beseitigung konnte bisher nicht objektiviert werden, drei-monatige Heimbehandlung wäre angezeigt

Patient 5:	27 Jahre, männlich
Diagnose:	Meniskus-Kniegelenks-Syndrom nach Dauer-Sport
Vorbehandlung:	Komplette, indizierte Physiotherapie und Interferenzstrom-Behandlung, ohne wesentliche Besserung
Therapie:	Nur MET, drei Anwendungen pro Woche, drei Wochen
Ergebnis:	Nach der sechsten Behandlung signifikante Schmerzbeseitigung nach drei Wochen Beschwerdefreiheit

Patient 6:	27 Jahre, männlich
Diagnose:	Patellarsehnentendinitis nach Überbelastung
Vorbehandlung:	Keine
Therapie:	MET als Vorbereitung der KG und Friktionsmassage, drei Anwendungen pro Woche, drei Wochen
Ergebnis:	Nach der zweiten Behandlung signifikante Schmerzbeseitigung für eine Stunde, am Ende der Behandlung hochsignifikante Schmerz-beseitigung auch unter Belastung, Patient ist begeistert von der Strom-anwendung und spricht von einem äußerst angenehmen Gefühl

Patient 7:	27 Jahre, weiblich
Diagnose:	Fußwurzelknochenreizung nach Überbelastung
Vorbehandlung:	Keine
Therapie:	MET und KG, drei Anwendungen pro Woche, drei Wochen
Ergebnis:	Nach der fünften Behandlung signifikante Schmerzbeseitigung auch unter Belastung, am Ende der Behandlung kaum noch Belastungs-schmerz, Strom wird als toll-angenehm bezeichnet

Patient 8:	26 Jahre, männlich
Diagnose:	Bursitis subdeltoidea, Trauma nach Unfallsturz
Vorbehandlung:	Keine
Therapie:	MET und KG, drei Anwendungen pro Woche, drei Wochen
Ergebnis:	allgemein deutliche Besserung, am Ende der Behandlung hochsignifikante Schmerzbeseitigung im ganzen Bogen

Patient 9:	80 Jahre, weiblich
Diagnose:	Schwäche der rechten Hand i.Z.n. Narkosefehler
Vorbehandlung:	2 Monate lang Reizstrom im Krankenhaus, ohne wesentl. Besserung
Therapie:	Nur MET, zwei Anwendungen pro Woche, drei Wochen
Ergebnis:	Nach der sechsten Behandlung signifikante Kraftzunahme subjektiv wurde der Strom als besser, angenehmer und effektiver als der mit dem großen Gerät im Krankenhaus bezeichnet

Patient 10:	62 Jahre, männlich
Diagnose:	Tendinitis rechte Schulter mit Bewegungseinschränkung nach Bauchoperation, Alltagsbewegungen nicht möglich
Vorbehandlung:	Indizierte Injektionstherapie 3 Monate lang, mit nur mäßigem Behandlungserfolg
Therapie:	MET und KG, drei Anwendungen pro Woche, drei Wochen
Ergebnis:	Zunehmende Bewegungsfreiheit, spürbare Schmerzlinderung, aber noch keine vollständige Schmerzbeseitigung, Alltagsbewegungen wieder möglich, drei-monatige Heimbehandlung wäre angezeigt

Patient 11:	50 Jahre, weiblich, übergewichtig
Diagnose:	Innenbandzerrung mit Bewegungseinschränkung
Vorbehandlung:	Keine
Therapie:	MET und KG, drei Anwendungen pro Woche, drei Wochen
Ergebnis:	Von Behandlung zu Behandlung zunehmende Schmerzlinderung und zunehmende Belastbarkeit und Bewegungsfähigkeit, drei-monatige Heimbehandlung wäre angezeigt

Patient 12:	29 Jahre, männlich
Diagnose:	Chondropathia patellae mit Schmerz und Bewegungseinschränkung o.n.A.
Vorbehandlung:	Keine
Therapie:	MET und Fango, zwei Anwendungen pro Woche, drei Wochen
Ergebnis:	Nach der sechsten Behandlung signifikante Schmerzbeseitigung, Bewegungseinschränkung aufgehoben, Vollbelastung wieder möglich, sogar Bergwanderungen

Die Behandlungsergebnisse der MET sind bei Kombinationsanwendungen schwerer zu beurteilen, jedoch stellte sich eindeutig heraus, dass die MET eine signifikante Schmerzbeseitigung, eine signifikante Kraftzunahme und offensichtlich eine hochsignifikante Heilungsbeschleunigung bewirkt. Es wird somit angestrebt, im Rahmen von experimentellen Studien (Schmerzmodell und Muskelmodell) den Einfluss der MET auf die Schmerzschwelle und den Muskeltonus und dessen Trophik zu klären. Außerdem zeigt sich eindeutig, dass auch die Heimbehandlung ein Einsatzgebiet für die MET sein sollte.

Der von uns initiierte MET-Arbeitskreis, dem auch leitende Mediziner der beiden Lehrstühle für physikalische Medizin in Dresden und München angehören, wird in den nächsten zwei Jahren intensive Studien planen und durchführen. Wir hoffen, dass Anfang 1992 erste klinische und experimentelle Ergebnisse mit der MET vorliegen werden.

4. Beurteilung und Resümee

Um zusätzlich ein allgemeines Bild davon zu erhalten, wie die Patienten subjektiv und objektiv auf die MET reagieren, erschien es uns sinnvoll, die Antworten der Patienten auf fünf vorgegebene Fragestellungen zu dokumentieren und auszuwerten:

1. Stromempfinden:

    20 % sehr angenehm
    80 % angenehm
    0 % unangnehm

2. Vorgegebene Behandlungszeiten:

    0 % zu lang
    90 % genau richtig
    10 % zu kurz

3. Optimale Anzahl für eine Behandlungsserie:

    50 % 12 Behandlungen
    40 % 10 Behandlungen
    10 % 8 Behandlungen

4. Anzahl Patienten (%), bei denen sich die folgenden Parameter nach einer Einzelsitzung wie folgt verändert haben:

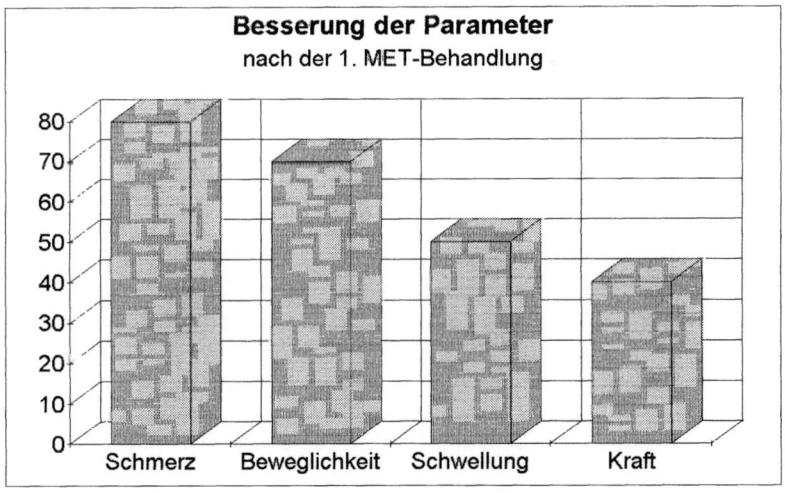

Abbildung 5

5. Anzahl Patienten (%), bei denen sich die folgenden Parameter nach einer Behandlungsserie wie folgt verändert haben:

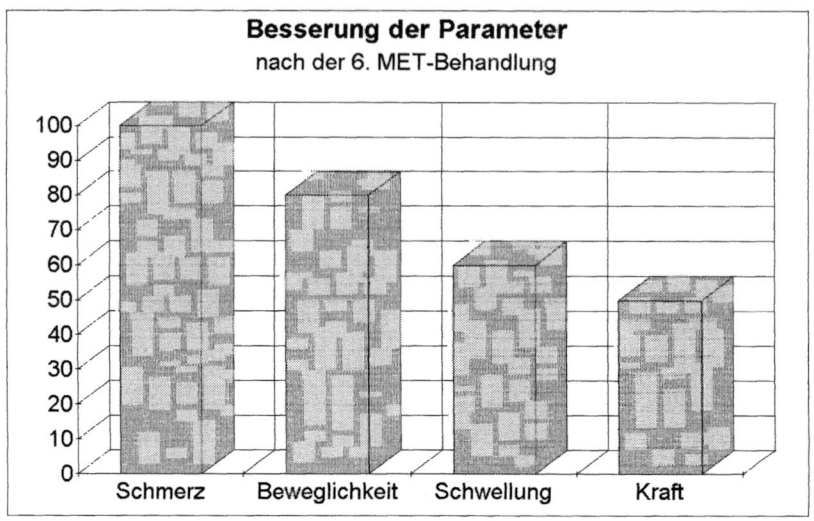

Besserung der Parameter
nach der 6. MET-Behandlung

Abbildung 6

Aus den Punkten 4. und 5. ist ersichtlich, dass die MET hauptsächlich analgesierend wirkt - obwohl man der MF-Therapie im Allgemeinen eher eine Muskelaktivierungswirkung zuschreibt. Jedoch die Modulationseffekte scheinen diese zusätzliche, starke Analgesierung zu bewirken. Die Schmerzlinderung befreit ggf. auch aus der Schonhaltung oder Bewegungseinschränkung (functio laesa) und lässt so den Krafteinsatz reflektorisch gehemmter Muskelgruppen wieder zu.

Insgesamt, auch nach der praktischen Fallarbeit und wegen der unkomplizierten Handhabung und großen Effektivität besonders in der schnellen Analgesierung, können wir nur ein positives Urteil bezgl. der MET ("russische Methode") fällen. Die notwendigen Verbesserungen, um es sicher und problemlos in die tägliche Praxis integrieren zu können, werden von uns in die Wege geleitet. Wobei die Praxisnähe dieser Therapieform - auch durch die vorgestellten Therapiekarten - ernst zu nehmen ist. Da die Zeiten variabel und frei zu bestimmen sind, die Elektrodenanlage ausschließlich der klassischen Anatomie und der Klinik folgt, wird die MET zukünftig problemlos in den Praxisablauf zu integrieren sein, ja sie wird quasi "nebenher laufen" können. Dies ist einer der Hauptpunkte, den es herauszustellen gilt. Außerdem ist die Mobilität sehr groß, das Gewicht konnte zudem auf unter ein Kilogramm gesenkt werden.

Der Einsatz auch in der Heimbehandlung ist durch die Mobilität und hohe Akzeptanz durch die Patienten bzgl. der angenehmen Stromform und des schnellen Therapieeffektes sicherlich Erfolg versprechend.

Obing im November 1990

KNOP Institut für medizinische Bionik

Ulrich Knop, Ph.D.
Medizin-Bioniker, Gesamtleitung

als beratendes Team:

Dr.med. Dipl.-Ing. Günter Junge,
Orthopäde und Sportmediziner
Dr.med. Ullrich Maierski,
Orthopäde und Sportmediziner
Bärbel Behrend,
Masseurin, Bademeisterin, Sportphysiotherapeutin
Karin Hug,
Krankengymnastin

wissenschaftliche Beratung:

Priv.-Doz. Dr.med.habil. Peter Kröling,
Klinikum Großhadern, München
Univ.-Doz. Dr.sc.med.habil. Armin Lange,
Medizinische Akademie, Dresden

Kapitel 2

**Über die Erfahrungen mit dem MET-Verfahren
in Klinik und Praxis**

Test-Jahre 1990 bis 1996
(Auszugsweise bzw. zusammengefasst)

1.   **Univ.-Doz. Dr.med.habil. A. Lange,
Abteilung für Physiotherapie, Medizinische Akademie, Dresden:**

Als mir die MET durch KNOP vorgestellt wurde, war ich beeindruckt ... anders als bei der Frequenzmodulation (Interferenzströme) und der Phasenmodulation wird bei MET die Amplitudenmodulation angewandt, um den MF-Strom mit Hüllkurven zu modulieren ... nach eingehenden Untersuchungen stellt die MET die moderne und weiterentwickelte Version der Amplitudenmodulation dar, die zunächst in der UdSSR verbreitet war, dann als sog. "russische Methode" in den USA und Kanada bekannt wurde ... die MET ist wirksam bei allen Affektionen des Bewegungsapparates, die sowohl mit Schmerzen als auch mit muskulären Funktionseinschränkungen einhergehen, dabei ist sie gegenüber den Interferenz- und Überlagerungsströmen offensichtlich effektiver - sowohl in der schmerzstillenden Wirkung als auch in der Stärke der ausgelösten Muskelkontraktionen ... wir konnten experimentell eine Muskelkraftzunahme von bis zu 22 % mit der MET sichern ... herkömmliche Reizströme erbrachten nur die Hälfte der Leistungszunahme im Vergleich ... Dies konnte im Rahmen einer Dissertation (Muskelmodell) in unserem Hause gesichert werden. Letztlich eignet sich die MET hervorragend in der Diagnostik zur schnellen Testung von Denervationen mit Ergebnissen, die einer I/t-Kurve entsprechen sowie zur problemlosen Lokalisation von Schmerzpunkten (Triggerpoints) und somit zur exakten Elektrodenpositionierung.

2.   **Priv.-Doz. Dr.med.habil. P. Kröling, ltd. Oberarzt,
Abteilung für physikalische Medizin,
Univers.-Klinikum Großhadern, München:**

Inzwischen habe ich das MET-Gerät auf seine elektrotherapeutisch relevanten Eigenschaften hin untersucht. Aus physikalisch-medizinischer Sicht bietet es folgende Grundfunktionen: 1. ein einkreisiger Mittelfrequenzstrom, dieser kann 2. im Sinne eines MF-Schwellstroms amplitudenmoduliert werden; 3. Amplitudenmodulation des MF-Signals im Sinne eines niederfrequenten Reizstromes (NF). Diese Grundfunktionen sind jeweils frei miteinander kombinierbar. Die Nulllinien-Symmetrie bleibt bei allen Stromformen erhalten. In Anbetracht der Handlichkeit des akkubetriebenen Mobil-Gerätes ist es über den klinisch/ambulanten Bereich hinaus vor allem für den individuellen Gebrauch zu

Hause geeignet. Dies ist insofern für die beiden Hauptindikationen Schmerztherapie und Muskelstimulation von besonderer Bedeutung. Die beigefügten Behandlungskarten mit den indikationsbezogenen Einstellparametern vereinfachen das Verfahren so erheblich, dass keine Verständnisschwierigkeiten bei Behandler und Patient auftreten. Ohne einer intensiven klinischen und experimentellen Beurteilung des MET-Verfahrens vorgreifen zu wollen, halte ich das Gesamtkonzept für sehr brauchbar. Unsere ersten guten klinischen Erfahrungen bestätigen diesen Eindruck. Experimentell konnten wir mit der MET eine effektive und kumulative Anhebung der Schmerzschwelle um bis zu 2 kp sichern ... dies ist um die Hälfte mehr als die Vergleichsverfahren (Reizstrom und Galvanik) erbrachten ... dies ist mittlerweile durch eine Dissertation in unserem Hause gesichert worden.

3.   Dr.med. A. Vannahme,
**   ltd. Oberarzt der Klinik,**
**   Klinik für physikalische Medizin,**
**   Universitäts-Klinikum Innenstadt, München:**

Inzwischen haben wir mehrere MET-Geräte seit 1 1/2 Jahren im klinischen Alltag an rund 300 Patienten getestet. Die klassische Indikation für das Gerät ist zweifellos die Schmerztherapie. Wir haben die MET bei folgenden Krankheitsbildern mit Schmerzsymptomatik erprobt: Akuter Bandscheibenvorfall, Schmerzsyndrom bei Z.n. Bandscheibenvorfall, Periarthropathien im Bereich der großen Gelenke, myofasziale Syndrome, Schmerzsyndrom bei Spinalstenose, Facettensyndrom, Kombination von Facettensyndrom und ausgeprägter Weichteilsymptomatik bei Torticollis spasticus, akutes LWS-Syndrom durch Facettensyndrom, neurogene Schmerzen bei Z.n. Herpes zoster, Schulter-Arm-Syndrom bei Z.n. multiplen Blockierungen der HWS, Tendovaginitis als Zeichen einer Überlastung des Sehnenapparates.
Wir haben das Gerät sowohl als Ausleihgerät für die Ambulanz eingesetzt als auch als "Bedside-Therapie" im Bereich der Klinik.
Insgesamt kann man der MET eine gute Therapiebreite bescheinigen, zudem hatten wir bei all den obigen Krankheitsbildern keine Therapieversager.
Durchschnittlich zeigt die MET einen sehr guten bis guten Rückgang der Schmerzsymptomatik, sodass für weitere physikalisch-therapeutische Maßnahmen wie manualtherapeutische Eingriffe, Krankengymnastik und Massagen der Patient gut vorbereitet war; zum Teil konnten weitere Maßnahmen eingespart werden oder entfallen. Die Kombination von Nieder- und Mittelfrequenz erklärt vom wissenschaftlichen Hintergrund den guten Wirkmechanismus.
Das für das Elektrotherapiegerät hergestellte Video-Band gilt durch den differenzierten wissenschaftlich-theoretischen Teil wie auch durch den anschaulichen praktischen Teil als gute Einführung in die Indikation und in die Bedienung des Gerätes.

4. Dr.med. B.-M. Zimmermann, Internist, Dozent für Elektrotherapie, Schmerzambulanz, Universitäts-Klinikum Großhadern, München:

Im Rahmen einer Pilotstudie im November 1991 untersuchten wir die schmerzbefreiende Wirkung der MET an 11 ausbehandelten Patienten ... das Patientengut und die Indikationen waren repräsentativ für eine Schmerzambulanz ... z.B. rezidivierende Überlastungssyndrome der LWS und BWS, BSP, Kapselschrumpfung bei Arthropathia coxae, PHS bei Polyarthrose, Radikulopathien, Instabilitäten der Hämangiomwirbel und Migräne ... von 11 Patienten zeigten 7 eine sehr gute Besserung, 2 eine gute Besserung und nur 2 keine signifikante Veränderung ... wir sind von dem Verfahren, was KNOP uns vorstellte überzeugt, daher werden wir es zukünftig in unseren Weiterbildungsplan "Elektromedizin" aufnehmen.

5. Med.-Dir. Dr.med. Glogger, Internist, ltd. Polizeiarzt, Präsidium der VI. Bayerischen Bereitschaftspolizei, Dachau:

In der Zeit von April '91 bis Juli '91 behandelten wir in unserer Ambulanz 52 Fälle mit dem MET-Gerät ... nahezu 80 % der anfallenden Krankheitsbilder in unserem Bereich konnten mit sehr gutem Erfolg abgedeckt werden ... die MET stellt eindeutig eine beachtliche Erweiterung unseres therapeutischen Spektrums in unserer breitest ausgestatteten Ambulanz dar ... das MET-Gerät hat eine optimale Mobilität ... die Anwendungsbreite dürfte weitaus größer sein, als bisher durch die bequemen Behandlungskarten gezeigt wird ... von 22 Patienten mit Gelenk- und Muskelerkrankungen zeigten 12 eine vollständige Genesung, 7 eine sehr gute Besserung und 3 eine spürbare Besserung ... von 18 Patienten mit Neuralgien und Neuritiden zeigten 14 eine vollständige Genesung, 2 eine sehr gute Besserung und 2 eine spürbare Besserung ... von 12 Patienten mit Weichteilschwellungen zeigten alle eine vollständige Genesung ... Therapieversager gab es keine.

6. Dr.med. K. Steinbach, ltd. Arzt der Klinik, Reha-Klinik Hohenurach II, Bad Urach:

Im Zeitraum vom 1.9.90 bis 30.10.90 behandelten wir im Rahmen einer ambulanten Studie 30 Patienten mit der MET ... alle Patienten waren nicht vorbehandelt ... Indikationen lagen im Bereich Gelenk- und Muskelerkrankungen sowie Neuralgien und Paresen ... bei 8 Patienten zeigte sich keine Veränderung, bei 12 eine spürbare Verbesserung, bei 4 eine sehr gute Besserung und bei 6 Patienten eine vollständige Genesung unter der MET-Behandlung ... Wir bescheinigen dem MET-Gerät eine große Therapiebreite und eine sehr gute Praxisnähe durch den Einsatz der Behandlungskarten ... sowie eine sehr gute Mobilität und dadurch einen problemlosen Einsatz auch auf den Krankenstationen ... es erbringt vergleichbare Wirkungen wie die bekannten anderen, modernen Großbehandlungsgeräte, wobei jedoch die Anwendung überaus einfach und überschaubar ist.

**7. Dr.med. K.P. Kohl,
ltd. Oberfeldarzt,
Physikalische Abteilung,
Bundeswehr-Krankenhaus, Amberg:**

Im Monat März 91 behandelten wir mit MET 55 ausgesuchte Patienten ... es zeigte sich eine sehr einfache und übersichtliche Bedienung ... besonders beeindruckte uns die Möglichkeit der feinen Abstimmung der Modulationen individuell auf den Patienten ... es zeigte sich eine hervorragende Einsatzbereitschaft im Ambulanzbereich ... im Bereich der Gelenk- und Muskelerkrankungen (35 Patienten) zeigten 13 eine sehr gute Besserung, 18 eine spürbare Besserung, 5 keine Veränderung ... im Bereich der Neuralgien und Neuritiden (4 Patienten) zeigten alle eine sehr gute Besserung ... im Bereich der Weichteilschwellungen (16 Patienten) zeigten 14 eine sehr gute Besserung und 2 eine spürbare Besserung ... außer im Bereich der Gelenk- und Muskelerkrankungen zeigten sich keine Therapieversager.

**8. Medizinalrat Dr.med.habil. J. Buchmann, ltd. Oberarzt der Klinik,
Orthopädische Klinik der Universität, Rostock:**

Im 1. Halbjahr 1991 testeten wir das MET-Gerät vorwiegend im poliklinischen, aber auch im stationären Bereich ... behandelt wurden ausschließlich Patienten mit vertebragenen, pseudoradikulären Schmerzsyndromen ... die Wirkung der MET ist mit der unserer anderen, komplizierteren Großgeräte vergleichbar ... für das MET-Gerät spricht dessen bedienerfreundliche Mobilität und der günstige Preis.

**9. Karrasch, Sportphysiotherapeut,
Leiter der Physiotherapie-Abteilung,
Sportmedizinisches Institut der Universität, Frankfurt am Main:**

Nach ausgiebigen Studien mit der MET können wir abschließend nur bestätigen, dass das MET-Gerät sich bei allen sportmedizinischen Indikationen hervorragend bewährt hat ... es ist aufgrund seiner Mobilität darüber hinaus ideal für den mobilen Einsatz bei Sportveranstaltungen geeignet ... außerdem ist die Bedienung mittels der Therapiekarten einzigartig einfach und die Therapiebreite noch gar nicht abzuschätzen ... vor allem ist die Beschleunigung des Heilungsverlaufes hervorzuheben.

Anm.: Aufgrund dieser Ergebnisse wurde das **AmpliMed®*synchro*** (MET) offizielle Ausstattung der Deutschen Leichtathletik Nationalmannschaft.

---

10. Dr.med. K. Nicolay, Internist,
Chefarzt i.R. (Franziskus - Hospital Osnabrück),
Georgsmarienhütte:

In der Zeit von Oktober '90 bis Juli '91 behandelte ich mit der MET insgesamt 344 Patienten mit gutem und sehr gutem Erfolg ... im Bereich der Gelenk- und Muskelerkrankungen (212 Patienten) zeigten 100 eine vollständige Genesung und 112 eine sehr gute Besserung ... im Bereich der Neuralgien und Neuritiden (2 Patienten) zeigten beide eine vollständige Genesung ... im Bereich der Weichteilschwellungen und Traumata (130 Patienten) zeigten alle Patienten eine vollständige Genesung ... Therapieversager konnte ich keinen einzigen verzeichnen, wobei die richtige Platzierung der Elektroden von ausschlagge- bender Bedeutung ist ... ich halte die MET auch besonders für die abdominale Elektrolymphdrainage geeignet ... dafür habe ich selbst eine neue Behand- lungskarte konzipiert ... ich habe mittlerweile 3 MET-Geräte in der Praxis.

11. Fr. Dr.med. Schwanitz,
Sportmedizinerin und Allgemeinärztin,
ehem. lt. OÄ. des Olympiastützpunktes Rostock, Warnemünde:

Wir haben die MET gleich nach dem Fall der Mauer durch KNOP und MAUERER vorgestellt bekommen ... wir integrierten sie in unsere Praxis, wo sie mittlerweile zu einem Hauptstandbein geworden ist ... die MET bewährt sich signifikant bei allen diffusen Schmerzsyndromen, die mit Muskel- und Nervenaffektionen bzw. mit kombinierten weichteilrheumatischen Läsionen einhergehen ... bei Migräne sind die Ergebnisse in der Alleinbehandlung nicht so überzeugend...

12. Dr.med. B. Wölfel,
Allgemeinarzt, Sportmediziner, Alsbach-Hähnlein 1:

Mit der MET behandelte ich in der Zeit von Oktober bis November 1990 ins- gesamt 80 Patienten im Rahmen einer allgemein- und sportmedizinischen Praxis ... in diese ambulante Untersuchung floss ein repräsentatives Patien- tenkollektiv ein ... mit 43 Fällen von Gelenk- und Muskelerkrankungen, wobei 10 keine Veränderung zeigten, 24 eine spürbare Verbesserung, 8 eine sehr gute Besserung, und 1 Fall zu einer vollständigen Genesung führte - 18 Fälle mit Neuralgien, Neuritiden, Paresen, wobei 2 ohne Veränderung blieben, 9 eine spürbare Verbesserung und 3 eine sehr gute Besserung zeigten, in 4 Fällen kam es zur vollständigen Genesung - letztlich 19 Fälle mit Weichteil- schwellungen und Traumata, wovon 2 keine Besserung, 10 eine spürbare Besserung, 5 eine sehr gute Besserung und 3 eine vollständige Genesung zeigten ... außer 15 Patienten waren alle weiteren schon vorbehandelt ... gute Wirksamkeit zeigt die MET gerade auch bei peripheren Durchblutungsstö- rungen ... die MET ist eine echte Bereicherung in der täglichen Allgemein-

Praxis und ist auch hervorragend durch das med. Personal zu bedienen ... besondere Erfolge zeigen sich dann, wenn die Patienten die Therapie zu Hause selbstständig durchführen.

13. Fr. Dr.med. A. König, Anaesthesistin, Rostock:

In meiner Praxis machen neben chirurgischem und internem Krankengut besonders die Schmerzpatienten einen großen Anteil aus ... in der Schmerztherapie wende ich nun standardmäßig, neben der Neuraltherapie und der Nadel-Akupunktur, auch die MET an ... das MET-Gerät ist ein festes, nicht mehr wegzudenkendes Standbein meiner Praxis geworden ... die adjuvante Behandlung mit mittlerweile 2 Geräten in meiner Praxis, bei mehr als 1700 Einsätzen, zeigte eine eindeutige Heilungsbeschleunigung und eine sehr große Tiefenwirkung ... obwohl die Patienten die Therapie durchweg als angenehm empfinden, ist der analgetische Effekt summa summarum größer ... beschleunigt und verbessert wurde der Behandlungserfolg besonders bei akuter Lumboischialgie (Radikulärsyndrom), Schulter-Arm-Syndrom, Arthroseschmerz verschiedener Gelenke, Myalgien, Epikondylitiden, Interkostalneuralgien und bei traumatisch geschädigten Extremitäten wie bei Muskelriss und -zerrung und bei Nervenschädigungen ... interessant erscheint mir die MET noch für die Elektrolymphdrainage innerer Organe und in der Elektroakupunktur ... mittlerweile habe ich drei MET-Geräte in der Praxis.

14. Dr.med. Yüksel Cavlak, Anästhesist, Marl:

Ich behandelte 78 Patienten mit Schmerzzuständen des Bewegungsapparates ... im Vergleich zu anderen, in meiner Praxis eingesetzten Elektrotherapiegeräten, zeigte die MET besonders deutliche und gute Wirkungen bei HWS-/LWS-Syndrom, bei Epikondylitis und bei Tendopathien ... die Erfolge bei Periarthritis sind ebenfalls überzeugend ... Die Therapie wird von den Patienten als angenehm bezeichnet und erbrachte schon nach wenigen Behandlungen eine deutliche Schmerzlinderung.

15. Dr.med. D. Malouvier, Internist, München:

Von Juli 91 bis September 91 behandelten wir insgesamt 100 Patienten im Rahmen einer Praxisstudie mit der MET ... es lag ein repräsentatives Patientengut vor ... im Alter zwischen 20 und 80 Jahren ... bei Migräne haben wir nur die MET eingesetzt ... es erbrachte kurzfristig einen guten Erfolg, der jedoch nur einige Stunden anhielt ... in Verbindung im Medikamenten ist der Gesamterfolg überzeugend ... bei den anderen Indikationen kombinierten wir die MET-Therapie mit Ultraschall und Kurzwelle sowie mit entsprechenden Medikamenten ... im Bereich der Gelenk- und Muskelerkrankungen untersuchten wir 50 Patienten ... es zeigten alle eine vollständige Genesung ... im Bereich der Neuralgien, Neuritiden und Paresen zeigten alle 20 Patienten eine vollständige Genesung ... im Bereich der Weichteilschwellungen und Traumata zeigten auch alle 30 Patienten eine vollständige Genesung ... zu bemerken ist, dass mit der MET in Kombination mit anderen Therapien annähernd immer eine vollständige Genesung zu erreichen ist ... die Therapiebreite erstreckt sich auf den ganzen Organismus ... die Behandlungskarten sind empfehlenswert und ermöglichen eine einfache Handhabung.

16. Dr.med. S. Schlett,
Arzt und Apotheker,
Klösterl-Apotheke, München:

Seit mehreren Jahren sind wir zunehmend mit dem Verleih von MET-Geräten für die Heimtherapie von Patienten beschäftigt ... Wir verfügen über ein wachsendes Depot an Geräten, die von Ärzten zur Schmerz- und Elektrotherapie per Verordnung eingesetzt werden ... Alle Krankenkassen, mit denen wir bisher verhandelt haben, konnten sich zu einer Kostenübernahme entschließen ... Mittlerweile ist diese neue Therapieform mit einer eigenen Klasse als Hilfsmittel anerkannt ... Die Verordnung belastet nicht das Budget des verschreibenden Arztes ... Die Akzeptanz bei den Patienten ist durchweg gut, was sich in mehrwöchigen Therapien äußert ... Unser momentanes Depot ist zu 90 % ausgelastet.

17. Dr.med. W. Weber,
Arzt für Allgemeinmedizin, Rannungen:

Seit kurzer Zeit arbeite ich mit der MET nach KNOP ... die Handhabung und die Mobilität kann einfach nur mit "sehr gut" bezeichnet werden ... vor allem unser Personal und die Patienten sind vom Gerät durchweg begeistert ... wir erreichen gute Erfolge ... im Bereich der kombinierten Schmerzsyndrome am Bewegungsapparat mit Zervikobrachialgien, Lumboischialgien und akuten Arthrosen kommen innerhalb von durchschnittlich nur 5 Behandlungstagen fast 50 % der Patienten zu einer vollständigen Genesung ... fast 30 % haben eine sehr gute bis gute Schmerzbefreiung und rund 15 % immerhin noch eine spürbare Verbesserung ... im Bereich der Kontusionen und Distorsionen erreichen wir innerhalb von 3 Behandlungstagen bei 90 % der Patienten eine vollständige Genesung ... bei den restlichen Patienten aber auch eine gute Besserung ... therapeutische Versager treten hier nicht auf ... aufgrund dieser Erfahrungen haben wir uns ein zweites MET-Gerät nach KNOP in die Praxis genommen.

18. Dr.med. G. Will,
Internist, Köln:

Im Rahmen unseres ärztlichen Qualitätszirkels untersuchten wir die MET bei 131 Patienten mit Migräne bzw. mit Lumboischialgie ... im Bereich der Migräne erreichten innerhalb von 12 Behandlungstagen 22,4 % der Patienten eine vollständige Genesung ... 26,7 % eine sehr gute Besserung ... 29,3 % eine gute Besserung ... 11,2 % eine spürbare Verbesserung und 17,2 % zeigten keine Veränderung ... im Bereich der akuten Lumboischialgie erreichten wir innerhalb von 5 Behandlungstagen bei 67 % der Patienten eine vollständige Genesung ... bei 7 % eine sehr gute Schmerzbefreiung ... 20 % eine gute und bei 6 % eine immerhin noch spürbare Verbesserung ... Therapieversager traten keine auf ... hervorzuheben ist dabei noch, dass über 80 % der Patienten erfolglos vorbehandelt waren ... die MET kann man wirklich als ein System mit durchweg guten Eigenschaften bezeichnen.

19. Dr.med. R. Spintge,
leitender Oberarzt der Klinik,
Krankenhaus für Sportverletzte Hellersen, Lüdenscheid:

Seit Jahren haben wir durchschnittlich 1200 Patienten pro Jahr mit chronischen Schmerzen i.Z.n. Sportverletzungen und haben hierbei täglich mehrere MET-Geräte im Einsatz - nicht nur in der Abteilung, sondern auch per Verordnung in der Heimtherapie bei Patienten ... ich erfahre täglich wieder neu, dass die MET, bei entsprechender Indikationsstellung, tatsächlich hervorragende Dienste leistet.

20. G. Mauerer,
Sportphysiotherapeut DLV,
Reha-Zentrum Montag und Mauerer, München:

Seit Jahren haben wir nun die MET (mehrere Geräte) täglich im Einsatz ... diese sind aus der Praxis nicht mehr wegzudenken ... sie haben den Großteil unserer anderen Geräte geradezu "in die Ecke gedrückt" ... wir haben durch-schnittlich über 90 % Erfolg ... auch im Olympia-Trainingslager für Atlanta sind wir nur mit dem AmpliMed[R]synchro bestückt ... Spitzensportler wie Lars Riedel oder Heike Drechsler konnten immer wieder mit besten Ergebnissen behandelt werden.

Es gab so aber auch Erfahrungen
mit der Injektions-Elektro-Therapie (JET)

1. **Dr.med. J. Gleditsch,**
   HNO-Arzt, Ehrenpräsident der Ärztegesellschaft für Akupunktur,
   München:

... ich habe das Verfahren von KNOP vorgestellt bekommen ... es ist m.E. die logische Konsequenz aus allem Bekannten ... die Entwicklung war schon lange überfällig ... daher habe ich das System auch sofort in mein Therapie-Spektrum integriert...

2. **Dr.med. U. Böhm,**
   Sportmediziner, Unterwössen:

... Endlich ein preiswertes, neues Verfahren, womit man sich wieder intensiv befassen kann ... besonders hervorzuheben ist der Umstand, dass die Akupunktur-Punkte erstmals im klassischen Sinne mittelfrequent aktiviert werden ... außerdem ist das System komplett ausgestattet und es muss nicht erst alles einzeln nachgekauft werden ...

3. **Dr.med. A. Vannahme,**
   ltd. OA. der Klinik für physikal. Medizin, München:

... die aktivierte Injektion nach KNOP ist eine kreative Höchstleistung ... weitere Forschungen müssen jetzt die ganze Wirkungsbreite zeigen....

4. **Med.-Dir. Dr.med. O. Hammer,**
   Internist, Pulmologe, Badearzt,
   Mitbegründer der Injektions-Akupunktur,
   leitender Arzt am Hessischen Staatsbad, Bad Nauheim:

... Ich bin positiv überrascht, dass die JET-Entwicklung endlich das vereint, was zusammengehört ... besonders erfreut bin ich, dass neben den Akupunktur-Punkten auch die Segmente auf den TheraKarts berücksichtigt wurden ... ich habe ausgedehnte klinische Vergleichsstudien bei Asthma bronchiale vorgenommen ... alle Patienten wurden kortisonfrei ... wir konnten mit der JET die Atemnotfälle um 67 % senken - dies war ein um 43 % besseres Ergebnis wie in der Vergleichsgruppe ... die aktivierte Injektion (JET) erweitert die therapeutischen Möglichkeiten immens ... es wird zu einem Standard der täglichen Praxis werden...

5. Dr.rer.nat. W. Stock,
   Apotheker,
   wissenschaftlicher Geschäftsführer der Fa. -Heel, Baden-Baden:

... Das Besondere an dieser Injektions-Elektro-Therapie ist, dass ... der Heilstrom mit der gleichzeitigen Injektion von -Heel-Präparaten gekoppelt ist und damit das homöopatische Arzneimittel in ein durch mittelfrequente Ströme vorbereitetes Areal appliziert wird ... Die mittlerweile von Verordnern und Anwendern gemachten Erfahrungen scheinen sehr vielversprechend zu sein ... Die Anwendungsgebiete sind insbesondere in der Schmerztherapie angesiedelt ...

6. Dipl.-Med. Th. Wirth,
   Allgemeinarzt, Hoyerswerda:

... Inzwischen habe ich schon erste gute Erfahrungen gemacht ... sowie einige dankbare Patienten mehr, durch das JET-System ... ich habe nun auch noch das MET-System dazugenommen ... mit JET habe ich bei 80 % meiner Migräne-Patienten innerhalb von nur 2 Therapietagen sehr gute Ergebnisse ... 20 % haben eine immerhin noch gute Besserung ... bei Myogelosen habe ich bei 90 % innerhalb von 3 - 4 Behandlungstagen sehr gute Besserungen und nur bei 10 % eine gerade spürbare Wirkung ... wobei die Handhabung, die Mobilität, die Therapiekarten und die notwendige Behandlungsdauer als sehr gut bezeichnet werden können.

7. Chef-Redaktion "Der Freie Arzt",
   ärztliche Fachzeitschrift, Hamm:

... ein naturmedizinischer Wurf ist gelungen ... hier ist ein wirklich innovatives Unternehmen entstanden, mit wirklich völlig neuen Therapie-Ideen und -Ansätzen.

8. Prof. Ing. H.-J. Schulte-Ufer, Medizining enieur,
   Institut für Naturgemäße Heilwesen, Ludwigshafen/Rh.:

... ein Durchbruch in der Akupunktur ... ein preiswertes Verfahren mit praxisgerechter Ausstattung ... ungeheuer schnell und handlich in der Anwendung ... treffsicher in der Therapie ... der JET-Strom greift offensichtlich tiefer in das Geschehen ein, als alles was ich bisher in über 20 Jahren Praxis kennen gelernt habe ... wir haben die JET täglich in Gebrauch ... ich kann mir die Praxis ohne JET nicht mehr vorstellen.

9. Praxis-Seminar auf der Herbst-*practica*, Bad Orb:
... überraschend war die Sofort-Wirkung noch während der Applikation ... ein Fall mit bisher therapieresistentem HWS war sogar die folgenden Tage noch schmerzfrei ...

10. Dr.med. H.-D. Fischer,
Allgemeinarzt, Oedheim:

... seit nunmehr 3 Jahren haben wir das JET-Verfahren nach KNOP in der täglichen Anwendung ... es ersetzt bei uns nebenwirkungsfrei die Neuraltherapie mit großem Erfolg ... bei Myogelosen erzielen wir bei rund 80 % durchweg gute Erfolge ... bei 17 % immerhin eine spürbare Besserung ... bei Epikondylopathien erreichen wir bei über 50 % der Patienten eine deutliche Besserung ... bei fast 40 % sogar eine vollständige Genesung ... bei Zervicobrachialsyndromen erreichen wir bei 30 % der Patienten eine sehr gute Schmerzbefreiung ... und bei 60 % immerhin noch eine spürbare Verbesserung ... wir konnten nur selten echte Therapieversager feststellen ... überdies ist die vorbildliche, verlässliche Betreuung durch KNOP besonders hervorzuheben ...

11. Fr. Dr.med.vet. K. Oechsner,
praktische Tierärztin, Vaterstetten:

... wir arbeiten seit über einem Jahr mit der MET und der JET in unserer Praxis ... die Anwendungsbreite ist groß ... besondere Wirkungen sehen wir in der Heilungsbeschleunigung, der Schmerzlinderung und der Lymphdrainage, die bei unserer Klientel besonders schwierig ist ... wir hatten bis heute durchschnittlich gute bis sehr gute Erfolge ... ohne einen einzigen Therapieversager ... u.E. ist KNOP ein wirklicher Durchbruch in der Elektromedizin gelungen ...

12. Ch. Drechsler,
praktischer Arzt, Gummersbach:

... Ich benutze die Elektroinjektionsakupunktur mit Erfolg ... ich habe außerdem zwei MET-Geräte in der Praxis ... ich kann nur sagen, dass ich täglich immer wieder neu durch die Qualität der Systeme überrascht bin.

13. Dr.med. Dr.rer.nat. R. Dyck,
Arzt für Naturheilverfahren, Hamburg:

... Das System ist bzgl. der Handhabung, der Mobilität und Indikationsbreite mit "gut" zu beurteilen ...ich benutze die Elektroinjektionsakupunktur bei verschiedensten Indikationen mit Erfolg ... hervorzuheben ist die kurze Behandlungszeit von durchschnittlich nur 4 - 6 Behandlungstagen - ganz selten bis zu maximal 10 Tagen ... bei Neuralgien erreichen wir bei 41 % der Patienten eine vollständige Genesung, ... bei 45 % eine gute Wirkung ... bei 9 % immerhin noch eine spürbare Wirkung ... bei Lumboischialgien, PHS Insertionstendopathien erreichen wir bei 83 % eine vollständige Genesung bei 6 % eine sehr gute Schmerzbefreiung und bei rund 8 % immerhin noch eine spürbare Verbesserung ... bei Sportverletzungen, DBS erreichen wir durchschnittlich innerhalb von 3 Tagen bei allen Patienten eine vollständige Genesung ... bei Asthma bronchiale und Bronchitis erreichen wir innerhalb von max. 14 Tagen bei 75 % der

Patienten eine vollständige Genesung ... bei den restlichen immerhin noch eine spürbare Wirkung.

14. Fr. Dr.med. J. Frenkel, praktische Ärztin, Königstein:

... Ich arbeite mit beiden Systemen, also mit JET und MET nach KNOP ... mit der MET auch per Verordnung mit Erfolg ... neben dem durchdachten Therapiekonzept sind vor allem die wirtschaftlichen Gesichtspunkte hervorzuheben ... das System ist schnell amortisiert ... und erbringt auch unter dem neuen EBM - die JET sogar bei der GOÄ als Akupunktur - gute Einnahmen ... bis zu 15.000,-- Mehreinnahmen sind pro Einheit in zwei Jahren zu erzielen ... dabei werden gleichzeitig mögliche Regresse in der Höhe von ca. 34.000,-- pro zwei Jahre vermieden ... auch die Verordnung der MET als Hilfsmittel - da nicht budgetiert - ist wirtschaftlich für jede Praxis interessant ... meines Erachtens ist die optimale Ausstattung bei drei Geräten in der Praxis und ca. 10 - 20 Geräten in der Verschreibung zu sehen ... das oder die Testgeräte für die Verordnung werden von der Firma kostenlos der Praxis zur Verfügung gestellt, damit diese direkt zur Einweisung der Patienten für die Heimtherapie dienen können ... bei dem Anstieg der problematischen Krankheitszustände am Bewegungsapparat, die immerhin gemäß ICD die dritthäufigste Erkrankungsgruppe mit bisher ca. 3 Millionen Dauerschmerzpatienten darstellt, ist ein solches Konzept eigentlich wirtschaftlich für die allgemeine Praxis überlebenswichtig ... wir müssen mehr denn je hochqualitative Leistungen in der eigenen Praxis erbringen und nicht weiter nur Medikamente verschreiben oder einfach überweisen ... eine Alternative ist auf jeden Fall die Nutzung einer preiswerten und schnell wirksamen Elektromedizin, die innerhalb von 3 - 6 Behandlungen hochsignifikante Erfolge bringt und sich somit gerade heute "rechnet" ...mit der MET und der JET ist das eindeutig möglich.

Kapitel 3

Das 1. M.E.M.-Treffen 1992 in Aschau

Fachliche Leitung:
Priv.-Doz. Dr.med. Peter KRÖLING
Leitthema:
Grundsätzliche Einordnung der MET

Die Teilnehmer in Aschau konnten ihre positiven Erfahrungen aus mehr als 1 1/2 Jahren Arbeit mit der MET austauschen und Forschungsansätze diskutieren, mit deren Hilfe die klinische Relevanz wie auch die physiologische Wirkungsweise der MET derzeit untersucht wird bzw. auch weiterhin untersucht werden soll.

**Es wurden eine Experimentalstudie
sowie drei Screening-Studien vorgestellt**

Univ.-Doz. Dr.med.habil. A. LANGE,
Leitender Arzt der Abteilung für Physiotherapie
an der Medizinischen Akademie Carl Gustav Carus der Universität Dresden
Ergebnisse im Rahmen eines vergleichenden, experimentellen Muskelmodells über die Kraftentfaltung bei bestimmten Strömen und Modulationseinstellungen

Zur muskelstimulierenden Wirkung von Mittelfrequenzströmen am M. quadriceps femoris wurden an gesunden Probanden Untersuchungen durchgeführt, und zwar wurde dabei die durchschnittliche Kraftentfaltung unter Elektrostimulation mit der normalen Willkürkraft von Gesunden verglichen. Die normale Willkürkraft wurde als 100 % angenommen.
Verglichen wurden 7 Mittelfrequenzstromformen verschiedener Parameter der so genannten russischen Stimulation (GALVA-4), ferner 5 Interferenzstromformen (STEREODYNATOR) sowie 10 amplitudenmodulierte Stromformen der MET (LIKON als Vorläufer des jetzigen AmpliMed).
Zuerst wurden pro Stromart die optimalen Parameter ermittelt.
Danach wurden die Stromformen im Vergleich gegen die normale Willkürkraft im Drehmoment-Mess-System gemessen. Dabei stellte sich heraus, dass die amplitudenmodulierten Mittelfrequenzströme (MET), die das AmpliMed beinhaltet, den zweifelsfrei stärksten muskelstimulierenden Effekt entfalteten; und zwar im Mittel 22 % der Willkürkraft der gesunden Probanden (in Einzelfällen sogar bis zu 30 %). Demgegenüber erreichten die Interferenzströme im Mittel nur 5 % (maximal 7 %) der Willkürkraft, und die Mittelfrequenzstimulation im Mittel 12 % (im Einzelfall 15 %) der maximalen Willkürkraft.

Die Werte zeigen sich im Mittel wie folgt und zeigen zweifelsfrei die signifikant starke Muskelwirkung der MET:

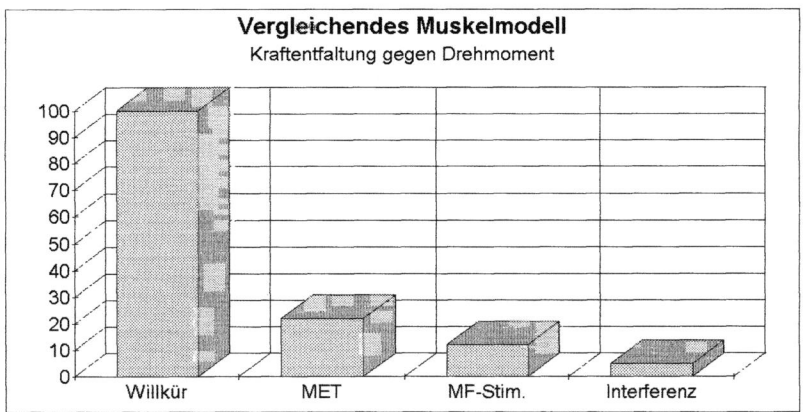

Vergleichendes Muskelmodell
Kraftentfaltung gegen Drehmoment

Willkür — MET — MF-Stim. — Interferenz

Abbildung 7

Ein weiteres interessantes Ergebnis dieser experimentellen Untersuchung zeigt, dass im Bereich der MET-Muskelstimulation, bei Zumischung einer niederfrequenten "Reiz"-Komponente die höchste Wirkung nicht bei 50 % Modulation, sondern bei 25 % Modulation erreicht wird, was sich mit den Untersuchungen von SENN und WYSS deckt, nach denen gerade der MF-Anteil direkt muskelwirksam ist; SENN spricht von der "provozierten reaktiven Eigenaktivität auf Muskel-Zell- und Organell-Ebene".

So hat man mit der MET im Grunde genommen die aufwändigen, aber sehr bewährten Mittelfrequenztherapien des Amplipuls und des Wymoton praktisch kombiniert und dabei außergewöhnlich mobil gestaltet. Die Summe dieser beiden MF-Modelle ist bei MET aber noch mehr als nur die Summe, da erstmals mehrere Strommuster gleichzeitig (=synchron) zur Verfügung stehen und individuell gemischt werden können.

Priv.-Doz. Dr.med.habil. P. KRÖLING,
ltd. Oberarzt der Klinik für Physikalische Medizin im Klinikum Großhadern der LM-Universität München:
Erste Ergebnisse eines experimentellen Schmerzmodels im Rahmen einer Voruntersuchung mit der MET

Es wurde im Zuge einer Voruntersuchung versucht zu eruieren, inwieweit die MET als Mittelfrequenztherapie im Experiment schmerzlindernde Eigenschaften hat, die herkömmlich der Mittelfrequenztherapie eigentlich nur sekundär zugesprochen werden. Bisher gilt die Mittelfrequenztherapie grundsätzlich als stärkste muskelaktivierende Stromform.

Dazu wurde die MET im Schmerzmodell untersucht, und zwar sollte die Anhebung der Schmerzschwelle ermittelt werden; sowohl pro Behandlung, als auch am Ende einer Behandlungsserie; im Vergleich zu einer herkömmlichen Schmerztherapie mit Reizstrom:

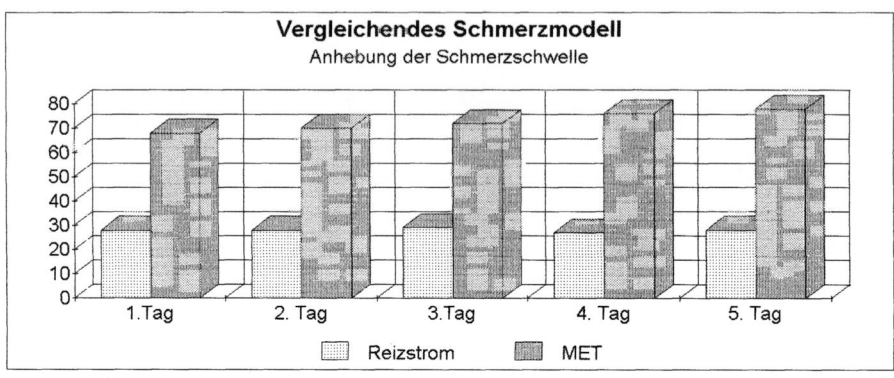

Abbildung 8

Es zeigte sich eindeutig der Trend, wonach die Schmerzschwelle auf bis zum doppelten der erwarteten Werte (Reizstrom als Vergleichsmessung = herkömmlich erwartete Werte) angehoben wird und dass eine Behandlungsserie zu einer sich kumulierenden Grundanhebung führt. Diese Untersuchung zeigte experimentell, dass die MET zu einer Schmerzschwellenanhebung um weit mehr als 1 Kp führt. Es ist also zweifelsfrei zu ersehen, dass die Mittelfrequenztherapie in Form der MET hochsignifikant schmerzwirksam ist. Außerdem decken sich die experimentellen Ergebnisse mit denen aus der Krankengymnastik, wonach eine kumulierende Schmerzlinderung in praxi dargestellt wurde. Weitere Untersuchungen in einem Vergleichsmodell gegen Placebo werden vorbereitet.

Dr.med. A. VANNAHME,
ltd. Oberarzt der Klinik für Physikalische Medizin im Klinikum Innenstadt der LM-Universität München,
Erste klinische Erfahrungen mit 50 ausbehandelten Patienten (in der Folge waren es rund 350)

Es wurden im Rahmen einer Screening-Untersuchung die MET im klinischen Alltag einer Ambulanz 50 ausgewählte, ausbehandelte Patienten mit der MET-Mittelfrequenztherapie im Laufe von drei Monaten behandelt. Bemerkenswert war, dass es keinen wirklichen Therapieversager der Wirkungsrichtung gab, der eigentlich durchaus erwartet werden kann. Wenn diese Therapie physiologisch richtig angewendet wird, so sind hochsignifikante Erfolge regelmäßig zu erreichen; wobei die Schwerpunkte der Erfolge sich auf ganz besondere Schmerzproblematiken beschränkten: Myofasciale Schmerzsyndrome, Schmerzen bei kombinierten weichteilrheumatischen Prozessen und so genannte Fibromyalgien.

Ideal gelöst ist die Kombination der MET sowohl als Gerät für die Ambulanz und gleichzeitig so bedienerfreundlich aufgebaut, dass es sich auch hervorragend für die Verschreibung als Heimgerät eignet.

Die Studie ergab folgende Ergebnisse, die sich mit den experimentellen Erkenntnissen von KRÖLING decken und belegen, dass die außergewöhnlichen klinischen Wirkungen auch experimentell darstellbar sind:

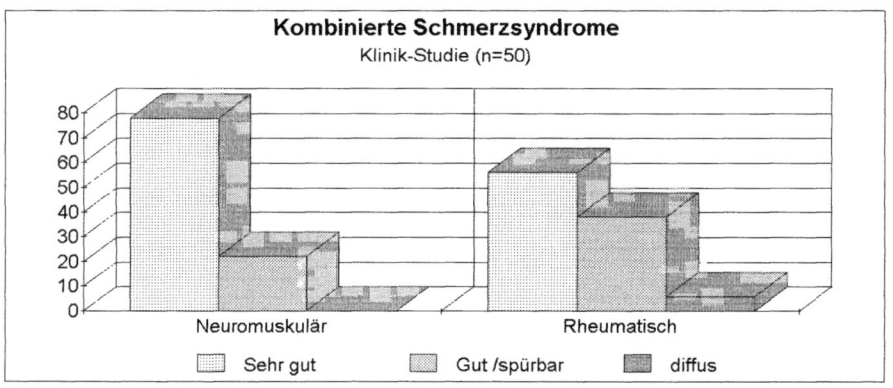

Abbildung 9

Dr.med. B. ZIMMERMANN
Internist und Arzt für physikalische Medizin von der Schmerzambulanz des Klinikums Großhadern der LM-Universität München
Repräsentative Pilotstudie mit 11 ausbehandelten Patienten in der Schmerzambulanz

Diese Studie sollte die Einsatzbreite der MET in der täglichen Schmerzambulanz skizzieren. Es wurden dazu repräsentativ 11 ausbehandelte Patienten der Schmerzambulanz ausgewählt und mit MET im Rahmen einer dreimonatigen Screening-Studie behandelt. Von diesen Patienten hatten 9 eine sehr gute bis gute Schmerzbefreiung, und nur bei 2 Patienten zeigte sich keine sicher zu bewertende Wirkung. Alle Patienten hatten vorher alle gängigen Therapieversuche einer Universitätsschmerzambulanz erfolglos durchlaufen.

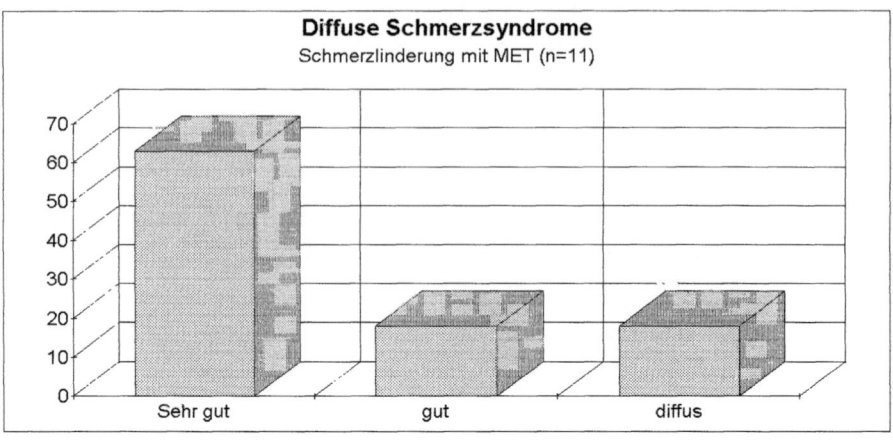

Abbildung 10

Neben der Hauptgruppe mit kombinierten Schmerzsyndromen am Bewegungsapparat waren auch zwei Patienten mit Migräne dabei - diese Patienten hatten die weniger überzeugende Wirkung gezeigt - daher lässt sich ableiten, dass die MET ein hervorragend wirksames System für die komplizierten und kombinierten Prozesse am Bewegungsapparat darstellt.

Wichtig hier war, dass es sich bei der Patientenauswahl genau um die Verteilung handelte, die täglich in den Schmerzambulanzen anzutreffen ist.

Hr. **Dieter WAIBLER,**
Lt. Sportphysiotherapeut, Bundestrainer der Schwerathleten und Vize-Weltmeister im Gewichtheben, AC Bajuwaren- Sport- und Trainings-Center, München
Experimentelle Studie zur Kraftsteigerung bei Hochleistungssportlern

Im Rahmen einer experimentellen Untersuchung wurde gezeigt, dass die MET während einer Serie von 5 Behandlungen bei austrainierten Schwerathleten hochsignifikant eine Steigerung der Ausdauer um 20 % erreicht.

Die Hochleistungssportler (Gewichtheber) waren alle auf höchstem Niveau trainiert. Die untersuchte Gruppe wurde nun zusätzlich mit MET behandelt. Die Untersuchungen wurden im Drehmoment-System durchgeführt.

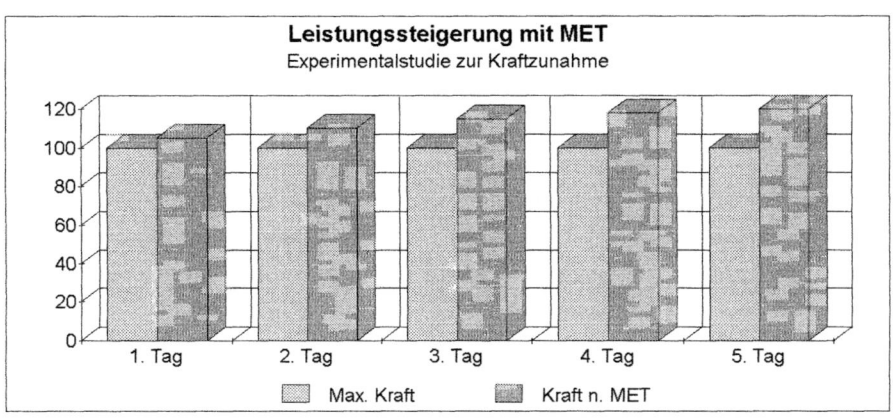

Leistungssteigerung mit MET
Experimentalstudie zur Kraftzunahme

1. Tag   2. Tag   3. Tag   4. Tag   5. Tag

▨ Max. Kraft   ▨ Kraft n. MET

Abbildung 11

Dies wurde als Durchbruch im Bereich der Ausdauer- und Leistungssteigerung bezeichnet, da dieses Ergebnis - auch in Verbindung mit den Ergebnissen der Kraftentfaltung durch LANGE - wichtige Aspekte in der Sportmedizin, in der Reha-Behandlung und in der Atrophie-Prophylaxe aufzeigt.

Weiterhin zeigte WAIBLER die Reinheit des Signals und verglich die Signale an der Haut mit denen, die direkt aus dem Gerät kommen. Hierdurch wurde ersichtlich, dass die MET sich besonders durch eine offensichtlich sehr hohe Gewebswirksamkeit auszeichnet. Weitere experimentelle Untersuchungen sollen folgen, um eine weitere Optimierung zu erhalten. Zweifelsfrei kann aber schon jetzt gesagt werden, dass die MET die "Maschine" für den Sport ist.

Ulrich KNOP, Ph.D.
Medizin-Bioniker, Klinik-Informatiker,
KNOP-Institut für medizin. Bionik, Obing
Besonderheiten der MET und geplante Weiterentwicklungen sowie Vorstellung von weiteren Studienergebnissen

Es wurde grundsätzlich die Wirkungsweise der MET aufgezeigt und gleichzeitig auch die Lage der ähnlichen Geräte aus dem Osten (RS 24) und dem Westen (Wymoton). Die Abgrenzungen und die eindeutigen Vorzüge der MET gegenüber den beiden anderen Verfahren wurden eingehend vorgestellt (siehe 1. Bericht zur Mittelfrequenz).

In den Jahren 1991 und 1992 wurde vom M.E.M. Arbeitskreis eine große Multizenter-Studie durch KNOP durchgeführt, an der Bundeswehrkrankenhäuser, Reha-Kliniken, Sport-Institute, Polizei-Sanitätsbereiche und Fachpraxen beteiligt waren. Insgesamt wurden so 861 Patienten mit multiplen Schmerzsyndromen erfasst, die hinsichtlich der Hauptindikationen in drei Gruppen geteilt

41

wurden: 1. Neuralgien und Neuritiden neuromusklären Typs, 2. Gelenk- und Muskelerkrankungen des rheumatischen Formenkreises (incl. Arthrose) sowie 3. Traumata und Weichteilödeme.

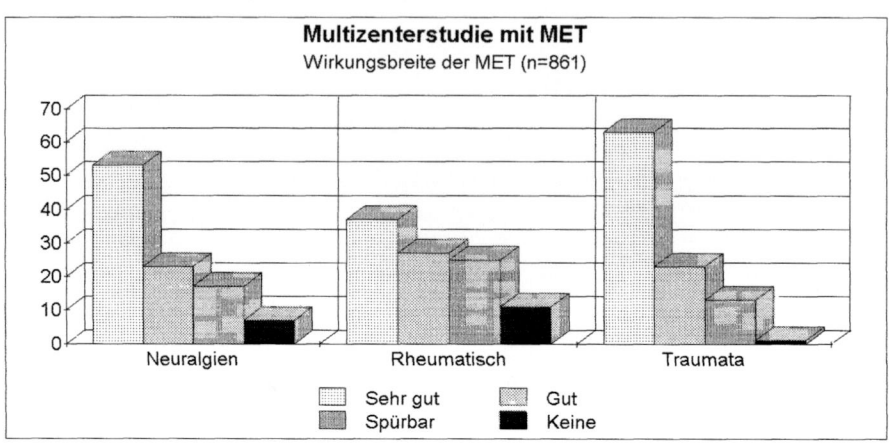

Abbildung 12

Die Versagerquote zeigt immer wieder das gleiche Bild: 1. reine periphere Neuralgien und 2. destruktive Formen der Arthrose bieten aufgrund ihrer speziellen pathologischen Gegebenheiten nicht immer optimal den Zugriff für Elektrotherapien - auch nicht für die MET. Besonders aber zeigt sich die hochsignifikante Wirkung im Bereich der Traumata, woraus zwangsfrei die hohe Gewebswirkung hergeleitet werden kann. Dies schlägt sich in einer echten Heilungsbeschleunigung nieder. Es handelt sich also de facto um echte "Heilstrom"-Wirkungen; weshalb auch diese neue Stromform gezielt als "Heilstrom" zukünftig bezeichnet werden soll.

Parallel zu WAIBLER wurde auch im Institut die Gewebsausbreitung der Signale eruiert. Hierzu wurde ein Versuchsaufbau erstellt, der die Ausgangssignale der MET und zum Vergleich von einem Hochvolt-System direkt an der Elektrode und in der Folge jeweils die Signale an der Hautoberfläche zwischen den Elektroden medial und sodann auch distal zu den Elektroden abtastete.
Als Auswertungsgröße wurde der Dämpfungs- bzw. Zerreißungsgrad der Signal-Formen miteinander verglichen und rechnerisch in Prozent bezogen auf das Sendesignal ausgewertet.

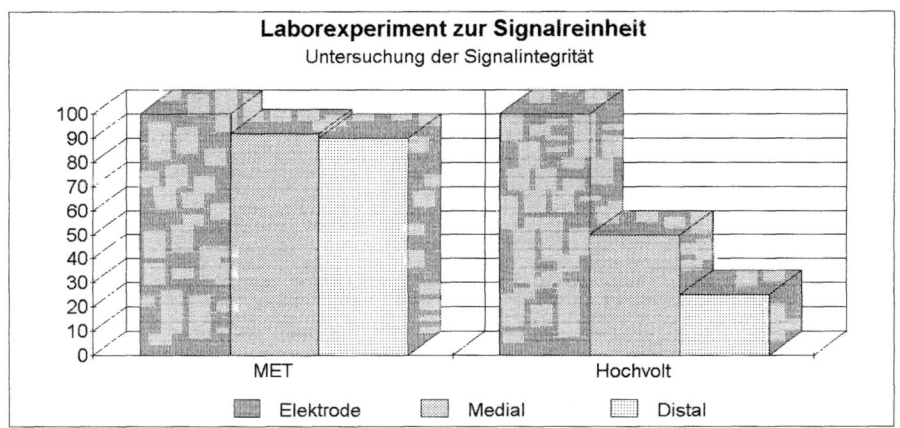

Laborexperiment zur Signalreinheit
Untersuchung der Signalintegrität

MET   Hochvolt

▨ Elektrode   ▨ Medial   ▨ Distal

Abbildung 13

Das Ergebnis zeigt zweifelsfrei die hochsignifikant bessere Signalintegrität der MET-Ströme gegenüber den herkömmlichen Hochvolt-/Reizströmen (wozu auch TENS zählt). Hierdurch ist die Mächtigkeit der strominduzierten Wirkungen der MET in der Tiefe des Gewebes erklärbar.

Außerdem wurden die von Teilnehmern des Arbeitskreises initiierten und gewünschten Weiter-Entwicklungen (AmpliMed), wie das neue Reglerfeld (mit KRÖLING), die Blanko-Behandlungskarte (mit VANNAHME und SCHLETT), die Therapiekarten (mit LANGE), die Möglichkeit der "aktivierten Injektion" (mit GLEDITSCH, HAMMER und JOHN) und die Patientenversion (mit VANNAHME) vorgestellt und diskutiert. Das neue Reglerfeld für die MET sieht jetzt so aus und ordnet die Reglerfunktionen selbsterklärend, wie KRÖLING das vorgeschlagen hat:

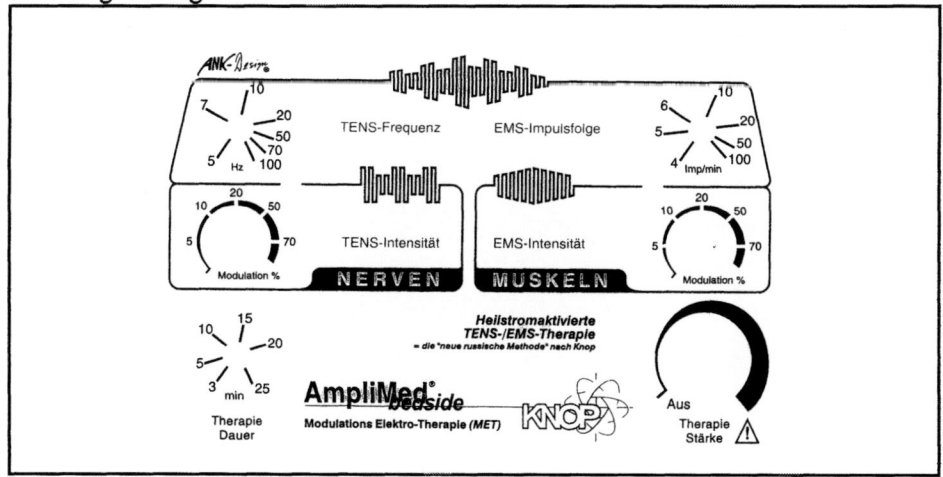

Die neuen Therapiekarten, sowohl für die Praxisversion (nach dem Vorschlag von LANGE) und der Heimtherapieversion (nach dem Vorschlag von VANNAHME und SCHLETT) wurden umgesetzt und zeigten sich als außergewöhnlich effektiv bei der Wahl der Parameter und auch in der Heimverordnung und Einweisung des Patienten. Diese Karten wurden durch KNOP patentrechtlich geschützt.

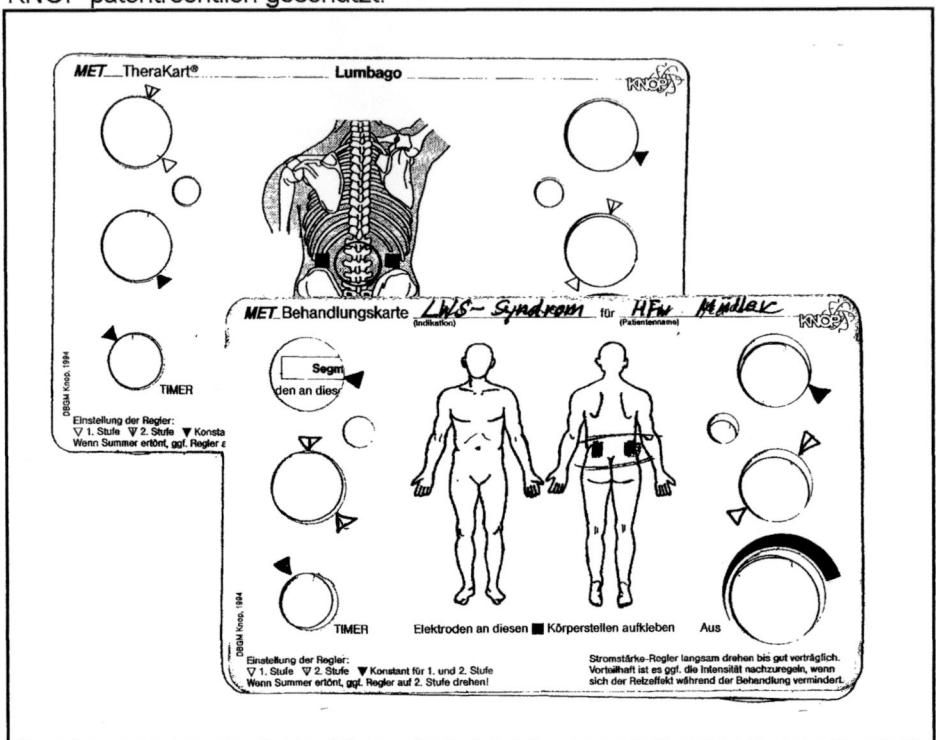

Weiterhin wurden Erfahrungen aus der Praxis beleuchtet

Frau **Dr.sc.med. R. SCHWANITZ**, ehemalige lt. OÄ vom Olympiastützpunkt Rostock, zeigte die Vorteile der MET im Sportbereich. Besondere Erfolge berichtete sie bei Ansatz auf den Akupunkturpunkten. Die MET sei jedoch immer nur ein Teil einer gesamten Behandlung. Die Allein-Behandlung mit MET sehe sie nicht als ratsam an.

PHM **REINBRECHT** vom Medizinischen Dienst der VI. Bayerischen Bereitschaftspolizei in Dachau, Leitung: Med.-Dir. Dr.med. GLOGGER, berichtete über die Erfahrungen in der allgemeinmedizinischen Praxis und unterstrich, dass das MET-System mittlerweile alle anderen Geräte entbehrlich gemacht habe, da man mit der MET fast alle elektrotherapeutisch relevanten Krankheitsbilder sicher und schnell beherrschen könne. Dies sei besonders bemerkenswert, da die Polizei-Sanitätsambulanzen ein breites Spektrum an Erkrankungen behandeln müssen; vordergründig auch viele Überlastungssyndrome. Insgesamt sei die MET die "Maschine für das Allgemeine" und permanent im Einsatz. Die Mobilität sei ein weiterer Plus-Punkt, da man so mehrere Geräte in einer Praxis nutzen, ja sie sogar mit zu Einsätzen mitnehmen könne. Besondere Erfolge habe man, wenn man Patienten gleichzeitig mit Fango behandele; also die Elektroden auf die Packung lege und darauf den Patienten. Es soll jetzt eine Ambulanzstudie durchgeführt werden, die auf der kommenden Tagung vorgestellt werde.

Fr. **GOLLA,** Cheftherapeutin der Praxis Montag und Mauerer, München, berichtete über die schnellen Erfolge mit der MET im akuten Sportgeschehen, hatte aber auch kritische Anmerkungen bezüglich des nur einen zur Verfügung stehenden Ausgangskanals. Hier müsste möglichst Abhilfe geschaffen werden. Insgesamt sei aber die MET gerade bei Lumboischialgien das Mittel-der-ersten Wahl geworden. Wenn man vor MET i.d.R. 60 % Erfolg gehabt habe, so sei mit der MET der Erfolg auf über 90 % gestiegen; und das sei "fast unglaublich". Das System würde jetzt zukünftig auch gezielt zur Betreuung der Spitzensportler des DLV eingesetzt, da es sich hervorragend als Handgepäck überall mit hinnehmen lasse. Besonders die Olympia- und Nationalmannschaften in den Trainingslagern würden davon profitieren.

Dr.med. S. SCHLETT, Arzt und Apotheker, Klösterl-Apotheke, München, berichtete schließlich über die Verschreibungspraxis und erklärte, dass bei der derzeitigen Miethöhe von 295,-- DM in der Regel keine Probleme bei den Kostenträgern bestehen würden, da kein vergleichbares Verfahren auf dem Markt vorhanden sei und eine Alternative für die Kassen nur in Klinik-Aufenthalt oder einer ebenso teuren Dauermedikation mit Schmerzmitteln liege. Er erklärte weiterhin, dass man die MET den Apotheken erstmal leihweise überlassen solle, damit sie eine gute Verschreibungszahl erreichen und in der Folge diese Geräte auch kaufen könnten. Eine sofortige Erstehung von 10 oder 20 Geräten sei eine zu große Kapitalbindung und werde sich selten sofort durchsetzen lassen. Den verschreibenden Ärzten oder Kliniken sollte man ggf. entsprechende Geräte kostenlos ins Depot geben.

Anschließend gab es noch eine rege Diskussion über die praktischen Ansätze und über weiterführende Studien und Untersuchungen. Es wurde beschlossen, die MET intensiv weiter zu verfolgen, da sie offensichtlich eine Therapie "der Zukunft" darstellen wird. KNOP wurde beauftragt, alle angesprochenen Details zu prüfen und möglichst zu realisieren bzw. auch gerätetechnisch umzusetzen.

Kapitel 4

Elektrotherapie im Mittelfrequenzbereich bei chronischem Asthma bronchiale mit der amplimodularen Injektions-Heilstromtherapie (JET)

Experimentelle Untersuchungen
zur Beeinflussung funktioneller und physiologischer Parameter

Von Ulrich Knop, Ph.D., Medizin-Bioniker und Klinik-Informatiker
KNOP Institut für medizinische Bionik,
Obing

Ärztliche Betreuung:
Dr.med. Martina Röhler, HNO-Ärztin,
München

Wir untersuchten im Jahresverlauf 1993 die Injektions-Elektro-Therapie (JET) im Rahmen einer Voruntersuchung hinsichtlich der Wirksamkeit auf multiple Mechanismen, die in Form von Schleimhautirritationen und obstruktiven Regelkreisen gerade beim chronischen Asthma bronchiale festzustellen sind.

Im Rahmen dieser Untersuchung verwendeten wir das AmpliMed®*punktur* (JET) für die Therapie an Akupunkturpunkten und dies in Kombination mit den antihomotoxischen Präparaten der Firma -Heel, Baden-Baden.

Die Einzel-Studie wurde auf drei Monate projektiert und umfasste 13 Behandlungstage innerhalb von vier Wochen sowie einen zwei-monatigen Nachbeobachtungszeitraum.

Als Messparameter für den Therapieverlauf wählten wir zwei Gruppen aus:

1. funktionelle Parameter
   Atemfrequenz
   Puls-/Atem-Quotient
   Peak-Flow-Test

2. physiologische Parameter
   Grundumsatz n. Read
   pH-Wert im frischen Harn
   Haut-Leitwert
   Trinkmenge pro Tag

Um die Tests regelmäßig, d.h. täglich durchführen zu können und auch die Therapie stets im richtigen Zeitraum anzusetzen, wurden die Patienten für die vier Wochen im Institut einquartiert.

Als Patientin wurde uns eine 26-jährige junge Frau vorgestellt, die seit ihrem 3. Lebensjahr an chronischem Asthma bronchiale leidet. Alle bisherigen Therapieversuche hatten sich wenig befriedigend gezeigt. Die Frau war weitgehend psychologisch stabil und hatte auch keinerlei Depressionen oder Tendenzen in Richtung Borderline-Syndromatiken.

Die Patientin wurde an 13 Tagen mit der JET behandelt, strikt nach unserer Therapiekarte (TheraKart®) 'Asthma bronchiale':

Fernpunkte:	Lu 1 und Lu 5
Nahpunkte:	KG 17, M 13, N 27
Zustimmer:	B 12 und B 13
Ampullen:	Mucosa compositum
	Drosera Homaccord

Die Punkte wurden gleichfalls links und rechts jeweils 10 sec durchströmt und in der Folge wurde ca. 0,5 ml des Mischpräparates infiltriert.

Die Messungen wurden morgens und abends vorgenommen:

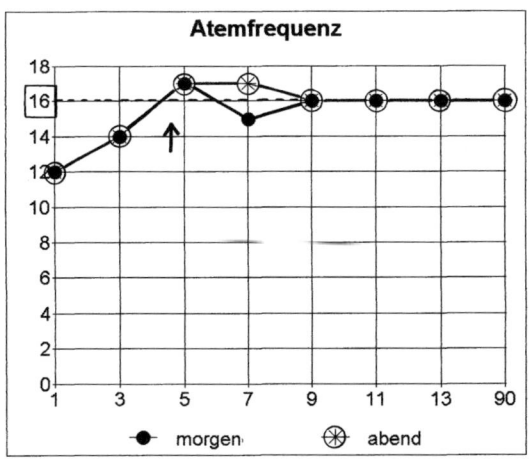

Abbildung 14

Hier wird die Atmungsfrequenz (Atemzüge/min) dargestellt, die auch für die funktionelle Entlastung der Atemwege aussagekräftig ist.

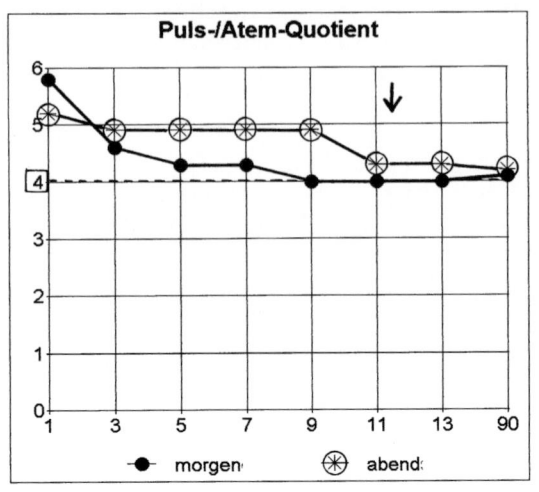

Abbildung 15

Der Puls-/Atem-Quotient (P/A) zeigt die kardio-pulmonale Regelgüte und ist für das funktionelle Zusammenspiel der Sauerstoff-Versorgung aussagekräftig.

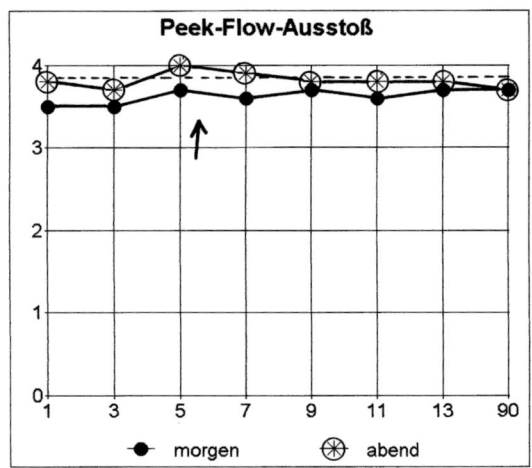

Abbildung16

Der Peek-Flow (ltr./min) zeigt die broncho-spasmolytische Qualität der Atemwege beim Atemausstoss.

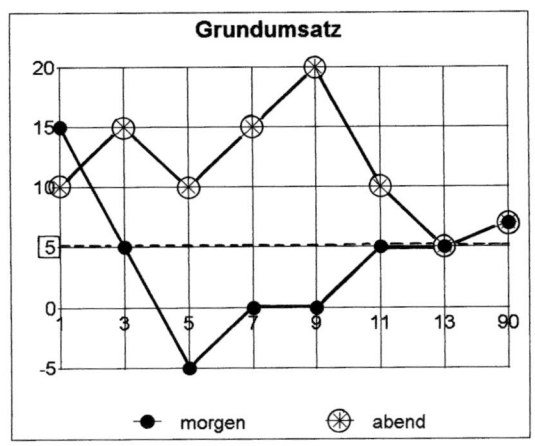

Abbildung 17

Der Grundumsatz ist ein Maß für die Stoffwechsel-Aktivität und zeigt die biochemische Reaktivität.

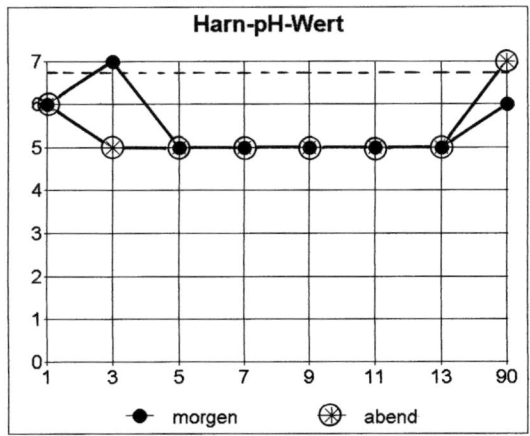

Abbildung 18

Der Harn-pH-Wert zeigt das Verhalten der Stoffeliminierung und Ausscheidungskraft bzw. -größe von Säurend- bzw. Säurekoppelungsprodukten an.

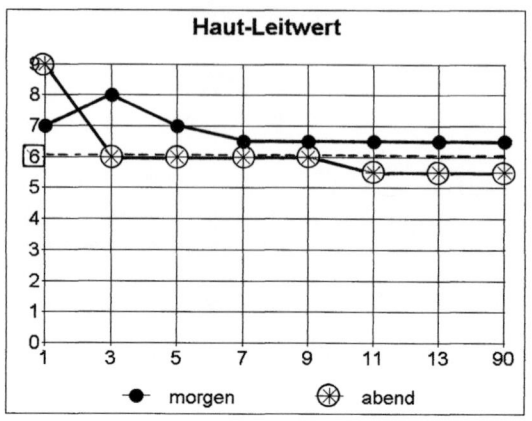

Abbildung 19

Der Hautleitwert ist ein Maß für die Gesamtstressbelastung der Regelgrößen und gibt Auskunft über das Elektrolyt- und Stresshormonverhalten.

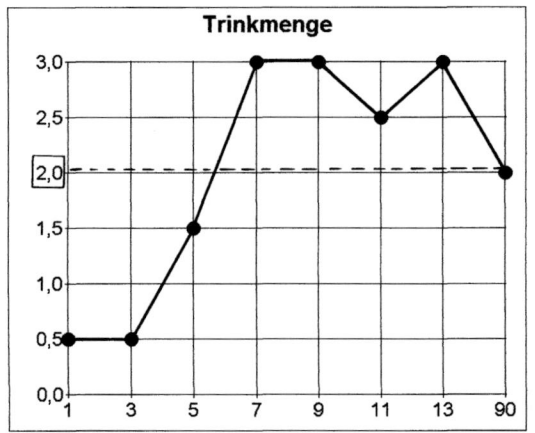

Abbildung 20

Die durstinduzierte Trinkmenge ist ein Maß für die Spülungsbereitschaft und -notwendigkeit des Organismus.

Die Studienergebnisse zeigen zweifelsfrei, dass die JET schnelle und tiefgreifende Wirkungen induziert.

Selbst bei chronifizierten Fällen ist durch diese strikt bio-logisch® aufgebaute Therapieform ein Durchbruch zu erreichen.

Ziel war es, durch mehrere Parameter die funktionellen und physiologischen Veränderungen unter der standardisierten Therapie mit JET zu dokumentieren und zu eruieren, ob diese auch ein Gesamtbild eines Wirktypen-Musters gemäß KÖTSCHAU ergeben - dies ist darstellbar.

Die JET erbringt einen hochsignifikanten Therapieerfolg und ist offensichtlich in der Lage, sicher und wirksam die obstruktiven Ventilationsstörungen mit ihren restriktiven Komponenten zu beheben, überschießende Reaktionen des broncho-motorischen Apparates und der Bronchialschleimhaut positiv zu beeinflussen, und gleichzeitig gezielt entgiftend auf den Gesamtstoffwechsel einzuwirken.

Besonders bemerkenswert ist die Tatsache, dass hier erstmals gesamte Zusammenhänge unterschiedlicher Regelkreise (Parameterkontrolle) aufgezeigt werden konnten. Eine, auf das biologische Gleichgewicht abzielende Therapie stößt unzweifelhaft gleich in mehreren Bereichen Selbstregulationsmechanismen an, die wiederum im Zusammenspiel weitere Regelkreise stimulieren. Ein biomimetisches Modell ist erkennbar und belegt.

Kapitel 5

Vergleichsstudie bei chronischem Asthma bronchiale mit der amplimodularen Injektions-Heilstromtherapie (JET)

Klinische Studie am Staatsbad zum Vergleich zweier Therapieformen mit Untersuchung klinischer Parameter

Lt. Med.-Dir. Dr.med. Oscar Hammer,
Internist, Pulmologe und Badearzt,
leitender Arzt am Hessischen Staatsbad,
Bad Nauheim

Im Rahmen einer vergleichenden Klinikstudie untersuchten wir 1993 die Ergebnisse der reinen Nadelakupunktur mit denen der Heilstrom-Pharmako-Akupunktur (Injektions-Elektro-Therapie JET) nach KNOP (AmpliMed punktur) bezüglich der therapeutischen Wirksamkeit bei einem ausgewählten Patienten-Kollektiv mit langjährigem chronischen Asthma bronchiale.

Zur Vergleichsstudie

Wir untersuchten 60 Patienten (31 Männer und 29 Frauen) mit einem mittelschweren Bronchialasthma mit
Husten, Atemnot, Brustenge, körperlicher Erschöpfung, bis 5 Asthma-Anfällen pro Woche.

Das Durchschnittsalter der Männer betrug 43,8 Jahre bei einer Durchschnittsgröße von 172,4 cm.
Das Durchschnittsalter der Frauen lag bei 40,2 Jahren bei einer Durchschnittsgröße von 162,7 cm.

Es bestand eine obstruktive und restriktive Ventilationsstörung mit Einschränkung der Vitalkapazität (Grieshaber Spirometer) und des Peak-Flow-Wertes (Roland Pulmotest).

Die Patienten litten an asthmatischen Mischformen (Allergie, Infarkt, Anstrengung, Reiz, Schutz- und Abwehrreaktion, Angst).

Der Puls-Atem-Quotient war erhöht.

Unter Regelgüte des Puls-Atem-Quotienten verstehen wir das Optimum der kardio-pulmonalen Ökonomie. Sie ist ein Maß für die einregulierte Herz- und

Atemfrequenz. Erhöhte Werte über 4,9 weisen auf eine Labilität, erniedrigte Werte unter 3,8 auf eine Starre der kardio-pulmonalen Regulation hin. Die Dauer der Erkrankung aller Patienten betrug im Mittel 11,6 Jahre.

Unser Ziel war es zu objektivieren, ob eine medikamentöse heilstromaktivierte Injektoakupunktur nach dem KNOP'schen System in der Lage ist, den therapeutischen Effekt der einfachen Akupunktur zu verstärken. Nach dem Vorgehen von KNOP und RÖHLER (Pilotstudie) führten wir unter Kurarztbedingungen bei der Hälfte der erwähnten Asthma-Patienten 3mal wöchentlich eine einfache Akupunktur und bei der anderen Hälfte der Patienten eine Heilstrom-Pharmako-Akupunktur nach KNOP durch.

Methodik

I. Zur therapeutischen Nadelung:

1. Bei der Nadelung des Lungenmeridianpunktes LU 1 ist Vorsicht geboten, da durch Verlegung der Pleura ein Pneumothorax gesetzt werden kann. Als Ausweichpunkt kann der "Meisterpunkt der Respirationsorgane" Ren 17 in Sternummitte zwischen den Brustwarzen in Höhe des 4. ICR genadelt werden. Ren Mai, Jenn Mo, Gouverneum, Konzeptionsmeridian (KG) übt eine Kontrollfunktion über die 6 Yin-Meridiane aus im Sinne einer Koordination.

2. Nadelung im Bronchial- und Lungenbereich:
Die Segmenttherapie, die Akupunkturpunkte mit einschließend, erfolgte im Bereich von C3 und C4 (mit Ren 17) sowie Th2 - Th4 vorn und hinten rechts und links, besonders Th5 und Th6 zwei Querfinger rechts und links zwischen 5. und 6. Brustwirbeldorn (Blasenmeridian 36 - 44; liegt in segmentaler Höhe von B 12, B 13 ff.).

Die Nadelung erfolgte mit Steril-Einmalnadeln mit Führungsröhrchen (Seirin) 3x wöchentlich.

II. Heilstrom-Pharmako-Akupunktur nach KNOP:

Diese Therapie aktiviert mittels einer speziellen Injektions-Elektrode vor der Applikation von Bio-Pharmaka mit amplituden-moduliertem Heilstrom physiologisch das Gewebe im Sinne einer Membranauflockerung. Sie nutzt dabei Wirkungen der Elektroakupunktur, der Injektionsakupunktur mit denen der antihomotoxischen Therapie in einer gemeinsamen, wirktypenüberlappenden, reflektorisch ausgerichteten Applikation.

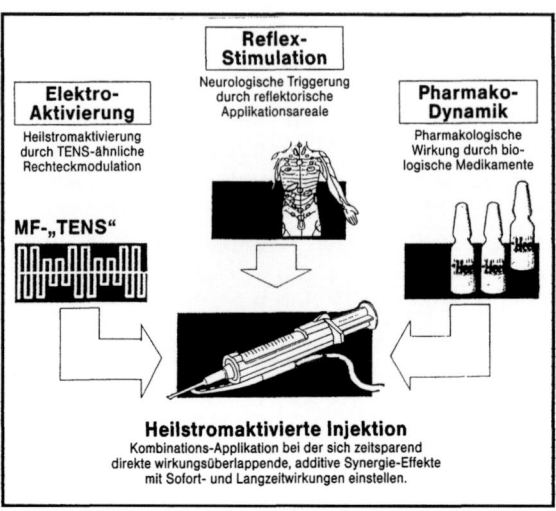

Abbildung 21

Es werden hierbei vordergründig vier Wirktypen genutzt:

1. die lokale Wirkung des amplituden-modulierten Heilstroms mit der Auflockerung der Gewebsmembranen, der physiologischen Aktivierung, der Mikromassage und der Schmerzdämpfung durch Erregungsfortleitungshemmung;

2. die systemische Wirkung des amplituden-modulierten Heilstroms mit Gate-Control-Mechanismen, die Stimulation nervaler Regulationsmechanismen auf zentraler, spinaler und vegetativer Ebene, hier besonders die deszendierende Schmerzstillung;

3. die lokale Wirkung der Biotherapeutika -Heel durch biochemische Kopplungen, symptomatisch ausgerichtete, pharmakodynamische Aktionen und substituierende Zufuhr von Metaboliten sowie

4. die systemische Wirkung der Biotherapeutika -Heel durch umstimmende Homöopathika, durch Stimulation zentraler, hormoneller Mechanismen und durch die Aktivierung der Immunmodulation sowie der Steigerung der Ausleitungsfunktionen.

Als Injektionspräparate (Pharmakoakupunktur mit Heilstrom) setzten wir nach Vorschlägen von KNOP, RÖHLER, KÖSTERMANN als Mischinjektion ein:

1. Mucosa compositum (-Heel) als 2,2 ml-Ampullen
2. Drosera-Homaccord (-Heel) als 1,1 ml-Ampullen.

Wirkungsmechanismus:
Stabilisierung der irritierten Bronchialschleimhaut und Bronchospasmolyse.

Pro Akupunktur-Punkt und Segmentzone wurden 0,2 - 0,3 ml i.c. injiziert. Wie bei der einfachen Akupunktur wurden die gleichen Punkte gewählt. Hierbei wurde jedoch vor der Injektion das Areal um den Punkt jeweils 15 sek. lang mit Heilstrom über die schon liegende Kanüle vorbehandelt, um eine physiologische Aktivierung zu erzielen.

Studien-Ergebnisse

Interpretiert man die Akupunktur als eine Segment- und Reflexzonen-Therapie, so kann man aus unseren therapeutischen Ergebnissen ohne Zwang die Wirksamkeit ableiten. Unsere Ergebnisse liegen auch wesentlich über den Werten eines Suggestionseffektes, der in der Akupunktur mit ca. 25 - 30 % angegeben wird.

Dabei stellt sich die Effektivität der Heilstrom-Pharmako-Akupunktur nach KNOP mit Senkung der Atemnotfälle um 66,7 % unzweifelhaft dar und liegt im Bereich der sonst üblichen, nebenwirkungsreichen Pharmatherapie. Außerdem zeigt die Heilstrom-Pharmako-Akupunktur nach KNOP eine Verbesserung gegenüber der einfachen Nadelakupunktur um 43 % bzgl. der Senkung der Atemnotfälle, eine Verbesserung der Vitalkapazität um 18,4 % und des Peak-Flow um 25 %.

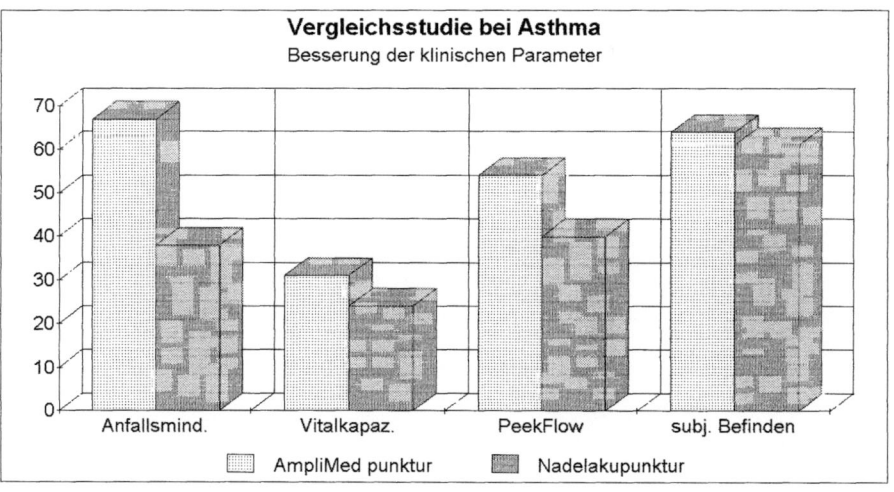

Abbildung 22

Die Heilstrom-Pharmako-Akupunktur (AmpliMed punktur) verbessert wesentlich unsere therapeutischen Möglichkeiten, da sie Methoden der Schulmedizin, wie physikalisch-medizinische Elektrotherapie und medikamentöse Therapie, aber auch Methoden der Naturheilkunde / Naturheilverfahren wie nebenwirkungsarmes Ingangsetzen von Selbstheilungs-Kräften, Eigenregulation, Adaptation (Akupunktur und Reflextherapie) einbezieht und somit eine Brücke von Hochschulmedizin zur Naturheilkunde als Ganzheitsmedizin baut.

Fazit:
Die 6-wöchige Therapie mit der AmpliMed-punktur konnte in Maß und Zahl zeigen, dass dieselbe in der Lage ist, die bronchiale Hyperaktivität unserer Asthmapatienten wirkungsvoll zu beeinflussen.
Dabei ist zu bemerken, dass die AmpliMed-punktur in der Handhabung weitaus einfacher war als die Nadelung. Gleichzeitig war diese Form auch für die Patienten sehr viel angenehmer, da statt der üblichen 15 Minuten Nadelzeit hier nur jeweils 15 Sekunden benötigt wurden. Auch der Effekt, dass da etwas geschieht, war bei der AmpliMed-punktur durch den angenehmen Stromfluss sehr viel ausgeprägter.
Insgesamt kann man der AmpliMed-punktur bescheinigen, dass sie ein sehr wertvolles Instrument und höchst wirksames Therapeutikum in der Hand des Arztes darstellt und sie letztlich die Akupunktur für alle Seiten - Arzt und Patient - erheblich schneller und angenehmer gestaltet.

Kapitel 6

Praxisstudie bei chronischen Schmerzpatienten mit der amplimodularen Injektions-Heilstromtherapie (JET)

Studie im Rahmen eines ärztlichen Qualitätssicherungs-Zirkels, um die schnelle Wirksamkeit der JET zu sichern

Dr.med. Gregor Will, Internist,
leitender Arzt des Qualitätszirkels, Köln

Im Rahmen einer kontrollierten Praxisstudie zur Qualitätssicherung wurde 1992 durch WILL et al die JET hinsichtlich ihrer Schnelligkeit und ihrer Wirksamkeit unter Praxisbedingungen untersucht. Hierzu wurden zwei unterschiedliche Indikationskreise exemplarisch definiert, um gleichfalls auf Wirktypenmuster abstellen zu können.

An der Studie waren insgesamt 131 ausgesuchte Patienten beteiligt, die aus zwei Indikationsgruppen resultierten: 1. eine Gruppe mit Migräne und 2. eine Gruppe mit LWS-Syndrom.

Therapeutisch wurde die JET gemäß Therapiekarten-Vorgabe eingesetzt und als Injektionsgut nur physiologische Kochsalz-Lösung appliziert, um jegliche Medikamentenwirkung auszuschließen.

Die Patienten der Migräne-Gruppe waren allesamt erfolglos mit klassischen Methoden vorbehandelt worden; die Patienten der LWS-Gruppe waren nicht vorbehandelt.

Die Migräne-Behandlung wurde auf 14 Tage angelegt, und danach sollte der Effekt der Therapie dokumentiert werden; die LWS-Behandlung wurde auf 1 Woche angelegt.

Es sollte einerseits die Schnelligkeit und andererseits die Vollständigkeit der Genesung untersucht werden; daher wurde der Parameter "Vollständige Genesung" eingeführt.

Die Ergebnisse zeigten sich als hochsignifikant und äußerst relevant für die tägliche Praxisarbeit:

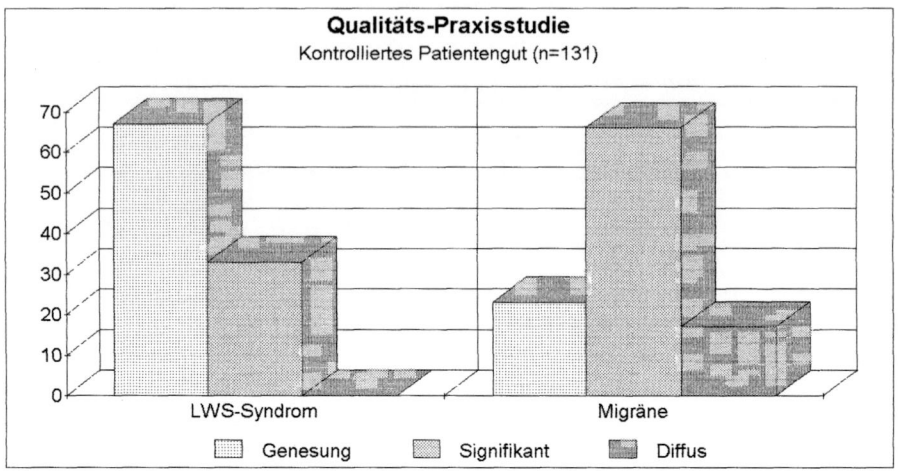

Abbildung 23

Kapitel 7

Elektrotherapie im Mittelfrequenzbereich mit der amplimodularen Heilstromtherapie (JET/MET)

Experimentelle Untersuchungen
zur Signalreinheit und Gewebsdurchdringung

Von Ulrich Knop, Ph.D., Medizin-Bioniker und Klinik-Informatiker
KNOP Institut für medizinische Bionik,
Dittelsheim-Heßloch

In den Jahren 1995 und 1996 untersuchten wir im Rahmen unseres Institutes die Modulierte Mittelfrequenztherapie als amplimodulare Heilstromtherapie (JET/MET) mit dem Ziel, die Signalqualität und die Gewebsdurchdringung zu eruieren, da uns bei dieser Stromform eine sehr gute Wirkung im Sinne einer Heilungsbeschleunigung auffiel und gleichfalls a. G. der Studie von HAMMER eine hochsignifikant verbesserte Akupunktur-Applikation dargestellt wurde.

Die experimentellen Untersuchungen wurden z.T. in unserem Institut und z.T. im Medizingeräte-Prüflabor des TÜV Südwest durchgeführt.

Als Referenzgerät bedienten wir uns hierbei der neuen, deutschen Variante der MET-Geräte (AmpliMed®synchro) und nicht dem älteren asiatischen Gerät aus Singapur (LIKON), das auch nicht mehr produziert wird. Wir taten dies, da in dem neuen System die Veränderungen und Verbesserungen technisch realisiert wurden, die vom M.E.T.-Arbeitskreis 1992 in Aschau an der asiatischen Variante bemängelt worden waren. Im Einzelnen: Es wurde das Gewicht von 1,5 kg auf ca. 900 g gesenkt, die Abmessungen wurden kleiner, die Therapiekarten wurden med.-wiss. Bedürfnissen angepasst, das Bedienerfeld wurde logisch und selbsterklärend geordnet, die Akkustärke wurde auf 2,6 A/h verdoppelt, die Modulationsgrade wurden von 50 auf 75 % wirksam erhöht, die nutzbare Therapiezeit wurde mit 9 Stunden fast verdreifacht, die Frequenz- und Impulsfolgen wurden exakter gestaltet und den medizinischen Bedürfnissen angepasst, die Trägerfrequenz wurde auf 2,0 kHz fest eingestellt und letztlich wurde eine hohe Signalreinheit durch digitale Gestaltung des Trägersignals, selbst unter Belastung, erreicht, und das bei einem außergewöhnlich hohen Wirkungsgrad der Elektronik.

In der Folge werden unsere Untersuchungen und Ergebnisse beschrieben.

1. Grundlagen und Fragestellung

Neben den grundlegenden, bekannten Effekten des Mittelfrequenzstromes ist es denkbar, diesen als Trägerwelle für bestimmte andere Signalformen zu nutzen, wie es auch beim UKW-HiFi den Durchbruch zu einer neuen, besseren Qualität brachte. Das effektivste Vorgehen hierbei ist die Verwendung von elektro-physikalisch definierten Modifikationen zur Modulation der Trägerwelle.

Es sind verschiedene Möglichkeiten denkbar, um den mittelfrequenten Wechselstrom in seiner Intensität und Qualität zu modifizieren: Neben der Frequenzmodulation (Interferenzstrom) und der Phasenmodulation (Drehstrom) wird bei der MET die Amplitudenmodulation eingesetzt.

Amplitudenmodulation

Das Prinzip besteht darin, einen mittelfrequenten Wechselstrom in der Amplitude so zu verändern, dass seine Intensität ständig zu- und wieder abnimmt und zwar im Rhythmus und in der Form einer niederfrequenten (1/sec) bzw. niedrigstfrequenten (1/min) Impulsfolge. Es entsteht dadurch eine Mittelfrequenz-Impuls-"Reizung" im Takt der niederfrequenteren Impulskomponenten - es entstehen also "Hüllkurven", die das MF-Trägersignal periodisch modifizieren. Auf diese Weise kann eine Adaptation des Gewebes und der damit verbundene Wirkungsverlust (z.B. wie bei TENS) vermieden werden, der unweigerlich eintreten würde, wenn der MF-Strom nur mit konstanter Intensität fließen würde.

So haben wir hier eine niederfrequente Rechteckmodulation, die TENS-ähnliche Effekte ermöglicht und eine niedrigstfrequente trapezförmige Schwellmodulation, die EMS-ähnliche Effekte ermöglicht in Form von frei gestaltbaren Hüllkurven.

Da die MET auf Wechselstrom basiert, wird der Hautwiderstand sehr leicht überwunden. Die MET-Signale werden somit tief im gesamten durchströmten Gewebsvolumen wirksam im Gegensatz zu den nur oberflächlich und kathodenspezifischen NF-Reizstromsignalen.

Modulationen

Im Wesentlichen bietet die MET in der greifbaren Gerätekonfiguration folgende Grundfunktionen:

1. Einkreisiger, nulllinien-symmetrischer Mittelfrequenzstrom (MF) mit hochvoltähnlichem Flankenanstieg von 2 kHz, der als tiefenwirksames Trägersignal fungiert.

2. Dieser kann im Sinne eines MF-Schwellstroms (EMS-Effekt) mit 4 - 100 Schwellungen/min trapezförmig moduliert werden. Die Modulationstiefe der Schwellfrequenz (EMS-Intensität) ist zwischen 0 - 75 % einstellbar.

3. Rechteckmodulation der MF-Trägerwelle im Sinne eines niederfrequenten Reizstrom-Effektes (NF-TENS) mit Frequenzen zwischen 5 - 100 Hz. Die Modulationstiefe (TENS-Intensität) der auf die MF aufmodulierten NF-Signale sind ebenfalls zwischen 0 - 75 % einstellbar.

Außerdem sind die o.g. Komponenten aus 2.) und 3.) frei miteinander im Sinne einer Mischmodulation kombinierbar. Die Nulllinien-Symmetrie bleibt erhalten und alle Faktoren sind elektrophysiologisch einzeln wirksam.

Folgende **Fragestellung** haben wir vorgenommen und in der Folge untersucht:

1. Wie exakt sind die Frequenzen und Amplituden ?

2. Wie ist das Kurvenverhalten mit und ohne Störeinflüsse ?

3. Wie ist die Signalreinheit bei verschiedenen Abtastentfernungen am Körper ?

4. Wie ist dieses Verhalten im Vergleich zu gepulsten NF- bzw. TENS-Strömen ?

5. Wie ist die Signalreinheit über und außerhalb von Triggerpunkten ?

Um diese Fragestellungen zu klären, wurden die Punkte 1.) und 2.) im Medizingeräte-Prüflabor Mannheim des TÜV-Südwest untersucht und die Punkte 3.), 4.) und 5.) in unserem Institut dargestellt.

2. Versuchsaufbau, Durchführung und Ergebnisse

Der **Versuchsaufbau beim TÜV** entsprach den PTB-Richtlinien und denen der MedGV in der neuesten Fassung.

Es wurden folgende Einrichtungen verwendet: Le Croy-Oscilloskop 9361, Le Croy-Tastkopf PP002, Rhode und Schwarz-Frequenzgenerator SMG, Bonn Verstärker BTA 0122-500, Rhode und Schwarz-Leistungsmessgerät NAP und ein selbstaufgebautes Koppelnetzwerk nach /L-1/. Als Ausgangsstrom wurde am Versuchsgerät (AmpliMed®) 5,7 Vss eingestellt, was etwa 1/10 der maximalen Ausgangsleistung bedeutet und daher für Störeinflüsse sehr empfindlich ist.

Hierauf basierend wurden dann die Messungen vorgenommen.

zu 1.) Alle gemessenen Frequenzen waren exakt - ohne Abweichung - dargestellt worden:

- **Rechteckträgerfrequenz** von 2 kHz mit Hochvoltflankenanstieg

  - mit Impulsdauer von 0,60 msec

  - mit Scheitelspitzenspannung von max. 28 Vpp

  - mit Ausgangsstrom von max. 35 mA
  - effektiv 1,8 mA

- **Rechteckmodulation** von 5 - 100 Hz
  - mit Amplitudenmodulation von 0 - 75 %

- **Dreieckmodulation** von 4 - 100 Impulsfolgen/min
  - mit Amplitudenmodulation von 0 - 75 %

Eine nach MedGV zulässige Toleranz von bis zu 30 % bei den Amplituden zeigte sich nicht.

zu 2.) Das Kurvenverhalten wurde ohne und mit Belastung untersucht, wobei zur Belastung eine Störfrequenz von 27,12 MHz mit einer Leistung von 2,5 W auf die Ausgangselektroden z.T. gegen Erdung gegeben wurde. Als Referenzfrequenz wurde die unmodulierte Trägerfrequenz von 2 kHz eingestellt. Stromstärke wie unter 1.).

Die Messungen ergaben bei dieser Belastung eine hervorragende Stabilität der Signalform.

Die Belastungs-Messungen ergaben eine Ausgangsspannung:

---

a. Belastung auf beide Elektroden

    - Ohne Belastung: 2,64 V
    - Mit Belastung: 2,65 V;
                    Ableitstrom < 10 uA

b. Belastung auf eine Elektrode gegen Erdung

    - Ohne Belastung: 2,39 V
    - Mit Belastung: 2,42 V;
                    Ableitstrom < 25 uA

Die Abweichungen lagen so bei a.) nur 0,4 % und bei b.) nur bei 1,25 % und sind weit unter der zulässigen Toleranz von 10 %. Hervorzuheben ist, dass die Kurvenform selbst unter diesen Belastungen stabil blieb und nicht beeinflussbar war; wobei hier Amplitudenabweichungen von bis zu 30 % gemäß MedGV zulässig wären.

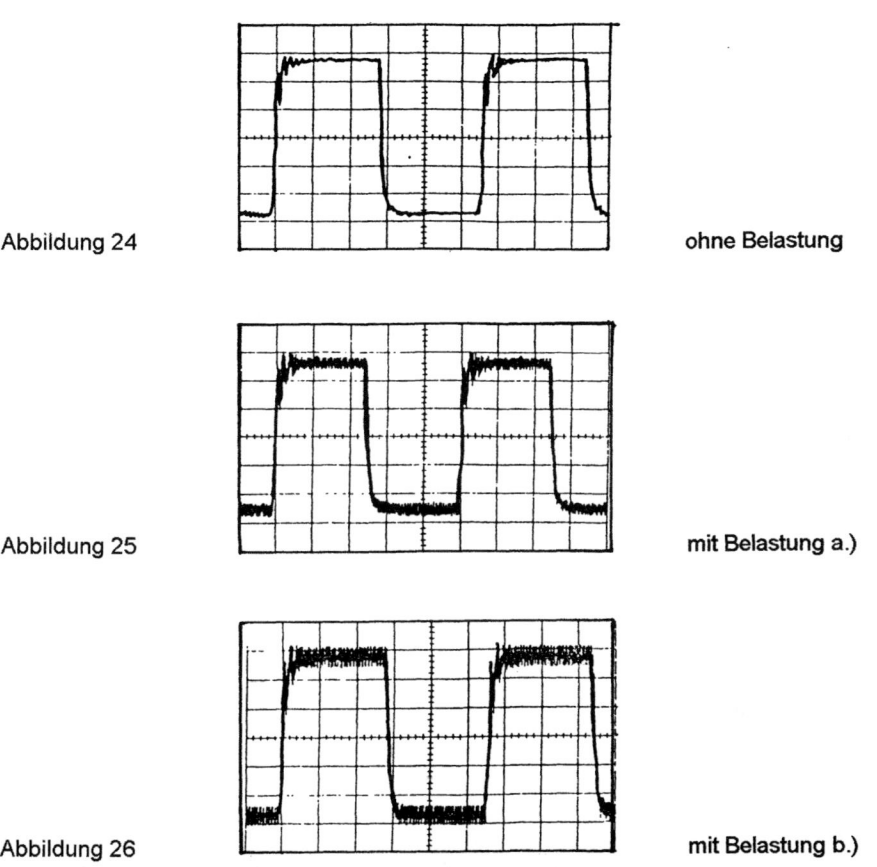

Abbildung 24   ohne Belastung

Abbildung 25   mit Belastung a.)

Abbildung 26   mit Belastung b.)

Die Exaktheit der Kurve und deren Erhaltung selbst unter Belastung hängt offensichtlich mit dem exakt aufgebauten Rechtecksignal zusammen, wobei solche Signalformen auch bei den sog. Spherics eine besondere Rolle spielen. Der Hochvoltcharakter überbrückt im Mikrosekundenbereich die Potentialschwelle der Haut und ist somit nur unwesentlich von den elektromotorischen Kräften (EMK) der Zellen zu beeinflussen oder zu beeinträchtigen. Es kommt weder zum Dämpfen, Zerreißen, Spreizen oder Verziehen der Signale, wie dies bei Sinus- und/oder sinusoidalen Kurven regelmäßig der Fall ist. Die Signalformen sind nachfolgend skizziert:

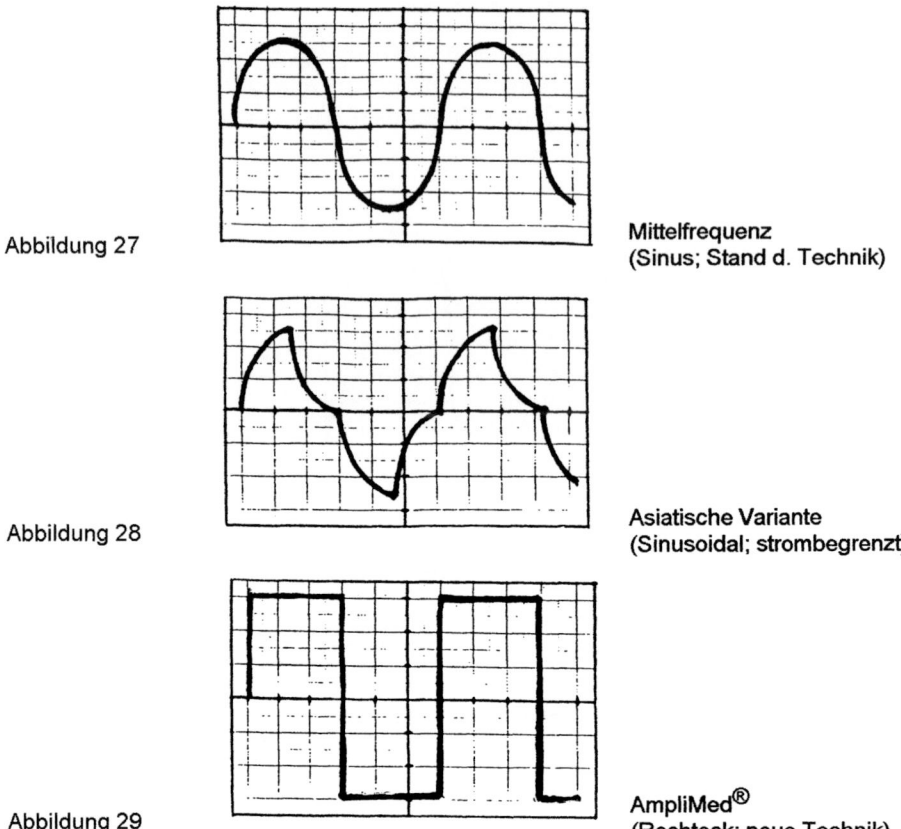

Abbildung 27

Mittelfrequenz
(Sinus; Stand d. Technik)

Abbildung 28

Asiatische Variante
(Sinusoidal; strombegrenzt)

Abbildung 29

AmpliMed®
(Rechteck; neue Technik)

Der **Versuchsaufbau im Institut** entsprach keinen Richtlinien, wurde aber gemäß einem exakten, labortechnischen Vorgehen durchgeführt. Folgende Einrichtungen wurden verwendet: Goldstar-2-Kanal-Speicher-Oszilloskop OS 9020 G, Goldstar-Tastkopf 061-459-892, ein selbstaufgebautes Koppelnetzwerk und als Vergleichsgeräte ein NF-Standard-Reizstromgerät der Fa. Perseus (Assistant) und ein Standard-TENS-Gerät der Fa. Eberle (Neurosofter).

A. Im ersten Block untersuchten wir die Signalreinheit bei verschiedenen Abtastentfernungen am Körper in Quantität und Qualität, sowohl vom AmpliMed® als auch von den beiden Vergleichsverfahren (NF-Reizstrom und TENS). Hierzu bauten wir die nachstehende Versuchsanordnung (A) auf, wobei die Abtastpunkte direkt an der Ausgangselektrode (1) mit 100 % zugrunde gelegt wurden. Die weiteren Abtastpunkte lagen davon proximal (2), distal (3) und kontralateral (4) zu diesem Referenzpunkt (1). Bei allen Verfahren wählten wir, zur besseren Darstellbarkeit, eine Nutzfrequenz von 75 Hz.

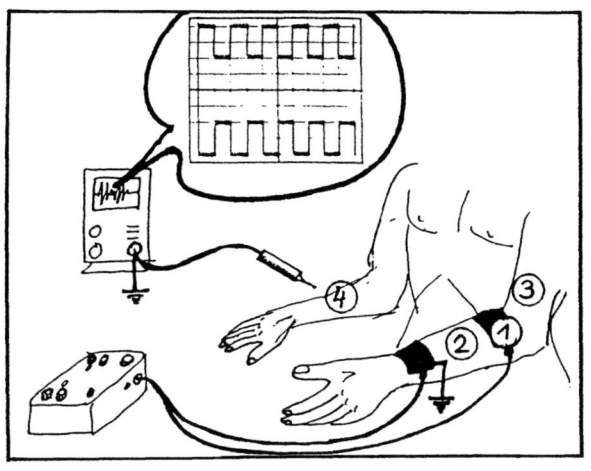

Versuchsaufbau A   Abbildung 30

zu 3.) Wir haben nun die Signalquantität in Vpp und die Signalqualität graphisch dargestellt.

I. Signalquantität in Vpp an Punkten 1 - 4:

    (1) An der Referenzelektrode
           2,1 Vpp   =   100 %

    (2) Proximal der Referenzelektrode
           1,5 Vpp   =   71 %

    (3) Distal zur Referenzelektrode
           1,4 Vpp   =   67 %

    (4) Kontralateral zur Referenzelektrode
           1,4 Vpp   =   67 %

Dies zeigt, dass die Signalquantität mit einer maximalen Differenz von 33 % kaum vermindert wird und eine hohe Ausbreitungsfähigkeit auch über hohe Distanzen darstellt.

II. Signalqualität, dargestellt an Punkten 1 - 4:

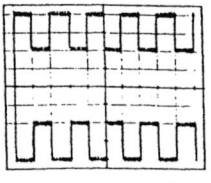

Abbildung 31 (Punkt 1)

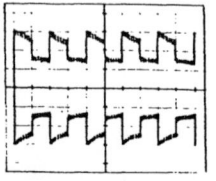

Abbildung 32 (Punkt 2)

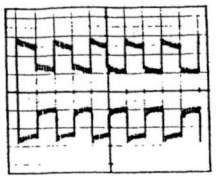

Abbildung 33 (Punkt 3)

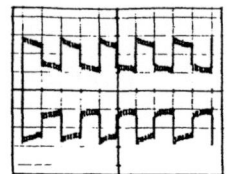

Abbildung 34 (Punkt 4)

Dies zeigt, wie schon die physikalische Untersuchung des TÜV, dass die Signale in ihrer Qualität fast nicht zu beeinträchtigen sind und ihre Wirksamkeit selbst kontralateral behalten.

zu 4.) Wir haben nun die Signalquantität für NF-Reizstrom (I/a) und für TENS (I/b) in Vpp und die Signalqualität für NF-Reizstrom (II/a) und für TENS (II/b) graphisch dargestellt.

I/a. Signalquantität, in Vpp an Punkten 1 - 4:

   (1) An der Referenzelektrode
      2,1 Vpp =   100 %

   (2) Proximal zur Referenzelektrode
      0,4 Vpp =   19 %

   (3) Distal zur Referenzelektrode
      0,3 Vpp =   14 %

   (4) Kontralateral zur Referenzelektrode
      0,1 Vpp =   5 %

Dies zeigt, dass die Signalquantität mit einer maximalen Differenz von 95 % drastisch vermindert wird und eine hohe Beeinträchtigung selbst schon bei minimalen Distanzen aufweist.

I/b. Signalquantität, in Vpp an Punkten 1 - 4:

(1) An der Referenzelektrode
   2,1 Vpp   =   100 %

(2) Proximal zur Referenzelektrode
   1,1 Vpp   =   52 %

(3) Distal zur Referenzelektrode
   0,7 Vpp   =   33 %

(4) Kontralateral zur Referenzelektrode
   0,3 Vpp   =   14 %

Dies zeigt, dass die Signalquantität mit einer maximalen Differenz von 86 % stark vermindert wird und eine hohe Beeinträchtigung selbst schon bei minimalen Distanzen aufweist.

II/a. Signalqualität, dargestellt an Punkten 1 - 4:

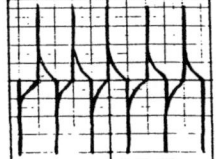

Abbildung 35 (Punkt 1)

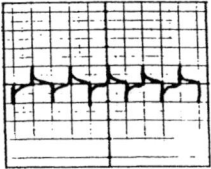

Abbildung 36 (Punkt 2)

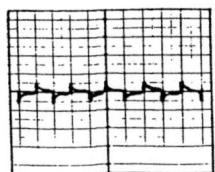

Abbildung 37 (Punkt 3)

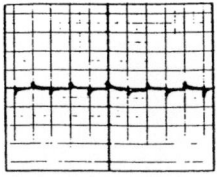

Abbildung 38 (Punkt 4)

Dies zeigt, dass auch die Signalqualität schon bei geringsten Distanzen drastisch beeinträchtigt ist und ihre Wirksamkeit kaum aufrechterhalten kann.

II/b. Signalqualität, dargestellt an Punkten 1 - 4:

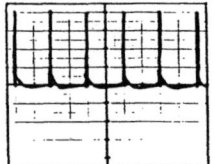

Abbildung 39 (Punkt 1)

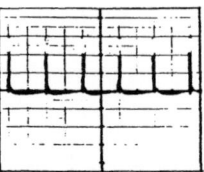

Abbildung 40 (Punkt 2)

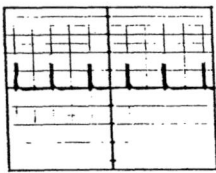

Abbildung 41 (Punkt 3)

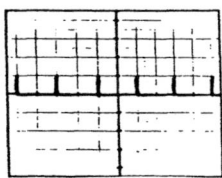

Abbildung 42 (Punkt 4)

Dies zeigt, dass auch die Signalqualität schon bei geringsten Distanzen stark beeinträchtigt ist und ihre Wirksamkeit kaum aufrechterhalten kann.

Zusammenfassend ist die Überlegenheit der AmpliMed®-Signale schon in physikalischer Hinsicht eindeutig belegt, und es lässt sich daraus zwanglos auch die physiologische Überlegenheit dieser Methode direkt herleiten - besonders die **volumenerfassende Tiefenwirkung**.

Die folgende Graphik soll die obigen Ergebnisse noch einmal im Zusammenhang darstellen:

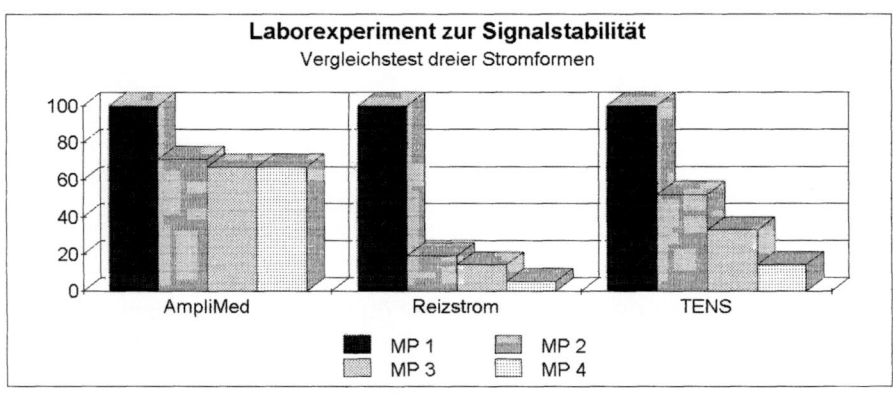

Abbildung 43

Hierbei beträgt der therapeutisch im Gewebsvolumen wirksame Strom gegenüber dem AmpliMed® (100 %) beim NF-Reizstrom nur ca. 6,25 % und beim TENS weniger als 1 %. Dadurch wird die große tiefen- und gewebsheilende Wirksamkeit des AmpliMed®-Stromes erklärbar.

B. Im zweiten Block untersuchten wir die Signalreinheit auf und außerhalb von Akupunkturpunkten, da die Arbeiten von HAMMER und HEINE die Wirksamkeit und die Physiologie der Akupunktur in ein grundlegend anderes Erklärungsfeld verlegen. Auch unsere Erfahrungen, die wir mit modulierten Diagnoseströmen bei der Puls-Ersatzdiagnose machten, motivierte uns zu dieser Untersuchung. Schon 1989 konnten wir unterschiedliche Messwerte an den Quellpunkten feststellen, im Gegensatz zu den immer noch starr angenommenen "Normalwerten" von 50 bei der Elektroakupunktur nach VOLL. Wir konnten, mit einer Abweichung von unter 5 %, einerseits die Umlauflehre und andererseits die Organuhrlehre der klassischen Akupunktur messtechnisch nachvollziehen und darstellen.

Daher war es uns wichtig, nun auch die Meridianwirksamkeit der modulierten Rechteckströme zu untersuchen. Wir bauten dazu die folgende Versuchsanordnung (B) auf, wobei wir eine Referenzfrequenz von ebenfalls 75 Hz beibehielten. Wir griffen hierbei über alle Messphasen die Signalfolge direkt an der Ableitungselektrode ab, die mit einem Schwingkreis (10 kOhm/47 nF) entkoppelt wurde. Wir schleusten den Strom proximal außerhalb des Di 4 (3) und auf dem Di 4 (2), sowie kontralateral außerhalb des Di 4 (5) und auf dem Di 4 (4) ein und ermittelten die Messresultate. An allen zusätzlich gemessenen Punkten (Di 11, KG 4, LG 19, B2, KS 7, M 36, Le 13 etc) zeigte sich das gleiche Verhalten, daher zogen wir nur den Di 4 als Referenzpunkt zur Messung heran.

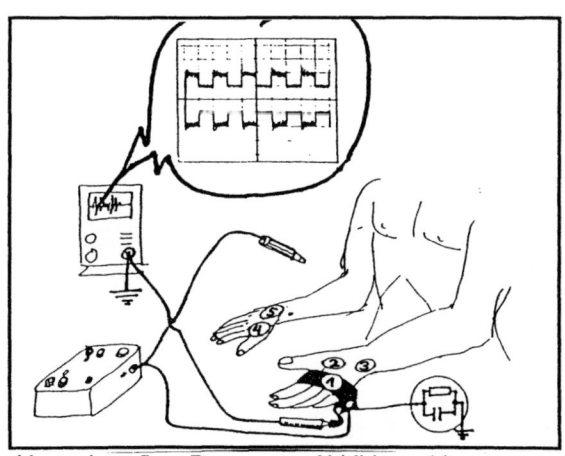

Versuchsaufbau B   Abbildung 44

zu 5.) Die Referenzmessung (1) ergab naturgemäß das Bild, wie unter 3.)II(1) dargestellt. Als weitere Messpunkte 2 - 5 kamen homolateral der Di 4 direkt (2) und ein Gebiet außerhalb der Punkte (3) und kontralateral der Di 4 direkt (4) und ein Gebiet außerhalb der Punkte (5) zur Verwendung:

```
(1) An der Referenzelektrode
      2,1 Vpp       =       100 %

(2) Di 4 homolateral
      1,9 Vpp       =        90 %

(3) Distal zu Di 4 homolateral
      1,1 Vpp       =        52 %

(4) Di 4 kontralateral
      1,8 Vpp       =        86 %

(5) Distal zu Di 4 kontralateral
      1,0 Vpp       =        48 %
```

Graphische Darstellung der Signalformen an den Punkten 2 - 5:

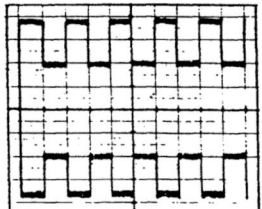

Abbildung 45 (Punkt 2)

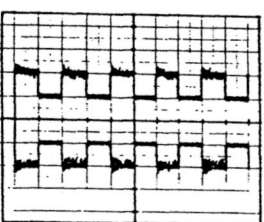

Abbildung 46 (Punkt 3)

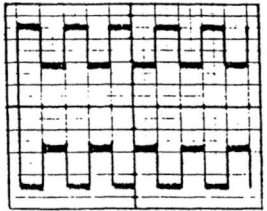

Abbildung 47 (Punkt 4)

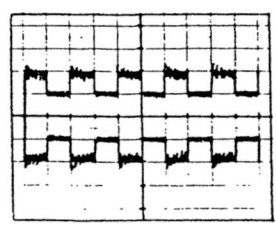

Abbildung 48 (Punkt 5)

Aus dieser Darstellung ist eindeutig zu erkennen, dass außerhalb der Akupunktur-(Trigger-)Punkte die Signalform durch Dämpfungen von ca. 42 % vermindert und beeinträchtigt wird. Signifikant ist jedoch, dass die Signale selbst kontralateral keinen Veränderungen unterworfen sind, wenn diese direkt über Akupunkturpunkten eingeschleust werden. Dies spricht für den von uns schon

1989 vermuteten "Tunnel-Effekt" der Meridiane, die ihre Erklärung durchaus bei HEINE und NORDENSTRÖM haben können.

Abschließend können wir damit die modulierte Mittelfrequenz-Elektro-Therapie (MET) - also die amplimodularen Ströme - richtig einordnen.

Sie begründet eine neue Klasse von Mittelfrequenzverfahren, die auch nur noch wenig mit der Amplipuls-Technik gemeinsam hat. Eher ist es als eine weiter-entwickelte Verbindung aus Amplipuls und Wymoton zu sehen.

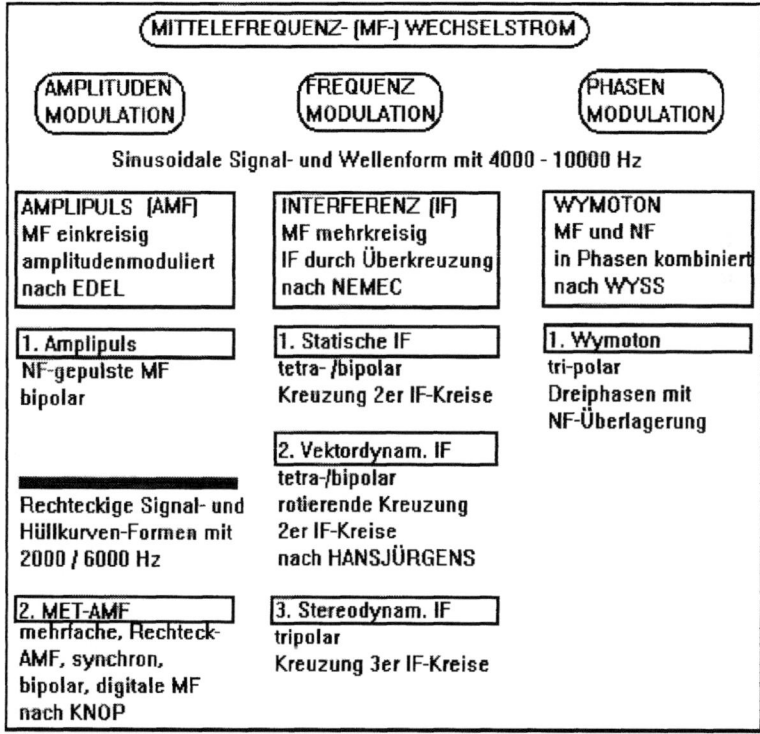

3. Zusammenfassung und Fazit

Die Untersuchungsergebnisse zeigen beeindruckend die eindeutige Überlegenheit der neuen, amplitudenmodulierten Mittelfrequenzsignale, der so genannten Heilströme (AmpliMed®), gegenüber den herkömmlichen niederfrequenten Reiz- und TENS-Strömen. In Quantität und Qualität erreichen sie einen definitiven und hochsignifikanten Vorsprung gegenüber dem derzeitigen - veralteten - Stand der Technik in der Elektrotherapie. So ist es jetzt möglich, eine erhebliche Menge an therapeutisch wirksamem Strom tief in das Behandlungsareal zu bringen. Diese **amplimodularen**® **Heilströme** begründen so eine neue Generation elektromedizinischer Gerätesysteme, die zudem nicht nur physikalisch, sondern auch elektrophysiologisch völlig neue Dimensionen eröffnen - bis hin zu einer neuen, und schnelleren Akupunktur-Form.

Letztlich ist dadurch auch erklärlich, warum diese neue Stromform nicht nur sehr schnelle therapeutische Ergebnisse bringt (so z.B. bei über 55 % der Patienten mit kombinierten Schmerzsyndromen am Bewegungsapparat eine vollständige Genesung innerhalb von 5 - 6 Behandlungen), sondern auch erstmals bei entzündlichen Prozessen zur Anwendung kommen kann, was bisher eine strikte Kontraindikation für die Elektrotherapie war.

Dittelsheim-Heßloch im Februar 1996

KNOP Institut für medizinische Bionik

Ulrich Knop, Ph.D. Gesamtleitung

als beratendes Team:

Dr.med.vet. Karin Oechsner
Dr.med. Jutta Frenkel
Prof. Ing. Horst J. Schulte-Ufer

technische Tests:

Dipl.-Ing. Claudia Eisold

Kapitel 8

Das 2. M.E.M.-Treffen 1996 in Alzey

Fachliche Leitung:
Univ.-Doz. Dr.med. A. LANGE

Leitthema:
Experimentelle und klinische Ergebnisse

Nach dem ersten Treffen 1992 in Aschau wurden die dort vorgetragenen Ansätze und ersten Ergebnisse von den Teilnehmern intensiv, theoretisch wie praktisch, weitergeführt und untersucht. Die Erkenntnisse wurden gesammelt und zum Teil sofort bzw. im Laufe der vergangenen vier Jahre durch KNOP in eine neue Technologie umgesetzt.

An diesem 2. Treffen nahmen wieder Kliniker und Praktiker aus allen Teilen der Bundesrepublik teil.

Ulrich KNOP, Ph.D.
Medizin-Bioniker und Klinik-Informatiker,
KNOP-Institut für medizin. Bionik, Dittelsheim .

Bericht über die Arbeit der letzten Jahre und Vorstellung von Ergebnissen

Der Organisator des Treffens und Entwickler der neuen MET-Generation, Dr. Ulrich KNOP, schilderte eindrucksvoll die neuen Entwicklungen der MET (AmpliMed®). Besonders mit dem Institut für technische Biologie der Universität des Saarlandes (WARNKE) wurden grundlegende elektrophysiologische Überlegungen bzgl. der Trägerwelle und der Potentialschwellen der Haut angestellt. Es kam so auch zu einer neuen Konzeption einer Trägerwelle. Grundlage ist nach wie vor eine Trägerwelle im Bereich zwischen 2 - 5 kHz, die nun aber erstmals rechteckförmig ist, somit einen Hochvoltcharakter beinhaltet - dies ist einzigartig. Entwickelt wurde in diesem Zusammenhang auch ein neues Schaltkonzept mit einer noch größeren Wirksamkeit und einem höheren Wirkungsgrad des Systems. Appliziert werden können Strommengen bis zu 45 mA, ohne dass es zu Elektrolyse-Erscheinungen kommt, was besonders bei dem neuen Verfahren der "Injektions-Elektro-Akupunktur" (JET) von Bedeutung ist. Das Grundprinzip der Modulations-Elektro-Therapie mit der mehrfachen Amplitudenmodulation wurde als richtig und sehr wirksam beibehalten.

Dem Wunsch von KRÖLING nach mehr Bedienerfreundlichkeit bei der neuen Generation wurde entsprochen. Es wurde ein Reglerpult gestaltet, das, wie der TÜV es zum Ausdruck brachte, selbsterklärend ist. Auch die Therapiekarten wurden völlig neu gestaltet und die Indikationen unter Berücksichtigung des ICD-Katalogs überarbeitet.

Gegenübergestellt und verglichen wurde während der ganzen Entwicklungszeit stets die Wirkung des AmpliMed® mit anderen bekannten und etablierten Verfahren der Elektrotherapie, nämlich mit Diadynamik (Reizstrom), Interferenz und TENS.

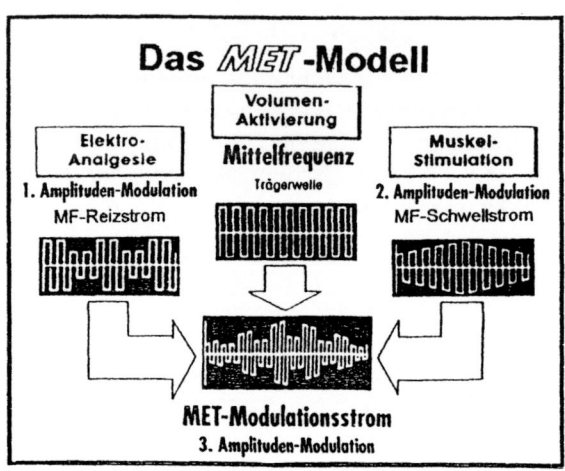

Abbildung 49

Das MET-Modell nach KNOP

KRÖLING ist zu dem Schluss gekommen, dass die Modulations-Elektro-Therapie in einem großen Spektrum überzeugende Wirkungen bringt - sei es die Analgesie oder die Muskeldetonisierung. Mit der MET ist es möglich, fast die gesamten elektromedizinischen Indikationen abzudecken. Wo andere Verfahren ihre Wirksamkeit nur in bestimmten Bereichen haben, ist die MET insgesamt durchweg gut und sehr gut wirksam.

Diese Ergebnisse waren auch bei Untersuchungen im Feld reproduzierbar festzustellen. Im Bereich der Neuralgien/Neuritiden, der Muskelirritationen und -Atrophien, Schmerzen am Bewegungsapparat waren z.T. vollständige Genesungen zu verzeichnen.

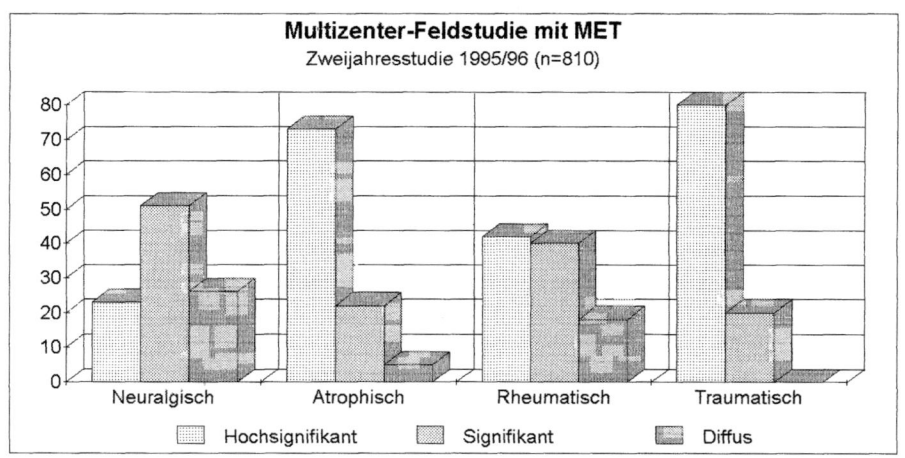

Multizenter-Feldstudie mit MET
Zweijahresstudie 1995/96 (n=810)

Neuralgisch · Atrophisch · Rheumatisch · Traumatisch

Hochsignifikant · Signifikant · Diffus

Abbildung 50

Es konnte hier im "Feld" wiederum belegt werden, dass die gesamte Signifikanz bei durchschnittlich über 70 % in allen untersuchten Indikationsgruppen liegt.

Was besonders überraschte, war die großartige Wirkung bei Traumata und Oedemen, die in der Signifikanz bei 100% liegt. Insbesondere diese Ergebnisse haben den Begriff "Heilwirkung" entstehen lassen, der schon von HANSJÜRGENS und MAY bzgl. mittelfrequenter Wirkungen beschrieben wurde.

Univ.-Doz. Dr.med. Armin LANGE,
Leitender Arzt der Abteilung für Physiotherapie
an der Medizinischen Akademie Carl Gustav Carus des Uniklinikums
Dresden
Grundlegende Eigenschaften der MET und weitere Erkenntnisse aus dem Muskelmodell

LANGE sprach über den medizinischen Hintergrund und die Besonderheiten der Modulations-Elektro-Therapie. Mit der Mittelfrequenz ergeben sich therapeutische Möglichkeiten, die mit der Niederfrequenz prinzipiell nicht zu erreichen sind. Es ergeben sich mit der Mittelfrequenz auch weitere Vorteile. Der Hautwiderstand ist frequenzabhängig. Die vorliegenden bidirektionalen Wechselstromimpulse haben keinerlei galvanische Komponente. Eine Elektrodenunterpolsterung ist deshalb nicht erforderlich, während bei herkömmlichen Reizströmen eine Unterpolsterung dringendst geboten ist. Selbst im Klinikalltag kommt es immer wieder zu Verätzungen bei der Anwendung von Reizströmen - besonders bei der Galvanik.

Für die Schmerzausschaltung wird eine echte Querreizung des Nerven gebraucht, damit eine periphere Hemmung erzeugt wird. Diese an TENS erinnernden Frequenzen sind bei der MET auf die mittelfrequente Trägerwelle mittels Rechteckhüllkurve aufmoduliert. Sie bleiben nicht an der Peripherie, wie bei TENS-Geräten oberflächlich punktuell wirksam, sondern gelangen in alle durchströmten Gewebsbereiche im tiefen Volumen.

Neu an der MET ist die zusätzliche Schwellfrequenz, die einzeln oder gemischt aufmoduliert werden kann, weswegen die MET auch eine weite Verbreitung verdient. Es ist das erste Verfahren, bei dem lokale Schmerzstillung, direkte Muskelstimulation und echte Heilwirkungen optimal kombiniert sind, zudem in der Weise, dass die Frequenzen individuell mischbar sind. Bekannt ist, dass bei Schmerzen am Bewegungsapparat Muskelirritationen und Nervenläsionen zusammen mit Raumforderungen und entzündlichen Herden fast immer gemeinsam bestehen. Das ist ein Heer von Patienten, von Kranken, die diese kombinierten weichteilrheumatischen Prozesse haben. Betroffen sind die verschiedensten Substrate, also Nerv und Muskel und auf jeden Fall bindegewebige Strukturen, z.B. die Gelenkkapsel. Da ist die MET das Mittel der Wahl.

Deswegen konnte LANGE auch diese signifikanten Ergebnisse in der Praxis an Schmerzpatienten immer wieder beobachten. "...Dafür ist die Modulations-Elektro-Therapie (MET), um es deutlich zu sagen, hundertprozentig geeignet...".

LANGE sprach dann noch zu den Untersuchungen an der Muskulatur, die im Rahmen einer Dissertation an seinem Haus gemacht wurden. Die Vergleichsstudien zwischen der MET und anderen bekannten Therapiesystemen (Interferenzströme und Impulsströme) erbrachten einen eindeutigen Vorsprung der MET: "... Das ist das System, was interessanterweise das meiste brachte...". Es geht im Grunde darum, die atrophische Muskulatur aufzutrainieren. Die Wirkung tritt sehr rasch ein. Die Muskelatrophie ist bei klinischen Patienten immer im Spiel, und die kann man auf diese Weise signifikant und einfach, unabhängig von der Schmerzstillung, positiv beeinflussen. Die Ergebnisse der Dissertation waren unzweifelhaft und zukunftsweisend. Es zeigte sich, dass die besten Wirkungen nicht bei einer Trägerfrequenz von 5 oder 10 kHz verzeichnet wurden, sondern bei 2 kHz - die auch zur Standardfrequenz der 2. MET-Generation wurde. Bei der vorliegenden Trägerfrequenz von 2 kHz liegt die Muskelkraftzunahme im Durchschnitt bei 22 % - wobei der Impulsstrom nicht mal 14 % erbringt und der Interferenzstrom gerade noch 7 % erreicht.

Ein weiteres Ergebnis ist jedoch noch bedeutsam: Bei einer Trägerfrequenz von 5 bis 6 kHz kommt es zur so genannten "Dissoziation der Schwell-Werte" - d.h. während bei Trägerfrequenzen zwischen 1 bis 5 kHz der sensible Effekt noch vor dem motorischen auftritt, dreht sich dieses ab 5 kHz genau um. Hier kommt der motorische Effekt vor dem sensiblen; das bedeutet für die Praxis einen immensen Fortschritt, da hier Muskelkontraktionen ohne jede sensible Belästigung auszulösen sind. Gerade bei hochgradig schmerzhaften Verspannungen bei sensiblen Patienten ist dies von Vorteil und kann geradezu einen therapeutischen Durchbruch bringen.

Prof. Dr.med. Peter KRÖLING,
Institut für medizin. Balneologie,
Klinikum Großhadern, LM-Universität, München,
Vorstellung der Ergebnisse des Schmerzmodells im Rahmen einer Dissertation und einer eigenen Modell-Untersuchung zur vergleichenden Schmerzschwellenanhebung bei Epikondylitiden

KRÖLING war leider terminlich verhindert und stellte seine eigenen experimentellen Ergebnisse und die einer Dissertation - obwohl beide noch nicht publiziert - dem Arbeitskreis zur Verfügung.

Die beauftragte,Ärztin, Dr.med. Jutta FRENKEL, Königstein, stellte kurz diese noch nicht veröffentlichte Doktor-Arbeit (cand.med. LANG) vor, die sich mit der Schmerzschwellenanhebung befasst, und zwar bei Anwendung verschiedener Elektrotherapien bei Gesunden und Kranken - auch unter Einbeziehung einer "Placebo-Elektrotherapie" als Kontrolle. Einzelheiten dürfen noch nicht genannt werden (Anm.: zum heutigen Zeitpunkt liegen die Ergebnisse vor, weshalb sie in der Folge aufgezeigt werden).

Es darf aber gesagt werden, dass der Reizstrom nicht so überzeugende Ergebnisse gebracht hat, wie man sie weitläufig ihm immer noch zuschreibt. Auch die Galvanik ist nicht überzeugend, besonders wenn man die Gefahren der Verätzung bedenkt.

Man kann somit sicher davon ausgehen, dass mit der MET eine hochsignifikante Schmerzschwellenanhebung mit einer sehr angenehmen Applikationsform vorhanden ist und man therapeutisch damit in den Bereich einer gesunden Reaktion kommt. Die MET ist mehr als doppelt so wirksam wie die Vergleichsverfahren:

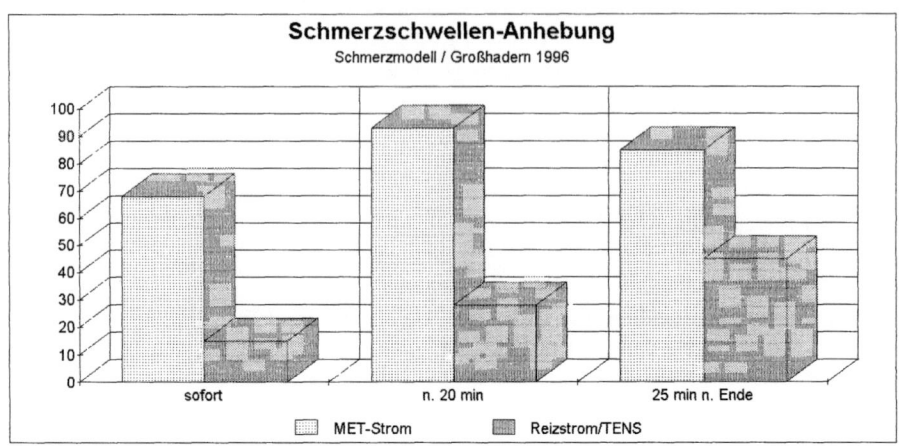

Abbildung 51

Interessant ist auch der lange, nachklingende Zeitraum der Schmerzbefreiung.

In einer eigenen Arbeit konnte KRÖLING zeigen, dass die MET bei Schmerz-patienten einen Schmerzschwellen-Bereich erlangt, der normalerweise bei gesunden Vergleichspersonen vorhanden ist:

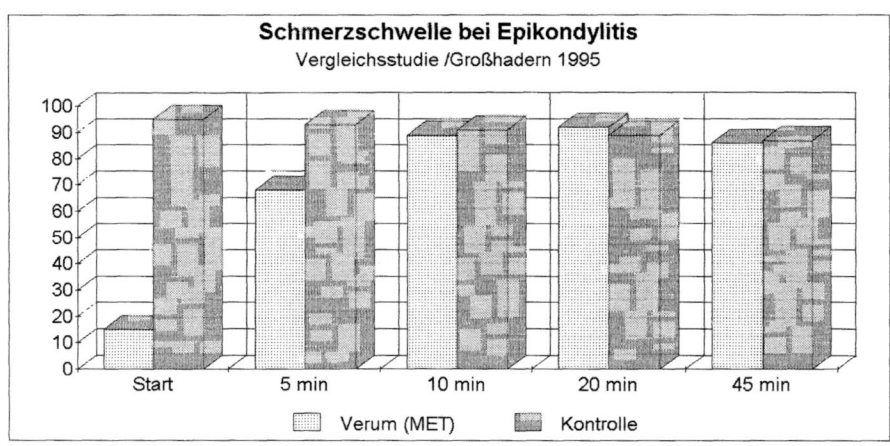

Abbildung 52

Dieter WAIBLER,
Bundestrainer der Schwerathleten, Vize-Weltmeister und Sport-Physiotherapeut,
AC Bajuwaren- Sport- und Trainings-Center,
München

WAIBLER konnte über interessante Studien mit Sportlern berichten. Das Ergebnis sollte eine größere Schnelligkeit sein, also ein Hundertmeterläufer sollte mehr Leistung bringen oder einem Kugelstoßer oder Diskuswerfer schnellere Rotationen ermöglicht werden.
Die Untersuchungen wurden an aktiven Sportlern, Berufssportlern und Athleten, die z.T. auch Olympia-Teilnehmer sind, gemacht. Das Ziel ist erreicht worden. Innerhalb von 3 Monaten konnten 10% echte Kraftzunahme unter Belastung gemessen werden. Gearbeitet wurde unterhalb der Schmerzschwelle, also nur mit dem Summationseffekt. "...Wir haben damals ungefähr 6 bis 8 Einheiten erreicht, nur bei einer Trainingsphase. D.h. der Proband hat normalerweise 20 Drehmoment-Einheiten geschafft, nach Behandlung mit der MET hat er 28 Einheiten geschafft. Das ist sehr viel...".

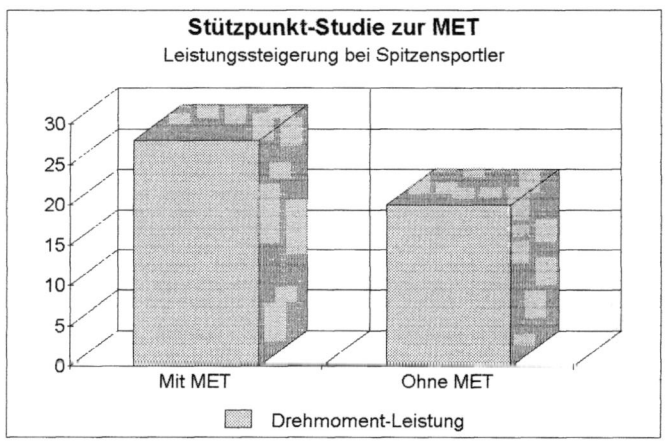

Abbildung 53

Darüber hinaus wurde die MET öfter benutzt, um beispielsweise Muskelverspannungen zu lösen. Gemessen wurde immer über das Drehmoment. Die Ergebnisse waren eindeutig und zeigten die "durchschlagende" Wirkung. "... Wir haben auch mit anderem Strom gereizt, um das zu vergleichen. Der Unterschied war aber gewaltig, und daraufhin haben wir die anderen Geräte zur Seite gestellt und haben nur noch die MET genommen. Es war eine deutliche und wirklich reproduzierbare Leistungssteigerung zu sehen...".

PHM **REINBRECHT**, in Vertretung für Med.-Dir. Dr. GLOGGER, Polizei-Sanitätsstelle der Bayerischen Bereitschaftspolizei, Dachau, gab Ergebnisse über eine Studie bei Syndromen am Bewegungsapparat bekannt. Er konnte über hochsignifikante Ergebnisse berichten, die sich insgesamt mit denen deckten, die GLOGGER schon vor vier Jahren auf dem 1. Treffen mitteilen konnte.

Es wurden im Polizei-Sanitätsbereich 30 Polizisten mit den berufsbedingt üblichen Indikationen ausgesucht und in einem, dienstlich wünschenswerten Zeitraum von einer Therapiewoche behandelt. Davon litten 40 % an Schmerzsyndromen an der Wirbelsäule bzw. an Gelenken durch Überlastung und 60 % an Distorsionen bzw. Muskelprellungen mit Traumata. Insgesamt wurde innerhalb von vier Behandlungen ein zweifelsfrei sehr gutes Ergebnis erreicht, was so mit herkömmlichen Methoden in keinem Fall darstellbar war.

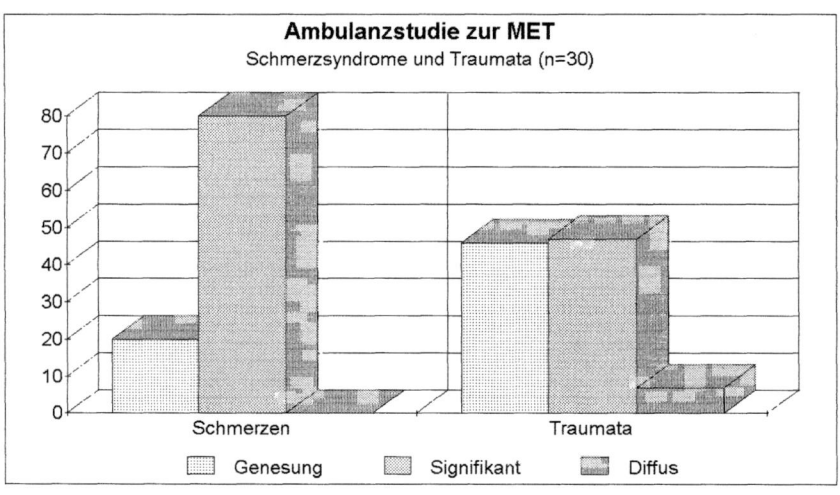

Abbildung 54

Die Patienten haben die Behandlung als angenehm empfunden, sie fühlten sich wie "...sauber und sachkundig durchmassiert...". Es wurde berichtet, dass ein Gefühl eintritt, als ob mit Hochvolt und Interferenz gleichzeitg gearbeitet würde. REINBRECHT bekundete, dass die ganzen anderen Elektrotherapiegeräte nun schon längere Zeit zur Seite gestellt wurden, weil man alle Indikationen in der großen Polizei-Sanitätsambulanz mit der MET beherrschen kann. Weiter konnte er unterstreichen, dass man Wirbelsäulensyndrome innerhalb einer Woche "...wegbekommen..." kann. Die MET sei eine echte Bereicherung.

Dr.med. Sigfried SCHLETT,
Arzt und Apotheker,
Geschäftsführer der CENTROPA oHG, München
Möglichkeiten der Verschreibbarkeit der MET und Modelle zur flächendeckenden Versorgung

SCHLETT war leider terminlich verhindert und in seiner Vertretung referierte Herr GROMER über die Möglichkeit der Verschreibbarkeit und sagte dazu, man habe mit den Krankenkassen zwei bis drei Jahre gekämpft, Diagnose für Diagnose, bis endlich klar war, dass es diese Therapie gibt und als Hilfsmittel immer noch billiger ist, als wenn derselbe Patient in die Klinik kommt. Die Verschreibung als Heimgerät musste erst in das Bewusstsein der Kasse gelangen und ergänzend zum TENS-Gerät erkämpft werden. Der medizinische Dienst der verschiedenen Kassen hat inzwischen die Andersartigkeit der MET begriffen. "...Unsere Ärzte müssen es verstehen, mit der Diagnose richtig umzugehen und sich von der Krankenkasse kein TENS-Gerät aufschwatzen lassen, wenn es die MET sein muss...". Es gibt auch tatsächlich konkrete Fälle, wo andere Geräte ausgeschieden sind, die die Kasse schon gezahlt hatte, wo dann die MET eingesetzt worden ist, weil es sonst zu keinem therapeutischen Erfolg gekommen wäre. GROMER stellte klar heraus, dass die MET bei einer klar umrissenen Indikationsbreite, eben besonders bei komplizierten und kombinierten gemischten Schmerzsyndromen am Bewegungsapparat hochsignifikant wirksam ist und in diesem Bereich in keinem Fall durch TENS oder andere Verfahren ersetzt werden kann.

Dies wurde auch von der vertretungsweise für Dr. R. SPINTGE, lt. Oberarzt, Krankenhaus für Sportverletzte Hellersen, Lüdenscheid, erschienenen **Sr. NOTHACKER,** bestätigt. Sie setzen die MET seit Jahren erfolgreich in der akuten wie in der Nachbehandlung ein. Ebenso gehört die Verordnung als Heimtherapie zur Tagesordnung. Die Erfolge decken sich mit denen, die hier schon berichtet wurden.

Es folgte eine angeregte Diskussion:

Dr.med. Karsch,
Lt. Schiffsarzt, MS-Europa, Baden-Baden:
Wenn wir auf materieller, pekuniärer Ebene bleiben, dann sollten wir mehr zielgruppengerecht und marketinggerecht denken. Ich meine, Sie reden hier nur von den Kassen. Die sichern einen Teil des Umsatzes, aber nur einen Teil. Die Vergangenheit hat ja gezeigt, dass gerade in der Elektrotherapie die Ärzte sehr schwer zu bewegen sind, sich in dieses Gebiet zu begeben, weil sie z.T. nicht die richtige Ausbildung haben und nichts verstehen und das dem physiotherapeutischen Sektor überlassen. Da kann ich nur eins sagen, wenn wir mal wieder auf die Wissenschaft zurückkommen. Hier ist viel von Heilstrom die Rede. Ich meine, die Tatsache, dass dieser Strom Schmerzen schnell lindert

und offensichtlich nachhaltig beseitigen kann, das ist ja wohl das Kriterium für einen echten "Heilstrom", obwohl ich mit diesem Begriff nicht so wirklich glücklich bin. Also, wir müssen in die wissenschafltiche Auseinandersetzung kommen, was macht der einzelne Strom für die Immunlage, was macht er in Bezug auf innersekretorische Aussschüttung von Melatonin. Das heißt übertragen auf die Symptome, was macht er im Schlaf-/ Wachrhythmus, was macht er z.B. auf Gedächtnisfunktionen, was macht er auf den Wechsel von parasympthischen zu sympathischen Funktionen. Das sind alles ganz wichtige Fragen. Wir müssen uns mit dem Themenkreis auseinander setzen, um wirklich da auch effizientere Leistungen auch im Muskelaufbau und in der sofortigen Schmerzbegrenzung zu bekommen. Weil natürlich auch die ganze Immunlage, und auch das, was wir dazu als Nahrung noch geben, für die Proteinsynthese, für den Muskelaufbau und auch für die Leistung des Sportlers oder des alten Menschen in der Geriatrie dann letztlich bei der Langzeittherapie von chronischen Schmerzsyndromen sehr wichtig ist. Da können wir nicht einfach drauflosschießen und diese Dinge erstmal als unbekannt abtun, wie z.B. was macht der Strom im tiefen Gewebe, das ist ja ganz entscheidend. Wir müssen erstmal richtig wissen, was dieser Strom noch alles kann - dann können wir den schweren Weg gehen und es klinisch wiederum belegen. Wir haben glücklicherweise nur ein paar Kontraindikationen.

Dr. U. Knop:
Ich bin damals dazugekommen, um gutachterlich festzustellen, was an der asiatischen MF-Therapie dran ist; die sollte als Akupunktur-Selbstbehandlung vertrieben werden. Was ich damals gesehen habe, führte dazu, dass ich es "Modulations-Elektro-Therapie" in der Folge nannte. Wir sahen, dass es ein schulmedizinisches System ist. Dann begann eigentlich der gegenläufige Weg, dass wir gesagt haben, wir haben hier klassisch zu definierende Ströme, wir haben hier einen Grundlagensatz an Wissen, wir haben physiologische Untersuchungen, wir haben klinische Untersuchungen und können beide weiter in Gang bringen. Wir sind ganz gezielt mit dieser MET, das war mein Anliegen von Anfang an, raus aus dem esoterischen Bereich, raus aus der alternativen Medizin. Und wenn ich auch zu dem damaligen Zeitpunkt die Injektions-Elektro-Akupunktur entwickelt habe, die auch ein Patent wurde, aber mit der MET bin ich genau auf die andere Seite gesprungen, was für mich damals sehr schwer war, weil ich damals eher mit klassischer Akupunktur befasst war. Ich musste mich jetzt auf einmal mit der physikalischen Medizin auseinander setzen. Aber mir wurde schnell klar, was ich auch in den ersten Untersuchungen an dieser MET sah, dass die ganzen Möglichkeiten mit dieser Modulationsart fast unbegrenzt sind und sie auch in der physikalischen Medizin einen Durchbruch gebracht hat. Und ich sage es immer wieder, und das ist auch nicht zu widerlegen: Wir haben mit der Modulation einer Trägerwelle die Möglichkeit, jegliche Hüllkurven aufzubauen. Wir sind also in der Lage, in allen Zeiteinheiten, wie Doz. Lange es auch aufgestellt hat, therapeutisch wirksam in Strukturen einzugreifen. Und das sehr einfach und sehr preiswert. Es geht aber hier

darum, diese Methode, diese MET, bietet eben die Möglichkeit, reproduzierbar bei ganz bestimmten Indikationen gute bis sehr gute Erfolge zu bringen. Und das kann man nicht immer von einem Therapeutikum gleich so sagen.

Es ist klar, dass wir jetzt noch weitere Untersuchungen machen müssen. Wir haben die Möglichkeiten durch die Herren ENGLER, die in der Tiermedizin und der Experimentalforschung tätig sind, dass wir hier entsprechend Grundlagenergebnisse an isolierten Organen hinsichtlich der Einschleusungseffekte bekommen usw. Wenn wir wissen, was wir jetzt noch untersuchen müssen, d.h. wenn wir jetzt wüssten, wo gewisse Fragen da sind, hinsichtlich der Hormonsteuerung oder auch mit Kombinationspräparaten, die eingeschleust werden sollten, die Ernährungsverbesserung usw., dann sollten wir das durch ENGLER untersuchen lassen.

Magnetfelduntersuchungen könnten wir in Saarbrücken vornehmen lassen.

Es ist dann die Frage, welche Parameter brauchen wir. Was steht an Fragen offen, was wir an Ergebnissen dafür noch bräuchten. Wenn die Fragen nach dem Treffen von Ihnen skizziert werden könnten, wäre das von Vorteil. Dann könnten wir das in Gang setzen.

In einem beginnenden Dialog zwischen Dr. Lange und Dr. Karsch kam zum Ausdruck, dass es eine schulmedizinische und naturheilkundliche Betrachtung geben wird. Dr. Karsch betonte dabei, dass sich die Krankenkassen im Zuge der Rezession mehr und mehr aus der Verantwortung stehlen werden. Es wird immer weniger Kostenträger geben. Daher ist der Privatmarkt zukünftig interessant. Da muss man natürlich aber auch strikt schulmedizinisch herangehen.

Doz. Lange:
Zum Heilstrom gehört eine Menge noch dazu. Und das ist eben auch physikalisch- und schulmedizinisch-wissenschaftliches Denken. Wir brauchen zusätzliche Parameter-Erkenntnisse.

Dr. Karsch:
Ich habe die Leute in Wärmekabinen gesteckt (damit die Milchsäure besser abtransportiert wird) und dann so trainiert bis zur Schmerzschwelle, dass also immer ein Therapeut dabeisitzen muss, und dann habe ich immer noch ein bisschen mehr aufgedreht. Aber die Ergebnisse, die ich erreicht habe, waren phantastisch. Die Leute haben innerhalb von wenigen Sitzungen, ohne jeden Muskelkater, hervorragende Ergebnisse gehabt. Ich wollte, ich hätte mehr Zeit gehabt und hätte das weiter vorantreiben können. Man kann das dann ja nur mit Universitätskliniken bewältigen, und ich bin sehr glücklich, dass wir uns quasi über den Weg gelaufen sind und da was parallel weiter gestalten können.

Dr. U. Knop:
Ich finde das jetzt ungeheuer wichtig. Das ist ja auch der Sinn der Diskussion. Wir sind jetzt auf einen ganz bestimmten Punkt gekommen. Man muss Schmerzen in verschiedene Qualitäten und Quantitäten unterteilen. Wir haben Schmerzen, die psychogener Natur sind, wir haben auch einfache Schmerzen,

die durchaus vordergründig mal im Hauptproblem mechanisch sind, durch Entzündungen, Raumforderungen, Nervenbeteiligungen, Muskelschwächen usw. in der Kombination zutage treten. Und wir haben jetzt, sagen wir mal, eine Substratproblematik, die erst mal weg muss, bevor man an andere Ebenen rangehen kann. Wir haben mit der MET gesehen, dass wir durch diese Modulation, diese drei Zeiteinheiten in der Lage sind, auf dieser Substratebene, ganz klassisch, vielleicht lymphdrainierend zu modulieren, dass wir bestimmte Schmerzsignale überdecken bzw. ganz blockieren können, dass wir durch diese Wechselfrequenz, wenn ich HANSJÜRGENS zitiere, eine Heilwirkung haben aufgrund von Molekularverteilung, Anregung der Braun' schen Molekularbewegung, wie MAY es nannte, mag dahingestellt bleiben, das müsste untersucht werden. Das ist aber aufgrund der empirischen Erfahrung mit MET vorhanden. Wir haben eine Heilungsbechleunigung, das ist ganz sicher.

Wir können mit der MET, wenn wir jetzt das Thema Schmerzen nehmen, eins bewegen, nämlich die Infrastruktur in diesem Bereich lokal verbessern. Und dann wissen wir die Tendenz, dass ein Schmerz sich da auflöst, wo er lokal durch mechanische oder metabolische Faktoren entstanden ist.

Die andere Ebene ist, und da müsste man eine Indikationsabgrenzung treffen, dass wir wirklich sagen, dieser Strom ist da für diesen Bereich beim Schmerz einfach notwendig, da er ursächlich an den Zellstoffwechsel auf elektrophysiologischer Basis wirksam wird. Der ersetzt jetzt nicht z.B. eine Psychotherapie, er ersetzt auch nicht eine Akupunktur, aber er kann in diesem Bereich sehr schnell und sehr wirtschaftlich die Lage, die Gesamtlage verbessern und eine Heilung dort in Gang setzen. Denn wenn ich auf der einen Seite irritierte Nerven dazu bringen kann, dass eine Funktionseinschränkung sich löst, auf der anderen Seite eine Muskulatur gezielt detonisiere und dann auch noch die Mikromassage nach EDEL in Gang sezte, vielleicht wirklich Schütteleffekte nach HANSJÜRGENS habe, dann habe ich eine Mediatorenverteilung, wie MAY es nennt. Wenn ich eine Mediatorenverteilung habe, dann habe ich in dem ganzen Gebiet mal etwas "durchsaftet" und durchkraftet, und dadurch kann eine Heilung in Gang gesetzt werden. Und die Schnelligkeit von manchen Erfolgen zeigt es eben, dass das in diesem lokalen Bereich, in diesem Indikationsgebiet auch so ist.

Es wäre wirklich mal zu filtern: Welche Indikationen sind aus der Praxis wie aus der Klinik für ein solches Phänomen oder für eine solche Stromform wirklich erste Klasse. Also die Gruppe schlechthin. Was könnte man daneben noch mitnehmen. Wir wissen die Abgrenzung zu TENS. Physiologisch müssten wir schauen, was dazukommt.

Ich möchte es mal eindeutig fragen: Was müssten wir untersuchen?

Dr. Karsch:
Sie bieten eine lokale Symptombeseitigung. Ob es eine ganzheitliche Heilung ist, ist die Frage.

Dr. U. Knop:
Lokal, richtig - aber eben erstmals Heilung im lokalen Areal, anstatt immer nur zentral zu überdecken. Gesamtmedizinisch oder gesamtmenschlich vielleicht nicht.

Prof. Schulte-Ufer,
Mediziningenieur, Ludwigshafen:
Man stößt aber vielleicht dadurch gerade erst ganzheitliche Mechanismen multipler Art an.

Dr. Karsch:
Ich meine nur. Ob es eine Heilung im herkömmlichen Verständnis ist, ist die Frage. Sie kriegen sehr wohl lokal eine ursächliche Symptombeseitigung, wie auch eine dadurch induzierte Schmerzstillung. Das aber einfach als Heilung zu bezeichnen, würde ich ggf. als fragwürdig betrachten. Es ist eine Symptombeseitigung, das kann u.U. auch eine Heilung sein, kann, es kann auch einfach nur eine Potentialbesserung sein.

Dr. U. Knop:
Das ist aber das, was auch VANNAHME von der Klinik mit mittlerweile über 350 Patienten bestätigt hat. Es kommt schnell und regelmäßig auch zu vollständigen Genesungen mit Beseitigung der gesamten Symptomenlage. Für uns ist das Heilung. Auf jeden Fall Heilung - denn so oft ist Heilung in der Medizin, nach FORTH, wirklich nicht, als ob man, wenn man sie dann vor sich hat, sie nicht auch beim Namen nennen könnte.

Dipl.-Med. Th.Wirth,
Arzt für Allgemeinmedizin, Hoyerswerda:
Was Sie meinen, ist ja auch, dass man durch die Behandlung dieses Symptoms dazu beiträgt, dass Kranksein sich auf eine andere Ebene verlagert. Nur, das ist eine philosophische Frage, die die gesamte Medizin betrifft. Dann dürfte ich auch keine Angina mehr an der Mandel behandeln mit dem Antibiotikum, sondern müsste überlegen, warum ist der Mensch gerade an dieser Stelle gerade jetzt krank.

Dr. Karsch: Sie sagen es.

Dr. U. Knop:
Das würde sich doch gar nicht widersprechen. Denn schlichtweg: Wer heilt, hat recht.
Und ich kann, wenn ich die Abgrenzung habe zum Reizstrom, dann muss ich mich wirklich fragen, ein Reizstrom mit allen auch den in der Literatur auftauchenden möglichen Schädigungen, auch das, was Prof. KRÖLING gesagt hat, bei den Gleichströmen mit den Koagulationsnekrosen, ist diese Form von Strom um vieles schonender, um sehr vieles schonender. Und ich sage es jetzt mal ganz frech: Es müsste irgend jemand mal erklären, was am Reizstrom

heilend ist. Und es müsste mal irgend jemand erklären, was an der Mittelfrequenz nicht heilend ist.

Ich bin schon jetzt sicher, dass da Erklärungsnotstände aufkommen.

Also sagen wir Heilstrom, weil es eben ein Strom ist, der genau das Gegenteil von dem tut, was die Reizströme eigentlich machen.

Wir öffnen also das, was die Reizströme gerade zumachen. Wir können noch weiter gehen und die Neuraltherapie nehmen, mit der Hyperpolarisation. Dort machen wir sofort zu. Und warten dann im Rahmen der Kinetik, dass die Dynamik dieses Stoffs langsam nachlässt innerhalb von 20/30 Minuten, wie es in der Lokalanästhesie, genau wie in der Heilanästhesie ja eingesetzt wird. Die machen im Grund Membranen einfach zu.

Wir aber, mit der Mittelfrequenz, sind ja in einem ganz anderen Frequenzbereich. Wir sind ja auch an der Membran ganz anders wirksam. Ich nehme an, dass diese Vermutungen und Meinungen, auch von HANSJÜRGENS und MAY, durchaus eine Berechtigung haben. Denn wenn es wirklich so ist, dass wir hier -das wäre eine Frage, die ein Physiker oder Physiologe erklären müsste- dass in diesem Frequenzbereich wir ja quasi nur eine ganz leichte Schüttelung auf der Substratebene haben und nicht ein Auseinanderdriften von Ionenverbänden. Das findet hier gar nicht statt. Theoretisch dürfte gar nichts passieren. Weil in diesem Bereich von 2 kHz die Ladungen sich ausgleichen. Und da wären diese Effekte, die die Membranen abdichten, nicht mehr vorhanden.

Nur, diese Therapie als solche kann natürlich im Lokalen entsprechend die Symptome nehmen, lokal die Situation verbessern und im Rahmen eines gesamtheitlichen Konzepts vielleicht Heilungen erst ermöglichen. Hier geht es darum, die Möglichkeiten des Stroms zu finden und die Indikationen abzugrenzen und zu sagen, was wäre jetzt wirklich notwendig, welche Untersuchungen oder welche Fragestellungen könnten wir noch finden, die in der nächsten Zeit erarbeitet werden müssen, um immer mehr über diesen Strom zu erfahren oder über diese Möglichkeit.

D. Waibler:

Da gibt es auch noch zwei Grund-Frequenzarten - nämlich Mittelfrequenz und Niederfrequenz. In der Niederfrequenz steckt wesentlich weniger Energie pro Zeiteinheit als bei der Mittelfrequenz. Und wenn ich bei der NF eine Annäherung an die MF habe, störe ich den Patienten gewaltig. Der Patient toleriert im NF-Bereich einfach weitaus weniger Strommenge. Dadurch kann auch therapeutisch und vor allem volumenmäßig mit der NF nichts wirklich Sinnvolles bewegt werden. Um etwas zu bewegen benötige ich Energie. Mit der MET-MF kann ich diese ohne Gefahr an den Wirkort bringen.

Dipl.-Med. Th .Wirth:

Ich kann das noch unterstützen, was Sie gesagt haben, Herr Knop. Ich habe vor vier Jahren mit der Mittelfrequenz-Therapie angefangen. Das Konzept, was Sie da haben, erschien mir griffig und mit meinem Weltbild gut harmonisiert.

Hilfe zur Selbsthilfe; mit dieser sanften "Schüttelei" rege ich den Körper an, dass er sich wieder selber weiterhilft. Das habe ich von meinen bisher empirischen Ergebnissen nur bestätigt gefunden. Ich kann es nicht mit Zahlen belegen, aber das, was ich erlebe, dass es tatsächlich heilt und dass es auch die Patienten dazu anregt, anders mit sich umzugehen, weil ich über die Probleme spreche, die eigentlich belasten. Ich nehme ihnen das Symptom, sage ihnen aber auch, warum sie es haben. Wenn sie verspannt sind, dann geht es auch um die Last, die sie irgendwie auf sich genommen haben.

Ich habe bei der Behandlung mit dem AmpliMed-punktur-Gerät den direkten köperlichen Kontakt. Wenn Sie fragen, was ich mit dem Gerät mache? Mit dem -punktur behandele ich Asthmatiker. Bei dem -synchro ist noch keine Therapiekarte für Asthma vorhanden. Ich verwende das -synchro aber auch über die Punkte, die ich vom -punktur her kenne, und es geht auch. Das müsste man noch komplettieren.

Dr. U. Knop:
Weitere Therapiekarten sind möglich. Dazu ist der Arbeitskreis eigentlich auch da, dass wir so viele Erfahrungen wie möglich zusammenkriegen, um immer mehr Therapiekarten zu erstellen. Wir wollen auch einen Therapeutenrundbrief machen, womit diese Erfahrungen dann immer verschickt werden, wodurch immer mehr zu anderen Systemen abgegrenzt wird.

Wenn ich eine Methodik habe, die ich an einem ganz bestimmten Platz aufstellen kann, da wirkt sie so oder ich kann sie in diesem Bereich, wo z.B. obstruktive Geschehen sind, gezielt mit einsetzen, dann müssen wir da Erfahrungen darüber haben, dann müssen wir eine neue Therapiekarte machen und dann muss es an die Anwender wieder raus.

Th. Wirth:
Ich habe nur die zwei Punkte (N 27) gebraucht, wo ich anstelle der Injektionen die Elektroden aufgeklebt habe. Das ging gut.

Dr. U. Knop:
Das sind die ähnlichen Erfahrungen, die HAMMER gemacht hat. Er hat nur zwei Punkte gebraucht, um innerhalb von ganz kurzer Zeit bei Asthmatikern die Atemnotfälle drastisch zu senken. Er hat es mit der Injektions-Elektrode gemacht. Er ist an das KG und LG gegangen. Er hat reflextherapeutische Verfahren mit berücksichtigt. Aber es ging mit zwei Punkten, und das sind die Erfahrungen, die wir brauchen.

Aber jetzt möchte ich nochmal fragen. Wir sind jetzt hier zusammen. Was Herr Reinbrecht gesagt hat mit den Stromstärken, wann der Patient es als unangenehm empfindet. Jetzt müsste man dort wieder unterscheiden. Ist das jetzt wirklich ein Stromeffekt oder ist das ein Nerveneffekt oder ist das ein Effekt, der durch die Muskulatur kommt.

Doz. Lange:
Oder ein patientenseitiger Effekt.

Prof. Schulte-Ufer:
Wir haben neulich einen Patienten im Institut gehabt, der war sehr aufgeregt. Wir haben aufgedreht, der spürte nichts. Ich habe dann die Injektionselektrode empfohlen, da floss der Strom wieder.

Dr. U. Knop:
Das sind Sachen, die wir noch zusammentragen sollten.

Dr. Karsch:
Sie haben ja diese Rechteckimpulse. Das scheint mir auch ein Ansatz zu sein. Die Natur verwendet ja immer sinusförmige Impulse.

Dr. U. Knop:
Außer bei den Atmosphären. Die Spherics sind rechteckig.

Dr. Karsch:
Ja, gut. Aber ich meine, wenn Sie jetzt die bessere Effizienz durch die Rechteckimpulse haben, umgehen Sie ja gewisse Schwellen, die die Natur vorgesehen hat mit allen positiven und negativen Möglichkeiten. Und da meine ich, wenn man das Positive noch mehr rausholen würde, könnte man die Effizienz der Methode noch mehr verbessern.

Dr. U. Knop:
In welche Richtung müssten wir dann gehen?

Dr. Karsch:
In die Richtung, dass Sie gewisse Schwellen ja umgehen und damit etwas erreichen wollen im positiven Sinne. Und möglichst durch den kurzzeitigen Effekt, den Sie dann ja haben in der Wirkung, die negativen minimieren. Aber das müsste man dann messen gegenüber anderen Verfahren. Bei Galvanik ist es ja klar.

Dr. U. Knop:
Bei der Injektions-Elektro-Therapie war die Idee so, den Strom sehr schnell und sehr konzentriert in einen Bereich zu bringen, anfangs nur mit 10 Hz moduliert als Spherics-Signal. Wir haben gesagt, wir müssen es schaffen, ein solches Signal tiefenwirksam auch greifbar zu machen. Die Effekte waren dann, dass wir sahen, dass die Patienten in der Reihe, wenn wir über den M 36 den Strom mit der Nadel einfließen ließen, regelmäßig Geschmacksveränderungen im Mund verspürten. Regelmäßig besser als nur mit der Nadel ohne Strom. Das war bei HAMMER ähnlich. In der Hinsicht wollten wir schon kurzfristig arbeiten, 5, 10, 20 Sekunden.

Die Überlegung bei der Mittelfrequenz ist ja auch die, dass wir die Tiefenwirksamkeit erreichen. Wir kennen es auch von Magnetfeldern. Da sind die Arbeiten von LUDWIG und auch von WARNKE, da ist auch KÖNIG mit dran beteiligt. Wir brauchen Trägerfrequenzen, um überhaupt tiefenwirksam ein Magnetfeld erzeugen oder ein Signal wirken zu lassen. Erst seitdem die Trägerfrequenzen eingesetzt werden, sind gewisse Ergebnisse reproduzierbar geworden im Bereich der Magnetfeldtherapie. Weil die langen Wellen z.T. gar nicht in der Lage sind, alle diese Wirkungen im Körper zu erzeugen. Erst wenn man wechselnde Trägerwellen verwendet, meistens wird 10 kHz eingesetzt, dann ist dieser Eigenwechsel auch wirklich in dem Volumen wirksam. Dann sind wir, wie auch MAIERSKI sagt, im Bereich von Resonanzen. Aber die Frage ist, treten Resonanzen immer nur mit Magnetfeldern auf?

Es wurde im Rahmen einer weiteren, lebhaften Diskussion darüber nachgedacht, ob vielleicht neben Kassenpatienten auch an Privatpatienten zu denken sein sollte sowie auf die Entwicklung im Bereich der kassenärztlichen Versorgung, die breiten Raum einnahm.

Dr. Maierski,
Orthopäde und Sportmediziner, Ludwigshafen:
Die Kassen schleichen sich mehr und mehr aus der Verantwortung.
Es sollte marketinggerecht und zielgruppengerecht gedacht werden, sonst ist es das Aus für die Elektrotherapie.
Man sollte mehr an die Privatpatienten denken, die auch mehr bereit sind, Geld für ihre Gesundheit auszugeben.
Es gibt sogar ein Urteil, das müssen Sie sich auf der Zunge zergehen lassen: "Der Orthopäde wird deshalb in seiner Praxis so wenig bezahlt, weil er genügend Gelegenheit hat, durch andere Gebührenordnungen sein Einkommen auszugleichen. Das ist vom BSG bestätigt worden."
Wir müssen uns dagegen wehren, wir müssen dem Patienten eine saubere Therapie anbieten, aber nicht umsonst, und dann funktioniert es.
Man muss es sich vorstellen: Die Selbstmedikation im Arzneimittelbereich liegt bei 70%, d.h. das, was wir verordnen, interessiert den Patienten nicht. Der kauft sich die Medikamente selber. Und ein guter Apotheker hat alles in seiner Apotheke drin.

Dr. U. Knop wendete sich mit der Frage an die Teilnehmer, was sie sich für die Zukunft vom Arbeitskreis wünschen.

Herr Reinbrecht sagte, er würde erst einmal gern längere Studien in der Sanitätsstelle der Bereitschaftspolizei machen und Salben oder andere Medikamenten suchen, die in der Kombination mit der MET optimal anwendbar wären. Interessant wäre dabei auch die Verwendung von Nahrungsergänzungspräparaten, womit wir vielleicht die Gesamternährungslage verbessern.

Dr. U. Knop:
Hier wären die Sanuzella-Präparate von Dr. Wolz, nach dem Prinzip von SEEGER hergestellt, hochinteressant.
Aber was wäre für die MET-Methodik noch notwendig?

Dr. Karsch:
Wir sollten auf zwei Wegen vorgehen. Den Kassenaspekt kann man zur Zeit nicht vernachlässigen, obwohl sich das allein erübrigen wird, und der andere Aspekt ist, dass, wo wir ja schon den Ansatz haben, im Grunde genommen diese privaten Zielgruppen dadurch erschließen, dass wir bei den verschiedenen Therapiearten, ich will mal sagen, a) weil wir es dem Patienten schuldig sind und b) weil es auch noch marketinggerecht in den Trend passt, gewisse wissenschaftliche Arbeiten meinetwegen mit Prof. POPP oder Dr. WARNKE machen, wir im Grunde genommen die Elektrotherapie dem Privatsektor und somit dem Privatpatienten erschließen. Und da ist es natürlich so, das sind erstmal viele Patienten natürlich mit Schmerzen, das wird die Kasse für die armen Leute ja sicher noch eine Weile bezahlen, aber dieser andere Sektor des ganzheitlichen Konzeptes ist ja sowieso von den Kassen schon abgelehnt. In diesem anderen Sektor, da ist viel zu tun. Ich meine, man muss nur erkennen, wo die Parameter liegen, auf denen wir arbeiten sollten. Das ist in der Tat dann wieder eine Wissenschaft, nämlich einmal diese Geschichte mit dem Strom, die wir ja weitgehend haben und dann vielleicht jetzt diese andere Seite, was wir mit den verschiedenen Stromsorten eben noch therapiegerecht dem Patienten erschließen können. Und das kann man dann ja auch sagen, und ich glaube, da sind Sie auch mit die ersten, oder wir, die das im Grunde tun werden, und das ist ja ein Zeittrend durchaus. Und wenn wir das machen, dann können wir nur richtig liegen. Denn wir liegen so oder so dann im Trend.

Dr. Maierski:
Ich würde Ihnen dieselbe Strategie empfehlen, dieselben Anwendungsbereiche, die mit der Bioresonanz zur Zeit stattfinden, dieses Ziel sich zu setzen und das zu erreichen; d.h. die Möglichkeiten, nicht-invasiv von außen in den Körper reinzugehen und ihn zu stimulieren, in Bereiche hineinzubringen, wo er sich im Gesundheitslevel befindet, das ist eigentlich das Hauptziel, ohne dem Körper zu schaden.

Doz. Lange:
Die Indikationen herauszuarbeiten, die Abgrenzung zu TENS. Warum gerade Mittelfrequenz. Das sauber herausarbeiten. Ich arbeite schon 20 Jahre mit der Mittelfrequenz. Und damals war es gar nicht so einfach, zu Indikationen zu kommen. Mein damaliger Chef Prof. EDEL sagte, von der Epilepsie bis zum Hühnerauge, das kann nicht gut gehn. Das aber kann man fast in allen Elektrotherapie-Publikationen der anderen Firmen nachlesen; das ist einfach nicht richtig und nicht wahr. Ich bin wirklich froh, dass wir hier endlich mal einen anderen Weg gehen und die Wahrheit suchen. Auf jeden Fall müssen wir intensiver noch über die Frequenzen in den einzelnen Zeitbereichen forschen.

Dr. U. Knop:
Wir werden jetzt sehen, was auch im oberen Bereich der Trägerfrequenz passiert, insbesondere bei den Superpositionen, die auf einmal auftauchen. Wir wollen jetzt die nächst geringere Zeiteinheit für die Modulation des Plateaus hinzunehmen, und dann wird die Arbeit mit WARNKE interessant sein und auch vor allen Dingen mit LUDWIG, der auch seine Promotion und seine Habilitation im Bereich der Spherics gemacht hat, ob es vielleicht interessant wäre, Schumann-Resonanzmuster in das Plateau mit einzubauen.

Wir können Wellen erzeugen, die harmonisierenden Effekt haben, die direkt Resonanzen zu Zellkernstrukturen aufbauen, die sind aber technisch sehr aufwändig. Wenn man es wirklich so sieht, wie der Wissensstand so ist bei den Biophysikern, die allmählich etwas hoffähiger werden, dann müssen wir Resonanzscanner haben, d.h. wir sind in dem Bereich bis runter zu Angström, wo Strukturen, die hier da sind, stimuliert aber auch zum Teil wieder gelöscht werden können; wir bewegen uns so im Bereich der Zellmembran-Cluster und der Hohlraum-Standwellen. Auch wenn wir hier Ansätze sehen, und das muss ich jetzt ganz klar sagen, um auch der Diskussion wieder ein bisschen den wissenschaftlichen Boden unterzuschieben, wir sind in den Bereichen, wo man wirklich sagen kann, wissenschaftlich gesehen ist es Scharlatanerie, wenn man ohne biophysikalisch exakte Grundlagen Therapien irgendwelche Wirkungen zuschreibt, die die Therapie an sich gar nicht haben kann und vermeindliche Wirkungen dann doch eher dem Placebo-Effekt zuzuordnen sind. Es werden Vermutungen angenommen, und diese Vermutungen werden leicht technisch umgesetzt. Wir denken aber gar nicht daran, dass die wirklichen technischen Wellen, die wir verwenden, hunderttausend Dämpfungen an den Grenzschichten gegenüberstehen und somit diese Phänomene in Wahrheit in dieser Qualität einfach technisch nicht erreichbar sind. Und ich weiß, wovon ich spreche. Wir haben 1989 die Akupunkturdiagnostik zum ersten Mal reproduzierbar messtechnisch erfasst. Wir hatten große Probleme mit dem Stand der Technik, mit dem, was an Schaltteilen weltweit zu kriegen ist, diese Qualität überhaupt zu erzeugen, damit wir das reproduzierbar in Serie bringen können. Obwohl wir die Charakteristika des Umlaufs und die Periodensynchronität der einzelnen Akupunkturrhythmen zweifelsfrei messtechnisch belegen konnten. Aber das in eine Serie reinzubringen, war bis dato unmöglich, weil es einfach an der Technik gehapert hat. Die andere Seite ist aber, wenn man auch Stromtherapie immer noch belächelt, dass wir eben mit einem Therapeutikum in einem System zwecks eines ganz bestimmten Effekts eingreifen, um hier eine Situation, eine Lage zu ändern und diese therapeutisch soweit zu nutzen, dass der Körper auch in der Lage ist, sich wieder zu rekonstruieren. Das würde z.B. im Bereich des Lösens von Blockaden auch der Fall sein. Nur, es geht mir darum, das mal abzugrenzen, was soll die MET leisten. Die MET, die amplitudenmodulierte MF, ist angetreten eigentlich als eine klassische Elektrotherapie. Natürlich könnte man sie erweitern in eine biophysikalische Therapie, aber das wäre eine Erweiterung in eine ganz andere Ebene. Dann könnte es sehr wohl sein, dass wir auch die ganzen Frequenzparameter alle völlig neu überdenken müssen. Denn dann müssen wir auch dort unterscheiden, wo müssen wir eine Potentialschwelle überspringen oder wo müssen wir harmonisieren durch gleiche Effekte. Dann haben wir das Simili-Prinzip wieder zu berücksichtigen. Dann müssten wir aber auch mit einer Exaktheit arbeiten - Widerstände mit 5% Streubreite, das ist technische Realität. Und jeder, der was anderes erzählt, sagt nicht die volle Wahrheit.

Da ist die Homöopathie weiter, die hat die Probleme der Widerstände, Kriechströme usw. nicht.

Dr. Karsch:
Lassen Sie uns doch eben erst das, was wir haben, technisch umsetzen und Versuchsreihen machen. Dr. Lange kann uns da ja auch mithelfen. Ich denke, dass man mit gewissen Hertz-Zahlen Versuche macht, die man als Trägermodulation oder irgendwie aufmoduliert. Wir haben ja verschiedene Einstellungsmöglichkeiten bei dem Muskeltraining, was ja Langzeittraining ist, verschiedene Einstellungen einfach mal, wo wir gewisse positive oder negative haben - also bei den positiven würde ich anfangen. Gleichfalls sollte man die Nebenwirkungen detailliert dokumentieren, und wenn wir Vermutungen haben, dass wir da einfach mal Versuchsreihen machen. Ich habe eine Physiotherapeutin angestellt, die nur dafür da ist. Die kann entsprechende Versuchsreihen machen, dass man da mal genauer was sieht.

Prof. Schulte-Ufer:
Sie haben eben von Nebenwirkungen gesprochen. Das ist ein Gebiet, das mich immer interessiert hat. Nicht, um die Nebenwirkungen festzustellen. Ich habe das Gerät ganz anders eingesetzt. Ich habe gedacht, da ist nicht nur die Muskelpumpe da. Wenn ich das einsetze, da muss noch was anderes sein. Wenn ich Salben eingerieben, einmassiert habe, dann hat mich nicht nur interessiert, liegt das jetzt daran, dass ich 10 Minuten den Muskel innerviert habe. Wenn ich das Gerät weggelassen und die Salbe nur so eingerieben habe, war der Effekt nicht da. Liegt das jetzt wirklich nur an der Muskelpumpe? Oder kann da eine Art Pseudo-Iontophorese entstehen?

Dr. Karsch: Theoretisch ja.

Prof. Schulte-Ufer:
Und da meine ich, das Gerät geht auch über andere Frequenzen, weiter, als man im Moment überhaupt weiß.

Dr. Karsch:
Also, wenn ich Schmerztherapie mache, nur z.B., dann gebe ich zum Teil auch Impletol dazu und homöopathische Medikamente. Und mich interessiert als Pragmatiker gar nicht so sehr, was sich im einzelnen tut, das sollte man zwar eigentlich machen... Mich interessiert erst mal, wie ich schnell und möglichst

schadlos für den Patienten diesem helfen kann. Da kommen manche Effekte raus, die man sich nicht erklären kann.

Prof. Schulte-Ufer:
Wenn ich Traumeel so injiziere, habe ich nicht die Wirkung, als wenn ich das Gerät mit einsetze.
Sind das nicht vielleicht Nebenwirkungen, die keine Nebenwirkungen im negativen Sinne sind, sondern Heilwirkungen? Es gibt da auch z.B. Oxybilt. Das geht mit dem Gerät besser. Zwischen den Elektroden trage ich das Präparat auf. Es ist phantastisch gut.

Dr. U. Knop:
Ich habe vor einigen Jahren auf Einladung der Österreichischen Apothekerkammer in Wien über Hautbelastungen gesprochen; hier war auch Prof. FÜHRER, Kolloidal-Chemiker, als Referent anwesend. Er zeigte auf, dass man das ganze herkömmliche Hautmodell schlichtweg vergessen kann, da nie die wirklichen thermodynamischen Komponenten und die Kolloidal-Chemie berücksichtigt wurden. Seine Forschungen der letzten Jahre zeigen ganz andere Einschleusungsmechanismen. Wir können also im Zusammenhang mit der MET und der JET durchaus von einer Pseudo-Iontophorese-Wirkung sprechen.

D. Waibler:
Ich kann mir vorstellen, dass man versuchen müsste, das elektromagnetische Feld, das sich aufgrund der Wechselströme im Gewebe aufbaut, darzustellen, herauszufinden, wie stark das wirkt, wo es wirkt und ob es eine Resonanz bildet. Ich glaube nämlich, dass da eine Resonanz entsteht und die Resonanz, die wahrscheinlich körpereigen ist, zelleigen, dass man die verbessern könnte, wie man wo einstellt, wieviel mW usw. Vor allem auch, wie sich das auf die thermochemischen Verhältnisse auswirkt, und das wiederum auf die Ansprechbarkeit neuraler Strukturen in diesem Gebiet. Es wurde davon gesprochen, dass man mit viel Energie reingeht und damit analgetische Effekte erzielt und dann motorische Effekte. Das sind gewisse Unterschiede, die man selbst spürt, wenn man das anlegt. Ich kann mir vorstellen, dass da verschiedene chemische Vorgänge verändert werden. Und wenn man wüsste, bei wieviel mW Veränderungen eintreten, dann könnte man das Gerät optimieren in Richtung einer Art Feedback oder Regelkreisoptimierung. Wir haben bei bestimmten Einstellungen manchmal eine Art Superposition gemessen, wir haben das mit Neurologen schon etwas weiter verfolgt. Wir müssen sehen, was herauskommt.

Dr. U. Knop:
Könnten Sie sich vorstellen, dass man diese Superposition, wie Sie sie bezeichnet haben, rechnerisch erfassen kann und dann als Einstellparameter im Regelkreis wieder zur Dosierung nehmen könnte?

D. Waibler:
Das wäre die Frage. Man kann praktisch herangehen und das Ersatzschaltbild mit einer aktiven Welle versehen. Da hätte man Nerven.
Und dann eine Batterie dazu, die impulsmäßig was abgibt. Aber die sind ja wieder abhängig von den verschiedenen Geräteparametern. Dies müsste man als theoretisches wie auch praktisches Modell aufbauen.

Dr. U. Knop:
Das könnte ich mir vorstellen. Es sind ja grundlegende Arbeiten auf der biophysikalischen Seite gekommen bezüglich der Aufbündelung der DNS unter ganz bestimmten physikalischen Gesichtspunkten. Das hat POPP damals gemacht im Rahmen der Molekularbiologen unter Prof. Theurer. Die haben gezeigt, dass unter bestimmten Frequenzen elektrochemische Vorgänge verändert werden, dass die DNS sich schnell aufspult oder nicht.
Wenn wir mit POPP ein solches Untersuchungsmodell aufbauen können, könnten wir ggf. die Biophotonen-Aktivität als Mass des "Wohlfühlens" eines Systems heranziehen. Wohlfühlen heißt für uns Bioniker, dass ein System energiearm und möglichst verlustfrei arbeitet - also "in-takt", "heil", "gesund" ist. Ich halte es für sinnvoll, wenn wir durch parallele Untersuchungen diese Superposition genauer definieren und bewerten könnten. Und da mal schauen, ob die Superposition ungefähr den entsprechenden Biophotonenaktivitäten des lebenden Gewebes entspricht. Ich kann mir durchaus vorstellen, dass die hereingehenden Frequenzen eine gewisse Streuung haben, aber die Superposition wäre dann auch rechnerisch ein schnelles Medium, was man abgreifen könnte, um dann die individuelle Dosierung zu machen.

D. Waibler:
Das wäre eine Bereicherung. Ich arbeite oft auch neuraltherapeutisch. Da hat man doch Syndrome, L5/S1 gequetscht, innen kann ich nicht rein, aber ich kann außen die Elektroden auflegen, an den abgehenden Nerv. Dann kennt man doch die ganze Strecke. Das zieht in den "Hintern" rein, myogelotisch oder das geht runter bis in die Zehe rein, und dann habe ich aber gleichzeitig auch noch Reflexe, die oben zum Kopf gehen. Wenn ich die Frequenz richtig finde, für den Typ, und massiere leicht hoch, was ich unter normalen Umständen nie schaffen würde, lösen sich die ganzen Strecken. Das ist so eine Art Reflexarbeit. Gleichzeitig würden osteopathische Effekte nach innen auftreten.

Dr. Maierski:
Wir machen das durch die Elektro-Massage-Wirkung der MET, was auch gleichzeitig eine Art Lymphdrainage ist, und beseitigen so das Entzündungsoedem und es wird wegtransportiert. Und unterstützen das noch mit Kochsalzlösung, die wir paravertebral infiltrieren, die den Ausschüttungseffekt unterstützt, so dass Sie kein Kortison mehr brauchen. Was wir dann noch machen, die Entblockierung der HWS. Wenn sie oben Blockierungen haben, macht die LWS immer Ausweichbewegungen. Auch umgekehrt.

Wir machen grundsätzlich bei diesen ganzen Lumbalsyndromen noch neurologische Abklärungen. Wir wollen sehen, ob nicht irgendwo noch ein Wurzelkompressionssyndrom ist, machen bei schlimmeren Fällen Computertomografie oder auch Kernspin und, das hat die Untersuchung bestätigt, dass 20% der Bevölkerung sogenannte stumme Bandscheibenvorfälle hat, die merken gar nichts, die dann unters Messer geraten und bei mir wird einer erst operiert, wenn er gar nicht mehr kann, wenn er Blasen-/Mastdarmstörungen hat oder das Bein so stark gelähmt ist, dass er nicht mehr gehen kann.

Ansonsten konservativ mit der von Ihnen beschriebenen MET-/ JET-Methode, und der Ergänzung mit unserer eigenen kriegen wir 99,9 % wieder auf die Beine, das ist so und das ist hochinteressant.

Es wird viel zu viel operiert. Interessant ist, dass die erste Bandscheibenoperation 1937 stattgefunden hat. Was haben die Leute vorher gemacht. Die haben gar nichts gemacht. Die haben sich wieder bewegt, raus aus dem Bett. Als die Stufenbettlagerung kam, begann das Elend.

Sr. Nothacker,
Klinik für Sportverletzte Hellersen:
Mir wäre es auch noch mal wichtig, die Indikationsabgrenzung zu vertiefen. Wir benutzen zur Zeit die MET mit der Akupunktur gleichzeitig. Wir haben den Vorteil, dass wir in der Klink sehr viel Zeit für den Patienten haben. Für zu Hause haben wir nicht mehr so große Probleme, auch wenn wir die konventionellen TENS-Geräte verschreiben. Die Patienten werden eingewiesen in das Gerät, kommen regelmäßig zur Nachkontrolle mit dem Gerät, die ersten Male alleine, hinterher auch zu Gruppengesprächen. Wir nehmen auch die computergesteuerten TENS-Geräte, wo wir nachkontrollieren können, ob die Patienten das auch zu Hause benutzen, wie lange sie es eingeschaltet haben usw. Wir können damit die Parameter für uns regulieren. Das ist besonders am Anfang wichtig bei Leuten, bei denen wir den Verdacht haben, dass die zwar kommen, sich gern unterhalten, aber selber machen wollen sie nichts. Die sagen dann, das Gerät bringt nichts. Liest man es dann aus, dann haben sie es nur einmal für 10 Minuten in zwei Wochen angehabt.

Wenn wir das neue Gerät einsetzen, was in der Miete ja höher liegt gegenüber dem TENS, dann müssen wir die Vorteile gegenüber anderen Geräten wissen. Bei den akuten Sachen wissen wir das genau, da wirkt die MET hervorragend gut. Wenn wirklich akute Verletzungen da sind, Traumata, Prellungen o.ä., ist die MET absolut optimal.

Aber bei den chronischen Sachen und degenerativen Problemen, das weiß ich immer noch nicht richtig einzuschätzen. Mir fehlt da einfach noch viel praktische Anwenderhilfe.

Dr. U. Knop:
Da ist Dr. VANNAHME jetzt gefordert. Der hat mit über 350 Patienten klinische Erfahrungen über fast drei Jahre gesammelt.

H. Gromer:

Ja VANNAHME hat in seiner eigenen Praxis und im Verbund eines Ärztezentrums mehrere Geräte stehen, unabhängig von den Verschreibungen, die er macht, ungleich mehr Erfahrungen noch gewonnen. Auch mit Kollegen im Gespräch aus einer anderen Sparte. Das Problem ist immer nur: So ein Sack voller Erfahrungen. Wann hat man Zeit, diesen Stoff zu ordnen. Ich habe schon angeboten, anhand eines einfachen Stichwortkalalogs wie bei einer Initialzündung das von verschiedenen Seiten zu regeln. Und das im Rahmen eines Rasters aufgrund der Erfahrungen zu ordnen und als praktischen Leitfaden zu erstellen. Das ist aber auch immer eine Frage der Abgrenzung. Z.B. Querschnittsgelähmte. Denen hat man schon verschiedene Geräte verschrieben auf Dauer. Da ist es tatsächlich so, ob jenseits der noch möglichen Aktivierungen der Muskeln in der Tiefe mittels des MET-Gerätes noch eine Regenerierung stattfinden würde. Da weiß auch keiner, mit welcher Kombination von anregenden Frequenzen das zusammenhängt. Da gibt es doch tatsächlich viele konkrete Ansatzfälle, wo andere Geräte ausgeschieden sind, die die Kasse auch schon gezahlt hat und dann doch schlussendlich immer wieder die MET eingesetzt worden ist, weil es einfach keine Alternative gab.

Es lohnt sich schon, da noch mal ein bisschen nachzugehen, und dass Sie es auch aus der Praxis heraussagen, würde ich meinen, das sei eine notwendige Aufgabe. Und von dem, was verkauft wird, da leben wir ja auch irgendwo.

Th. Wirth:

Die Intentionen die ich habe, sind in der Praxis. Ich würde mir im Moment für mich und für meine Kollegen vorstellen, dass der Wissensstand, der da ist, erst mal an den Markt gebracht wird, und ich denke, die Modelle, die beide da sind, kann man beide verwenden. Wir haben einen Stammtisch von 6 Ärzten, denen kann man das anbieten. Dann müsste man wissen, wie es geht. Es müsste sofort ein Modell greifbar sein. Die sind auch begeisterungsfähig, eben auch aus der Not heraus, da sie vieles nicht mehr abrechnen können oder glauben, es nicht zu können. Und aus der Not heraus die Probleme da sind und gelöst werden müssen. Die kennen die Möglichkeit noch nicht, da bin ich überzeugt. Ich habe nämlich mit einigen gesprochen. Jetzt müsste man es erst mal richtig an die Basis bringen. Über die Basisarbeit ist es erstmal ganz wichtig, dass das, was bereits da ist, die guten Erfahrungen umzusetzen.

Da geht es gerade um die Indikationsabgrenzung, dass man sich wirklich beschränkt auf ganz wenige. Ich habe genauso angefangen. Dass ich im Moment nur drei Indikationen überhaupt behandele und die dann häufig, dass ich etwas Erfahrung bekomme, dass ich auch die Punkte gut kennenlerne und was da passiert. Ich habe mir vorgenommen, dass ich das erst nicht extensiv ausdehne, sondern nur wenige, und die dann richtig und intensiv, dass man das genauso anlegt, für den Kollegen ausgewählte, häufig vorkommende Indikationen, die uns immer wieder vor Probleme stellen. Z.B. der Tinnitus, den muss man unbedingt mit dazunehmen. Das ist eine Crux, wo alle gern ausweichen. Da könnte man viel Lob ernten. Die Patienten sind ja schon zufrieden, wenn die Geräusche nicht mehr so laut sind und wir ein paar Medikamente wegnehmen könnten.

Prof. Schulte-Ufer: Wenn Sie beim Tinnitus was erreichen, dann füllen Sie die Praxis.

Th. Wirth: Bestimmte Probleme werden sicher noch gelöst durch uns.
Da gibt es schon bestimmte Themen, wenn man das an ein paar Indikationen festmacht, d.h. wir haben da jetzt eine Möglichkeit, dann springen die sofort an.

Dr. U. Knop:
Das war ja auch das Ergebnis, was der Kollege WILL vom ärztlichen Qualitätszirkel in Köln gesehen bezüglich der JET bei Lumboischialgien und Zervikobrachialsyndrom/Migräne hat. Er und seine Kollegen sind ganz gezielt rangegangen und haben gesagt, 131 Patienten haben wir unter Praxisbedingungen. Die Ergebnissse waren so, dass wirklich unter klarer Diagnose und klarer Indikationsstellung und richtiger Anwendung vollständige Genesungen da waren. Nicht bei 10 oder 20 Behandlungen, sondern 4,6 im Durchschnitt. Es war eine vollständige Genesung eingetreten; sicher, regelmäßig und schnell.
Ich will versuchen, dass Dr. WILL die Studie noch etwas ausgiebiger zusammenstellt, wie er es genau an jedem einzelnen Patienten gemacht hat. Denn die Zeit ist da sehr interessant. Das haben wir nicht vereinzelt, sondern öfter gehört. Dass wirklich in einem großen Bereich, jetzt abgesehen von der Injektionsmethode, sondern mit der neuen MET-Generation, dem AmpliMed-synchro, durchschnittlich nur 4 bis 6 Behandlungen bei bestimmten Problemerkrankungen auch wirklich sehr gute, hochsignifikant sehr gute Ergebnisse bringen. Was natürlich auch dazu geführt hat, die Gespräche, die wir auch auf der practica geführt haben, dass auch die Positionen EBM da gerade noch mal interessant sind. Bzw. ab dem Zeitpunkt dann die Rezeptierung. Aber das werden wir noch zusammenstellen.

Doz. Lange:
Damit können wir den offiziellen Teil schließen. Wenn Sie uns das, was Sie an Grafiken gehabt haben, als Fotokopie zuschicken können, wäre das uns sehr hilfreich. Wir werden ein Gesamtprotokoll daraus machen und es jedem Teilnehmer nach der Zusammenstellung zuleiten.
Vielen Dank für Ihr Kommen.

Dr. Karsch:
Ich glaube, Herr Knop, im Namen aller sagen zu können, wir können uns alle bei Ihnen für die "Heilstrom"-MET und die "Turbo"-JET bedanken.

Kapitel 9

MET - Die neue Modulations-Elektro-Therapie nach KNOP
Die neuen Erkenntnisse der letzten Jahre sind nun definierbar

---

Nach mehrjähriger Arbeit konnten wir endlich alle Erfahrungen und experimentellen Ergebnisse aus Forschung, Klinik und Praxis zusammentragen und die Wirkungsparameter für die MET klar und sicher definieren. Schwierig zeigte sich dabei jedoch die Wahl der Begriffe; denn im eigentlichen Sinne haben wir es nach SENN bei Mittelfrequenz-Strömen nicht mehr mit Reizungen zu tun, sondern mit Aktivierungen. Trotzdem mussten wir, um des Verständnisses wegen, von Reizstrom-Komponenten sprechen. Wir haben hier jedoch immer den Begriff "MF-Reizstrom" gewählt, denn es liegt keinerlei Reizstrom als Strom vor, nur die Frequenzen der Hüllkurven sind denen der NF-Reizströme ähnlich. In der Folge soll nun der Stand des Wissens dargestellt werden:

Die MET-Systeme können sowohl zur systemischen und <u>erstmals auch lokalen</u> Schmerzlinderung und -begrenzung im tiefen Gewebsvolumen als auch zur direkten quasi-physiologischen Muskelaktivierung eingesetzt werden. Besonders kombinierte Schmerzsyndrome unter gleichzeitiger Beteiligung von Nerven und Muskeln im Zusammenhang mit Raumforderungen lassen sich somit äußerst schnell und nachhaltig auf lokaler und systemischer Ebene synchron behandeln. Außerdem kann es gezielt den Aufbau atrophischer Muskeln und die Wiedererlernung von Bewegungsabläufen unterstützen.

Es ergeben sich mehrere Einsatzgebiete:

1. Intensive Muskeltonisierung durch **MF-Schwellstrom** bei z.B. Muskelatrophien, inaktivitätsbedingt oder nach inkompletten, peripheren Nervenläsionen

2. Schmerzfreie Muskelstimulation mit folgender reaktiver Muskeldetonisierung durch Kombination von **MF-Schwellstrom** mit **MF-Reizstrom**, z.B. zur Behandlung von Muskelketten-Syndromen, bei Muskelspasmen oder bei schmerzhaften Muskelverspannungen (Hartspann)

3. Behandlung akuter oder chronischer Schmerzsyndrome (vertebragener, neurogener, arthrogener oder myofaszialer Genese) durch Kombination von **MF-Reizstrom** mit **MF-Schwellstrom**, z.B. bei radikulären oder pseudoradikulären Syndromen, bei Neuralgien, bei Weichteilrheumatismus oder Fibromyalgien, bei degenerativenoder auch entzündlichen Gelenkerkrankungen (Arthralgien, Arthrosen, Arthritiden), Periarthropathien oder Enthesiopathien (Bursopathien, Tendinosen, Tendoperiostosen, Myotendinosen oder Myalgien)

4. Behandlung akuter und chronischer posttraumatischer Schmerzzustände durch **MF-Reizstrom** z.B. nach Kontusionen und Distorsionen, auch postoperativ z.B. nach Amputationen zur Ausschaltung lokaler rezeptiver Schmerzfelder

---

Der Einfluss auf den Organismus:

1. Tiefenwirksame Schmerztherapie:
Ohne eine funktionelle Nervenerschöpfung durch reine Nervenstimulation herbei-
zuführen werden einerseits im Sinne einer Gegenirritation (Gate-Control) schnelle
Schmerzsignale überdeckt und die zentrale Ausschüttung von Neurotransmittern
aktiviert; andererseits kommt es bereits auf Membranebene zur lokalen Hemmung von
Nozizeptoren und von C-Fasern durch die tiefenwirksame Durchströmung.
Gewöhnungs- und Akkommodations-Probleme sind hierbei prinzipiell ausgeschlossen.

2. Reaktive Muskelaktivierung:
Ohne eine funktionelle Muskelerschöpfung durch nervale Muskelstimulation herbeizuführen, werden einerseits Muskelfasern auf Membranebene direkt angesprochen, und
es wird eine quasi-physiologische Muskelaktivierung erreicht (Provokation einer spontanen, muskelfaserspezifischen reaktiven Eigenaktivität);andererseits kann durch das
Zusammenspiel von sensorischen und motorischen Aktivitäten eine gezielte Muskeltonisierung mit nachfolgender Detonisierung und führt somit zur Wiederbelebung bewe-
gungs-physiologischer Wechselwirkungen.

3. Physiologische Gewebsmembranauflockerung:
Durch die mittelfrequente De- und Repolarisation aller Membranen im durchströmten
Gewebe steigt die intra- und extrazelluläre Mikrozirkulation. Über sekundäre Effekte der
Muskelaktivität hinaus (Förderung von Blutzirkulation und Lymph-rückfluss) kommt es
zur Verbesserung der Gewebsernährung, Zurückbildungvon Entzündungen,
Beschleunigung der Heilung und des Wiederaufbaus von Geweben, Vermeidung bzw.
Lösung von Gewebsadhäsionen.

Physiologie der Mittelfrequenz

Begriffsbestimmung der Mittelfrequenz (MF)
In der Medizin wird der MF-Therapie das Wechselstromfrequenzspektrum
zwischen 1000 Hz (1 kHz) und 100.000 Hz (100 kHz) zugeordnet. Die Grenzen
zur Nieder- (NF) und zur Hochfrequenz (HF) sind nicht willkürlich gezogen,
sondern hängen von einer **Änderung des Verhaltens von Muskeln und Nerven** auf den elektrischen Strom ab: Wird bei niederfrequenten Impulsfolgen
jeder Stromstoß ("Reiz") mit jeweils einer Erregung (einer Muskelzuckung oder
einer Nervensensation) beantwortet, gilt dieses Prinzip der perioden- bzw.
impulssynchronen Erregung ab etwa 1000 Hz nicht mehr. Ströme des
Hochfrequenzbereichs entfalten auf neuromuskuläres Gewebe keine
(motorische) Reizwirkung mehr; hier dominieren, auch therapeutisch (Kurz-
/Mikrowelle) und chirurgisch (Diathermie) genutzt, Wärmeeffekte.

Gildemeister-Effekt
Der Leipziger Physiologe Gildemeister schuf den Begriff Mittelfrequenz und
veröffentlichte 1944 abschließend seine Beobachtungen. Danach ist ab einer
Frequenz von 1000 Hz der Impuls einer Wechselstromperiode zu kurz für den
Zeitbedarf von Nerv und Muskel. Zwar kann ebenfalls eine fortgeleitete

Erregung ausgelöst werden, aber erst, nachdem bereits mehrere Perioden abgelaufen sind. Die Reizwirksamkeit erst einer Vielzahl von Einzelperioden durch **"Reizsummation"** wird daher als *Gildemeister-Effekt* bezeichnet.

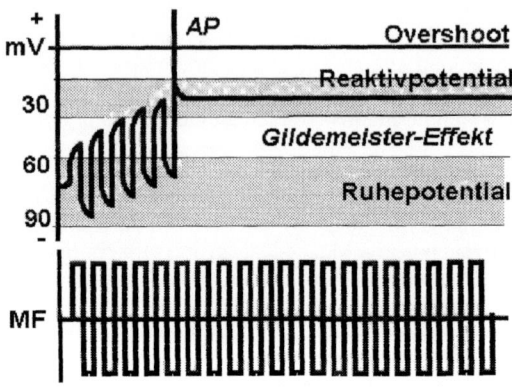

Abbildung 55

Im Gegensatz zur NF-impulssynchron erzwungenen Auslösung von Aktionspotentialen kommt es bei MF nach der Perioden-summation zu einer einzigen Aktionspotentialauslösung, die in der Folge in ein hoch reaktives Dauerdepolarisationsplateau mündet und verbleibt, solange der MF-Strom fließt.

Grundlagen der Mittelfrequenz-Wirkung

Mehrere Schüler Gildemeisters versuchten in den folgenden Jahrzehnten, den Mechanismus der Membrandepolarisierung durch MF-Strom und dessen Reizprinzip zu klären. Nach **WYSS** verschmelzen rasch aufeinander folgende Perioden an der erregbaren Membran; es kommt zunächst zu einer reversiblen Na^+-Ionen-Durchlässigkeit und zu einem Absinken des Membranpotentials. Über diesen Vorgang der **"reaktiven Depolarisation"** wird nach weiterer Erhöhung der Na^+-Ionen-Durchlässigkeit eine Erregung ausgelöst.

Nach *Pflügers "Gesetz der polaren Erregung"* wirkt eine negative Halbwelle eher auslösend, eine positive Halbwelle hemmend. Theoretisch müssten sich bei einem exakt symmetrischen Wechselstrom die Wirkungen der aufeinander folgenden Halbwellen aufheben. Die Asymmetrie dieses Prozesses lässt sich neben dem linearen Verhalten verschiedener Ionen-Kanäle bzw. der Membranleitfähigkeit bei unterschwelligen Stromreizen dadurch erklären, dass die anodische Wiederverfestigung der Membran, thermochemisch bedingt, längere Zeit benötigt als die kathodische Auflockerung. Nach jeder Periodenfolge bleibt so eine geringe Membrandepolarisation ("Negativierung") zurück und wird dann solange aufsummiert, bis das kritische Membranpotential erreicht ist und als "lokale Antwort" ein Aktionspotential ausgelöst wird. Schon **GILDEMEISTER** dachte an eine Art physiologische "Gleichrichterwirkung" der Membranen.

Spezifischer "Reiz"mechanismus

Aktiviert man mit einem Mittelfrequenzstromstoß, der aus ca. 5 - 8 Wechselstromperioden besteht, so schießt das Aktionspotential aus der lokalen Negativierung heraus. Verlängert man die Stromzuflusszeit des Mittelfrequenzimpulses darüber hinaus, so klingt das Aktionspotential nicht wieder vollständig ab. Im Anschluss an seine abklingende Flanke bildet sich ein Plateau aus, das etwa die halbe Höhe des Spitzenwertes hat und solange hinausgezogen werden kann, wie der Strom fließt. Bei dieser reaktiven Dauerdepolarisation, die einer lokalen Negativierung an der Reizseite entspricht, handelt es sich um den primären und entscheidenden Mechanismus der Mittelfrequenz-"Reizung". So durchströmte Nerven oder Muskeln verhalten sich teilweise refraktär, ihre Membraneigenschaften können tiefgreifend verändert sein, ohne dass dies nach außen hin bemerkbar wird.

Wedenski-Hemmung

Mittelfrequent querdurchströmte Membranabschnitte entwickeln einen Zustand des andauernden Refraktärseins gegenüber erregungsauslösend wirkenden Einzelimpulsen. Dieser von **WEDENSKI** als Hemmung bezeichnete Membranzustand stellt sich unabhängig von vorangegangenen Erregungen auch schon bei unterschwelligen Reizen ein. Dadurch unerregbar gewordene Membranabschnitte einer Nervenfaser erklären auch die geringe sensible Belästigung und gute Verträglichkeit der MF-Ströme. Bei echter Querdurchströmung eines Nerven kann daraus eine Blockierung der Erregungsweiterleitung, therapeutisch nutzbar als lokale Schmerzhemmung, resultieren.

Reaktive Eigenaktivität

Dieser aktiv-biologische Hemmungszustand hebt auf der einen Seite die Reizwirksamkeit einzelner Stromschwankungen auf, andererseits schafft er nach **SENN** die Voraussetzungen für eine neuartige Dauerwirkung: Kontinuierlich fließender MF-Strom vermag eine "reaktive Eigenaktivität" der durchströmten Membran- und Gewebsbereiche zu provozieren. Dabei werden nicht nur Nerven und besonders Muskelfasern, sondern auch alle übrigen Gewebsstrukturen direkt auf Membran-, Zell- und Faserorganell-Ebene angesprochen. Anders als bei niederfrequenten Reiz- und TENS-Strömen kommt es so nicht zu einer rein nerval vermittelten und im Takt der Signalfrequenz erzwungenen, sondern zu einer spontanen, ganz ursprünglichen und harmonischen ("quasi-physiologischen") Erregung im Eigenrhythmus des jeweiligen Gewebes.

Bedeutung für die Therapie

Vielfache Vorteile der Mittelfrequenz

Durch das spezifische Reizprinzip der Mittelfrequenz werden Reaktionen nicht mehr durch einzelne Impulse und rein nerval vermittelt erzwungen, sondern sind Ergebnisse einer **"Reizsummation"**. Durch eine anhaltende Depolarisation der Membran resultiert so einerseits eine **Hemmung**, andererseits wird eine **reaktive Eigenaktivität**, insbesondere der Muskulatur, provoziert. Deshalb spricht man hier auch nicht von "Reizung" sondern von **"Aktivierung"**.

Vieles spricht dafür, dass durch mittelfrequenten Strom aber nicht nur klassische Erregungsvorgänge ausgelöst werden, sondern - wahrscheinlich abhängig von der Ausgangslage und der metabolischen Ausstattung des jeweiligen Gewebes - auch andere physiologische Prozesse tiefgreifend und direkt auf Membran- und Zellebene beeinflusst werden können.

Elektrophysiologische Vorteile der MF

- **Frequenzabhängig verringerter Hautwiderstand:**
  Bei 50 Hz beträgt der Hautwiderstand 3200 Ohm, bei 5 kHz noch 32 Ohm - MF-Ströme können daher praktisch ungehindert in den Körper eindringen. Erstmals können hohe Strommengen, therapeutisch sinnvoll und hochwirksam, auch in der Tiefe des durchströmten Gewebes genutzt werden
- **Nulliniensymmetrie ohne Elektrolysegefahr:**
  Bei den sehr schmalen, bidirektionalen Wechselstromimpulsen sind prinzipiell keine elektrolytischen Schädigungen unter den Elektroden möglich. Die Elektroden können direkt ohne Unterpolsterung auf die Haut aufgelegt werden
- **Apolares Wirkprinzip**
  Positive und negative Signalanteile folgen schnell an ein und derselben Elektrode aufeinander, die MF wirkt daher nicht rein kathodenpunktuell, sondern **apolar**, zwischen und unter beiden gleichwertigen Elektroden
- **Dissoziation der Schwellenwerte nutzbar:**
  Liegt bei 2 kHz die sensible noch vor der motorischen Reizschwelle, tritt ab 6 kHz die sensible Reizwirkung immer mehr zurück. Mit zunehmender Frequenz kommt es zu einer motorischen Reizung, lange bevor der Strom fühlbar wird. Die Mittelfrequenz ermöglicht Muskelkontraktionen, ohne eine sensible Belästigung auszulösen

---

"Volumen"-Therapie

Herkömmliche TENS- oder andere **NF-Reizströme** folgen einem polaren Prinzip; sie wirken daher ausschließlich punktuell und kathodenspezifisch und nur in geringer Tiefe. Diese Form der elektrischen Reizung umgeht die Rezeptoren und setzt erst bei sensorischen und motorischen Nervenfasern an. Als Applikationspunkte werden daher auch fast ausschließlich oberflächlich gelegene Nervenverlaufs- oder Austrittspunkte bzw. Trigger- oder MacKenzie-Points gewählt.

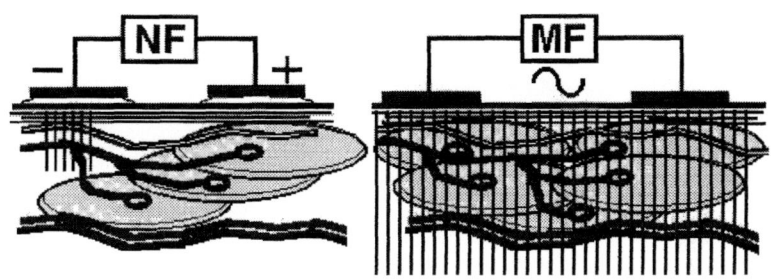

Abbildung 56

MF erfasst das ganze durchströmte Volumen und nicht nur nervale Strukturen direkt unter der Oberfläche. So werden mit der MF auch C-Fasern und Nozizeptoren wirksam erreicht.

Bei der Mittelfrequenz-**Aktivierung** jedoch wird das gesamte durchströmte Gewebsvolumen in der Tiefe therapeutisch wirksam und direkt erreicht.
Da ein apolares Wirkprinzip vorherrscht, kann die Elektroden-Applikation (d.h. Positionierung) sehr einfach und optimal nach den anatomischen Gegebenheiten erfolgen. Je nach Bedarf ist eine segmentale, eine Längs- oder Querdurchströmung möglich.

Sensible "Reizwirkung"

Das Einschalten des Mittelfrequenzstromes führt zu einer Prickelempfindung, die aber nicht wie bei der Niederfrequenz anhält solange der Strom fließt, sondern rasch abklingt, obwohl der Strom in dieser Zeit unverändert auch auf die sensiblen Nervenfasern einwirkt. Bei Erhöhung der Stromstärke erscheint die Prickelempfindung wieder, um anschließend wieder abzuklingen und so fort.
Grundlage dieser peripheren Hemmung ist, dass sich nach einer ersten Erregung an der Membran ein Plateau herausbildet (reaktive Dauerdepolarisation). Der Nerv, so zur Ruhe gekommen, verhält sich fast so, als werde er von Gleichstrom durchflossen, allerdings verbleibt diese Depolarisation nicht nur auf den lokalen Elektrodenbereich beschränkt, sondern erstreckt sich auf das ganze durchströmte Volumen. Dies eröffnet einzigartige Möglichkeiten der lokalen Schmerzstillung durch Nerven-"Querreizung".

Motorische "Reizwirkung" - Muskelaktivierung

MF-Ströme zeichnen sich durch eine besondere und direkte Wirksamkeit auf Muskelfasern aus. Auch an der Muskelfasermembran können unter Einwirkung eines mittelfrequenten Dauerstroms plateauförmige Depolarisationszustände, langsame Schwankungen des Membranpotentials und ein wiederholtes Auftreten immer neuer Aktionspotentiale beobachtet werden. Die durch Summationseffekt ausgelösten Aktionspotentiale führen aber nicht zu Muskelzuckungen im Takt einer "Reizstrom"-Frequenz, sondern es zeigt sich eine asynchrone Aktivität der motorischen Einheiten, die eine große Ähnlichkeit zur Willkürinnervation aufweist. Während einer solchen Kontraktion (physiologische Kontraktur) werden niemals alle Zellen eines Muskelverbandes gleichzeitig beteiligt, sodass physiologisch immer kontrahierte und nicht kontrahierte Zellverbände nebeneinander vorliegen (Tonisierung). Diese Muskelkontrakturen werden subjektiv als leichtes Druckgefühl und durchaus angenehmes Muskelwogen wahrgenommen.

Ähnlich wie das sensibel verspürte Prickeln klingt aber auch die Wirkung auf die Muskulatur ab, wenn der MF-Strom länger unverändert bleibt. Um diese Gewöhnung bzw. Adaptation zu vermeiden, muss ein mittelfrequenter Strom daher entweder ständig ein- und ausgeschaltet bzw. anderweitig in der Intensität verändert werden. Die durch Schwankungen herbeigeführten Aktionspotentiale unterliegen dann einer "Superposition" - nämlich dem neuromuskulären Summationseffekt an den motorischen Endplatten.

Veränderung durch Modulation

Es gibt verschiedene Wege, um elektromagnetische Wellen, also auch einen mittelfrequenten Wechselstrom, zu verändern oder, technisch ausgedrückt, zu modulieren. Entwickelt wurden zwei grundsätzlich verschiedene Wege: Einerseits Verfahren zur zweikreisigen Frequenzmodulation (Interferenz-strom); andererseits Verfahren zur Amplitudenmodulation. Die Amplitudenmodulation wurde im Westen als dreikreisige Phasenmodulation (Wymoton-Schwellstrom) und im Osten als einkreisige Impulsmodulation (Amplipuls-Strom) genutzt.

Das Prinzip der **Amplitudenmodulation** besteht darin, einen mittelfrequenten Strom in der Amplitude - einem Maß für die Intensität einer Spannung bzw. Stromstärke - so zu verändern, dass diese ständig, gesteuert, zu- und wieder abnimmt.

Bei den AmpliMed®-*MET*-Systemen wurden nun die westlichen und östlichen Erkenntnisse kombiniert, und so erfolgt die Modulation im Rhythmus und in der Form niederfrequenter (1/sec) und/oder niedrigstfrequenter (1/min) Impulsfolgen. Die Grundform des MF-Trägersignals wird dadurch verändert - es entsteht eine neue "Hüllkurve".

Technische Realisierung

Die gerätetechnischen Möglichkeiten wurden geschaffen, nachdem von physiologischer Seite etwa bis Mitte der sechziger Jahre die experimentellen Grundlagen geklärt worden waren. Während das Interferenzstrom- bzw. das Wymoton-Verfahren von Nemec und Wyss eingeführt wurde, war das Verfahren der Amplitudenmodulation in Form von MF-Impulsströmen in den 70er Jahren zunächst, durch Edel initiiert, fast nur im Einflussgebiet der ehemaligen UdSSR verbreitet. Diese Amplipuls-Ströme wurden dabei hauptsächlich im Leistungssport eingesetzt.

Diese sog. >**russische Stimulation**< etablierte sich in der Folge auch in den USA, Kanada, Australien und China. Auf dem Umweg über China/Singapur wurde sie 1989 durch KNOP nach Deutschland zurückgebracht und, verbessert, neu eingeführt.

Die neue Mittelfrequenz-Elektrotherapie der *MET*

Orientiert an Forderungen aus der Praxis sollte jetzt das Therapieverfahren optimiert werden. Dazu bedurfte es aber Umgestaltung vieler Faktoren, auch aufgrund neuer bionischer Erkenntnisse, die durch ein komplexeres Hautmodell ersichtlich wurden.

In Zusammenarbeit mit dem Arbeitskreis für ModulationsElektroMedizin eV entstand so die neue *MET* zunächst als Modell und Konzept. Grundidee der **Modulations-Elektro-Therapie (MET)** ist, alle Vorteile klassischer nieder- und mittelfrequenter Elektrotherapieverfahren ohne deren jeweilige Nachteile zu vereinen.

Bei den AmpliMed®-*MET*-Systemen wurden nicht nur das Design, die Handhabung, die Stromversorgung und die Hüllkurvenform optimiert, sondern auch die mittelfrequente Trägerwelle wurde aufgrund der Erkenntnisse der technischen Biologie neu aufgebaut, quasi "formvollendet".

Im Gegensatz zu den sinusförmigen Wechselströmen, die heute noch bei allen anderen MF-Verfahren Standard sind, wurde bei der *MET* das Trägersignal rechteckig ("digital") gestaltet. Durch den schnellen Flankenanstieg (> 10 kHz) dieser Signalform treten fast keine Übergangsprobleme mehr an den Potentialschwellen der Haut und der Membranen auf.

Selbst bei geringen Amplitudenhöhen behält das resultierende Stromsignal seine Charakteristik bei; die Form seiner jeweiligen Hüllkurve unterliegt kaum Veränderungen (< 1,4 %). Signalverzerrungen, Interferenzen oder Überlagerungen treten nicht auf. Das Trägersignal kann so noch gezielter als bisher moduliert werden. Gewährleistet ist eine einzigartige Signalreinheit und exakte Nulliniensymmetrie.

Einzigartiges *MET*-Wirkprofil

Niederfrequente Rechteck-Hüllkurven (Burst-TENS- / Impuls- / Reizstrom-ähnlich) und niedrigstfrequente Trapez-Hüllkurven (Schwellstrom-ähnlich) können bei den **AmpliMed®-*MET*-Systemen** jeweils einzeln oder kombiniert zusammen mit dem MF-Trägerstrom eingesetzt werden.

Es entsteht dadurch eine Mittelfrequenz-"Impuls-Reizung" im Takt der resultierenden Einzel- oder Mischhüllkurve. Physikalisch wirkt dabei zunächst immer die Basis- oder Trägerfrequenz, d.h. die Wirkungen der Mittelfrequenz bleiben erhalten. Durch die rein technische Modulation des Signals wird aber auch eine "Modulation" (im Sinne von Modifikation oder Veränderung) der biologischen Wirkungen erzielt.
Auf diese Weise kann einerseits eine Adaptation des Gewebes und der resultierende Wirkungsverlust vermieden werden, der unweigerlich eintreten würde, wenn ein MF-Strom mit konstanter Intensität fließen würde; andererseits können zusätzlich Wirkungen und Vorteile auch der niederfrequenteren Impulsfolgen synchron und in therapeutisch sinnvoller Kombination genutzt werden.
Aufgrund der elektrophysiologischen Zusammenhänge lässt sich erkennen, warum die klassischen niederfrequenten Reizstrom- und die Schwellstromeffekte tief und homogen im durchströmten Gewebe nutzbar und besser wirksam werden, als es bisher möglich war.

Nutzbare Strommuster
im AmpliMed®-*MET*- System

1. Einkreisiger, nulllinien-symmetrischer Rechteck-Mittelfrequenzstrom (**2 kHz**-Basisfrequenz; typabhängig ggf. schaltbar auf **6 kHz**) mit bidirektionalem, digital-ähnlichem Flankenschnitt als tiefenwirksames Trägersignal

2. Trapezförmige Modulation im Sinne eines bidirektionalen MF-Schwellstroms mit **5 - 100** Schwellungen/min. Die "Modulationstiefe" der Schwellstrom-Hüllkurve, als Maß für die Reduktion (Schwellintensität) der Maximal-Amplitude der Trägerfrequenz, ist zwischen **0 - 75 %** einstellbar und regelt so auch die Anstiegssteilheit der Schwellfolge

3. Rechteckförmige Modulation im Sinne eines niederfrequenten Reizstromes (NF, Burst-TENS-ähnlich) mit Frequenzen zwischen **5 - 100 Hz**. Auch hier ist die "Modulationstiefe" ein Maß für die Veränderung der Trägerfrequenz und "Reizintensität" der jeweiligen NF-Frequenz; sie kann zwischen **0 - 75 %** gewählt werden

4. Alle Komponenten sind miteinander im Sinne einer Misch-Modulation frei kombinierbar und bleiben einzeln elektrotherapeutisch wirksam. Die Nulllinien-Symmetrie bleibt dabei erhalten. Da auf verschiedenen Zeitbedarfsebenen und auch räumlichen Wirkansätzen beruhend, bezeichnen wir dies auch als **multidimensionale *MET*-**"Heilwelle"

Grundmodulationen

Die Einzel- oder Grundmodulationen der *MET* haben besondere Charakteristika:

1. Kontinuierlicher Mittelfrequenz-Strom

Der Mittelfrequenz-Strom ist kontinuierlich aktivierend.
Der Haupteffekt ist die Schmerzlinderung bei chronischen posttraumatischen Syndromen durch die Bildung einer Dauerdepolarisation, die eine Hemmung der Nerven ermöglicht. Ein weiterer Effekt ist die Direkteinwirkung auf den Muskel, aus der eine gesteigerte Eigenaktivität resultiert.

2. Schwell-Amplitudenmodulation

Die MF-Trägerfrequenz ist in an- und abschwellender Amplitudenhöhe modulierbar.
Die Hauptwirkung ist eine direkte Muskeltonisierung bei Muskelatrophien
und peripheren Lähmungen in der Regenerationsphase sowie bei zentralen Paresen. Außerdem wird über den >Schüttel-Effekt< eine Detonisierung bei Hartspann erreicht. Andere Effekte sind die Rückbildung von Ödemen und Exsudaten und die Verbesserung des Lymphrückflusses aus dem Gewebe.

3. Rechteck-Amplitudenmodulation

Die MF-Trägerfrequenz ist in der Amplitude niederfrequent rechteckmoduliert. Neben der NF- / Burst-TENS-ähnlichen Wirkung kommt hier auch noch der lokale Wedensky-Effekt (Hemmung/Querreizung) und die spezielle MF-Muskelstimulation zur Anwendung.
Der Haupteffekt ist hierbei eine anhaltende Schmerzstillung durch Aktivierung endogener schmerzstillender Substanzen bei ggf. kombinierter MF-Muskelstimulation; z.B. bei myofaszialen Schmerzsyndromen.

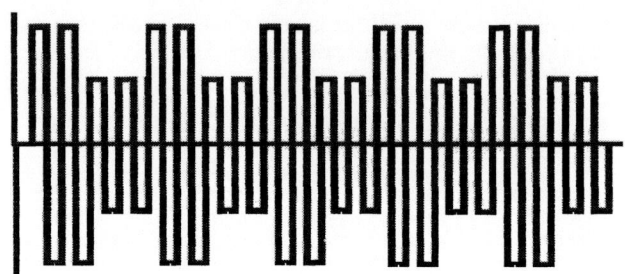

4. Rechteck- / Schwell-Amplitudenmodulation

Es liegt hier eine Mischmodulation von MF-Strom mit NF-Reizstrom- und Schwellstrom-Hüllkurven vor.
Diese eignet sich somit zur intensiven Muskelstimulation mit folgender Detonisierung, zum gezielten Muskeltraining, zur Behandlung schmerzhafter Muskelverspannungen und zur posttraumatischen Schmerztherapie.

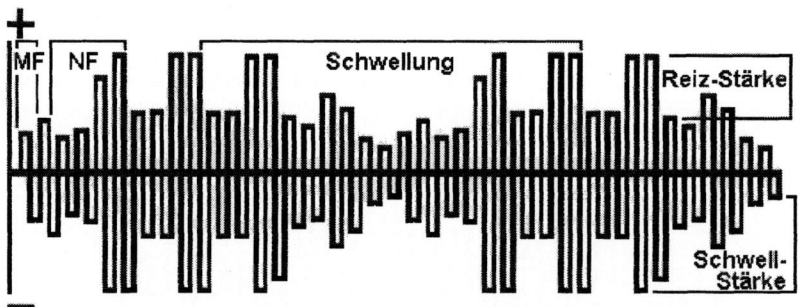

Durch *MET* wird die Kombination von Frequenzen der unterschiedlichsten Formen möglich. Es können so verschiedene Zeitbedarfsebenen und physiologische Strukturen gezielt angesprochen werden.

Mittelfrequenz-Bereich (MF)

MF-Erregungsvorgänge an Nerven und Muskeln erfolgen spontan in einem Eigenrhythmus und nicht reiz- oder perioden-synchron, sondern eigenreaktiv. Die MF erreicht aber nicht nur sog. erregbares Gewebe, sondern führt an Membranstrukturen im gesamten durchströmten Volumen zu einer physiologischen Depolarisation infolge Summation mehrerer Impulsperioden. Es wird gezielt der Beta-Dispersionsbereich der Gewebe (Hemmung, Aktivierung) angesprochen (incl. gesteigerter Mitose-Fähigkeit durch Steigerung des Transport-Protein-Fluxes). Durch die Digital-Form kommt es zudem optimal zu Veränderungen an der Oberflächenleitfähigkeit der Membran und zu Durchströmungen des Zellinneren.

Je nach Trägerfrequenz lassen sich außerdem die Effekte der Dissoziation der Schwellenwerte bezüglich motorischer und sensibler "Reizung" nutzen:

2000 Hz: Die sensible "Reizung" tritt vor der motorischen ein

6000 Hz: Die motorische "Reizung" tritt vor der sensiblen ein

Durch Modulation der Amplitude lassen sich diese Wirkungen erhalten bzw. neue optimal kombinieren

---

Niederfrequenz-Bereich (MF-Reizstrom)

Die NF-Hüllkurve wirkt indirekt und direkt an verschiedenen, nicht nur oberflächlich gelegenen Nervenfasern (Pseudo-Synapse); z.T. im Zuge einer eigenen Superposition niederfrequenter Signalsummationen (Motorische Neurone) - also durchaus unterschiedlich je nach Nerventypus und -Funktion (sensible bzw. motorische Fasern). Je nach Modulationsgrad wird hierbei mehr oder weniger zusätzlich der Alpha-Dispersionsbereich (Stimulation) angesprochen.

100 Hz: Schmerzlinderung, Hemmung des sympathischen Nervensystems, Erweiterung der Blutgefäße und Schwächung der Muskelkontraktion, Tetanisierung

50-70 Hz: Käftigere Muskelkontraktionen besonders phasischer Fasern (fast-twitch), beginnende Schmerzlinderung

50 Hz: Kräftigere Muskelkontraktionen beider Fasertypen (Superposition) und beginnende Tetanisierung

20-40 Hz: Inkomplette kräftigere Muskelkontraktionen (Schütteleffekt/Muskel-pumpe), Ansprache der tonischen Fasern (slow-twitch) und Erregung des Vagus, Erweiterung der Blutgefäße

5-10 Hz: Einzelne, schnelle Muskelkontraktionen, Tonisierung der Blutgefäße und Erregung des sympathischen Nervensystems

Niedrigstfrequenz-Bereich (MF-Schwellstrom)

Die Schwell-Hüllkurve richtet sich an den Eigen-Zeitbedarf des Muskelgewebes; besonders im Bereich der direkten Erregung der Endplatten. Je nach Modulationsgrad wird hierbei mehr oder weniger zusätzlich der Alpha-Dispersionsbereich (Stimulation) angesprochen.

100 Imp/min: Spasmolyse, Lockerung verspannter Muskeln

60 Imp/min: Reaktive Tonisierungs-/Detonisierungseffekte

30 Imp/min: Kräftige Muskelfasertonisierung

15 Imp/min: Mikromassage mit Lymphstimulation

6 Imp/min: Quasiphysiologische Muskelaktivierung

Therapeutische Effekte

Es gibt verschiedene Wirk-Ebenen: Zunächst gibt es die unmittelbaren, lokalen erregungsmindernden Effekte auf die Nozizeptoren im schmerzhaften Bereich, sowie eine Verminderung der Erregbarkeit durch Querreizung afferenter und efferenter Fasern. Weiterhin wird eine quasi-physiologische Muskelkontraktur erzeugt, die im Anschluss zu einer reaktiven Detonisierung verspannter Muskulatur führt und damit sekundär analgetisch wirkt. Schließlich gibt es eine deutliche, aber, MF-bedingt, sehr angenehme Reizwirkung auf die Mechanorezeptoren in der Haut und dem Muskelgewebe (Propriozeptoren), wodurch zusätzlich eine "gate-control"-Hemmung der Schmerzleitung auf spinaler und supraspinaler Ebene genutzt wird.

1. Direkte Analgesie (lokal)

Die mittelfrequente Querdurchströmung von Schmerzrezeptoren und afferenten Nervenfasern ermöglicht eine direkte, unmittelbare Hemmung der Schmerzweiterleitung am Ort des Geschehens.

Sekundär analgetisch, aber nicht weniger bedeutend, wirkt sich im lokalen Bereich die gleichzeitige Muskelaktivierung im Eigenrhythmus aus. Dadurch wird die Gewebsperfussion deutlich verbessert; Entzündungsprodukte wie K^+, H^+, Bradykinin können schneller eliminiert und abtransportiert werden; Oedeme werden schneller resorbiert, Minder-Durchblutung und anaerobe Konditionen im Gewebe werden gemildert. Muskelspasmen lösen sich.

2. Indirekte Analgesie (reflektorisch):

Die Modulation des mittelfrequenten Signals mit niederfrequenten Impulsen greift einerseits über den Überdeckungseffekt in das nervale Geschehen ein. Speziell A-delta-Fasern der peripheren Nerven werden erregt, was nach der Gate-Control-Theorie zu einer Hemmung der Schmerzweiterleitung über die C-Fasern auf spinaler Ebene führt.

Andererseits durch Stimulation höherer, supraspinaler Zentren, im Sinne der Counter-Irritation, und der damit verbundenen Ausschüttung endogener schmerzstillender Substanzen (Enkephaline, Endorphine) kommt es zu einer nachhaltigen Veränderung des Schmerzempfindens (deszendierende Schmerzstillung).

3. Muskelaktivierung

MF-Strom ist in der Lage, eine mechanische fast natürliche Muskelaktivität im Sinne eines reaktiven tonischen Kontraktionszustandes zu erzeugen. Dies geschieht unter Umgehung der Willkürinnervation, d.h. Anspannung und Kraft eines Muskels können direkt erhöht werden. Scheinbar im Widerspruch dazu, aber bei Beachtung der physiologischen Grundlagen erklärbar, reagieren jedoch vollständig denervierte Muskeln bei direkter, mittelfrequenter <u>Reizung</u> nicht mehr mit einer wahrnehmbaren Muskelzuckung. Dies eröffnet eine schelle diagnostische Möglichkeit, Muskeln auf Innervation zu prüfen (MF-Muskeltest nach LANGE).

Bei intakter Innervation wird im durchströmten Muskel eine physiologische Tonisierung mit Steigerung der motorischen Erregbarkeit bewirkt. Als Vibrationsgefühl nicht nur unter den Elektroden spürbar, ähnelt dies stark einer Mikromassage mit allen unter 1.) und 5.) genannten Effekten.

Durch die zusätzliche Modulation niederfrequenter Rechteck- oder Trapez-förmigen Impulshüllkurven kann die spezielle MF-Wirkung einerseits über längere Zeit wirksam erhalten, andererseits durch eine zusätzliche Stimulation über motorische Nerven mit "Reizstrom"-Effekten ergänzt werden.

Diese Kontraktionen, auch über längere Zeit, ermöglichen ein aerobes Ausdauer- und Krafttraining; trotz hoher Stromdichte und verbesserter Tiefenwirkung tritt dabei keine sensible Strombelästigung auf.

4. Muskel-detonisierender Effekt

Neben einer Tonisierung kann mit der **MET** aber auch eine Detonisierung der Muskulatur bewirkt werden. Dies ist insbesondere bei primär überaktiver Muskulatur, z.B. bei aufgrund Krankheit oder Trauma verspannter Muskulatur der Fall. Muskelspasmen sowie reflektorische Verspannungen lassen sich schnell lösen. Dies ist ein sekundär-analgetischer Effekt.

5. Anregung von Blut- und Lymphzirkulation

Über den Schütteleffekt (Mikromassage) werden die Gewebsdurchblutung und der Lymphrückfluss aus dem lokalen Gebiet gefördert. Hierdurch kommt es zur schnelleren Absorption von Exsudaten, zu einer besseren Oedemresorption, einer schnelleren Rückbildung lokaler entzündlicher Vorgänge, Lösung von Adhäsionen und insgesamt zu einer Verbesserung der Gewebstrophik. Heilungsvorgänge werden letztendlich nachhaltig beschleunigt. Durch den Axonreflex werden die Blutgefäße erweitert. Vermutlich kommt es auch zur vermehrten Freisetzung vasoaktiver Substanzen (Substanz P, Acetylcholin, Histamin).

Breites Einsatzspektrum

Das **AmpliMed®-*MET*-**System bietet alles, was man sich von einer modernen und effektiven Elektrotherapie wünscht und heute erwarten muss: die Vereinigung von Gewebsaktivierung, Muskeltonisierung und Elektroanalgesie in einem Signal durch stufenlose Modulation aller Komponenten ohne Überlagerungs- bzw. Interferenzeffekte im tiefen Volumen.
Die ***MET*** kann somit für fast alle Therapieziele eingesetzt werden bzw. therapeutisch in bestimmte Indikationsbereiche einwirken:

I. Schmerzen innerhalb der Weichteile des Bewegungsapparates (muskulär, bindegewebig)

a) Reizung des entsprechenden Nerven(stammes):

- schmerzlose Reizung

             - **AmpliMed**: *1. Modulation*
                      ggf. Elektroinjektion

b) Reizung von palpablen Schmerz- bzw. Triggerpunkten:

             - **AmpliMed**: *Elektroinjektion*

c) Reizung oberflächlich gelegener und lokalisierbarer schmerzhafter bzw. irritierter Weichteile (z.B. Tendopathien, Tendoperiostosen, Tendomyosen):

- mit Muskelbeteiligung

             - **AmpliMed**: *1. und 2. Modulation*

- ohne Muskelbeteiligung

             - **AmpliMed**: *1. Modulation*
                      ggf. Elektroinjektion

II. funktionell-trophische Muskelstörungen (direkte Muskelreizung)

a) Reizung der Muskelsensorik zur motorischen Reintegration:

  - **AmpliMed**: *1. Modulation*

b) Detonisierung und Schmerzlinderung:

  - **AmpliMed**: *1. und 2. Modulation*
     ggf. Elektroinjektion

c) Verbesserung der Kontraktionsleistung und Atrophieprophylaxe:

  - **AmpliMed**: *2. Modulation*

d) Behandlung denervierter Muskeln im Zustande der:

 - unvollständigen Denervation
  - **AmpliMed**: *2. Modulation*

 - erfolgreichen Reinnervation
  - **AmpliMed**: *1. und 2. Modulation*
     ggf. mit Förster-Intensionsübung

 - vollständigen Denervation
  - **AmpliMed**: *2. Modulation* zur
     Resttonisierung der Muskulatur

III. Schmerzen mit entzündlich-dystrophen Veränderungen im Weichteilmantel der Gelenke und bei frischen Weichteiltraumata

Kombination aus Reizung schmerzhafter Weichteile und einer direkten Muskelreizung:

 - hauptsächlich muskulär
  - **AmpliMed**: *1. und 2. Modulation*

 - hauptsächlich Schmerzen
  - **AmpliMed**: *1. und 2. Modulation*
     ggf. Elektroinjektion

Daraus folgen die Indikationen

Grundsätzlich kann die **MET** bei allen Affektionen des Bewegungsapparates, die sowohl mit Schmerzen als auch mit muskulären Funktionsstörungen einhergehen, sinnvoll therapeutisch eingesetzt werden:

- Weichteilrheumatische Syndrome, insbesondere
  - bei Periarthropathie
  - Fibromyalgie
  - Arthrose- oder Arthritis-Schmerz
  - Myalgie und Myogelosen
  - sog. Enthesiopathien (z.B. Epikondylitis oder "Tennisellenbogen", Tendinitis, Ansatztendinosen)

- Wirbelsäulenbedingte Beschwerden in Form
  - des lokalen Zervikal-, Thorakal- und Lumbalsyndroms (z.B. degenerativ aufgrund Osteochondrose oder Spondylose)
  - der in die Extremitäten ausstrahlenden Beschwerden ohne radikuläre Ursache (sog. Pseudoradikulärsyndrom)
  - des Radikulärsyndroms (bei Bandscheibenprotrusion oder - prolaps)

- Verletzungsfolgen oder Überlastungssyndrome am Bewegungsapparat, insbesondere
  - postoperative oder posttraumatische Schmerzen bzw. Muskeldysfunktionen
  - bei traumatischen Oedemen oder Ergüssen
  - oder zur schonenden Lymphdrainage bei Lymphoedemen verschiedenster Ursache

- Inaktivitätsatrophie der Skelettmuskulatur bei allgemeiner Immobilisation, lokaler Ruhigstellung oder schmerzreflektorischer Bewegungseinschränkung

- Paresen bei inkompletter Denervation bzw. sog. "schlaffe Lähmungen"; aber auch zur Basistonisierung von vollständig denervierter Muskulatur bzw. zur Tonisierung reinnervierter Muskeln

- Neuropathien und Neuralgien
  - z.B. Trigeminusneuralgie, Zosterneuralgien
  - Stumpf- und Phantomschmerzen
  - sowie bei anderen schwer beeinflussbaren Schmerzzuständen (z.B. zervikale Migräne/Kopfschmerz

- Störungen der Gewebstrophik (gleich welcher Ursache) und periphere arterielle Durchblutungsstörungen (z.B. Claudicatio intermittens)

Kapitel 10

<table>
<tr><td colspan="1">

Textentwurf (1998)
für das neue
Heil- & Hilfsmittel-Verzeichnis

</td></tr>
</table>

Die Einordnung fand statt in Zusammenarbeit mit
Prof. Dr.med. Peter Kröling,
Lehrbereich physikalische Medizin, LMU München
Univ.-Doz. Dr.med. Armin LANGE,
Lehrbereich Physiotherapie, TU Dresden

Produktgruppe:	**Elektrostimulationsgeräte**	**09.**
Anwendungsort:	**Nerven (und Muskeln)**	**31.**
Untergruppe:	**kombinierte Muskelstimulations-**	
	Schmerztherapie-Geräte	**02.**
Produktbezeichnung:	**(MET) Mittelfrequenz-/**	
	Modulations-Elektro-Therapie-Geräte	
		1000-1999

Beschreibung der Produktart:

Die zur Verfügung stehenden Geräte arbeiten mit einem amplitudenmodulierten Mittelfrequenzstrom von 1.000 Hz bis max. 10.000 Hz (1 - 10 kHz).
Hierbei dient ein mittelfrequenter Wechselstrom (ca. 1-10 kHz) als Träger von zwei voneinander unabhängig aufmodulierbaren niederfrequenten Hüllkurven:

- Eine rechteckförmige Hüllkurve im frei wählbaren Frequenzbereich von ca. 1 - 100 Hz und einer relativen Modulationstiefe von 0 - 75 % (mit analoger Reizintensität).
Diese Strommodulation ähnelt dem seit vielen Jahren im ehemaligen Ostblock bewährten AMPLIPULS-Verfahren (diadynamische Hüllkurven) und hat im Wesentlichen TENS-ähnlichen Charakter, d.h. Gate-Control-Mechanismen werden zur Erzeugung einer reflektorischen Elektroanalgesie genutzt. Bei höheren Intensitäten tritt auch eine muskelstimulierende Wirkung auf.

- Eine sinusoidale Hüllkurve mit frei wählbaren Schwellfrequenzen (bzw. EMS-Impulsfolgen) von 4 - 100 Impulsen pro Minute; die Modulationstiefe kann zwischen 0 - 75 % eingestellt werden. Diese Strommodulation bewirkt vor allem eine quasiphysiologische elektrische Muskelstimulation. Sie dient primär der Behandlung gestörter Muskelfunktionen, hat über ihre detonisierenden Eigenschaften hinaus jedoch auch sekundär-analgetische Wirkungen.

Beide Modulationen lassen sich frei miteinander kombinieren und so dem jeweiligen Behandlungsziel anpassen. Die *MET* erzeugt keine Interferenz, nutzt aber alle Vorteile der verschiedenen Stromformen, um im Gewebe volumendurchströmend Nerven und Muskeln, unter Nutzung verschiedener Zeit-Ebenen, einzeln oder gemischt zu therapieren. Alle Frequenzcharakteristika, auch die des mittelfrequenten Trägerstroms, bleiben dabei elektrophysiologisch wirksam.

Schnelle Schmerzstillung durch Nervenquerreizung und direkte Muskelaktivierung (MF-Wirkung), "Schmerzblockade" durch Reizung sensibler Nerven und Beeinflussung übergeordneter Schmerzzentren sowie indirekte, reizsynchrone Muskelstimulation (NF-Wirkung) stehen hierbei gleichwertig nebeneinander zur Verfügung.

Aufgrund des erheblich geringeren Hautwiderstandes beim MF-Trägerstrom können schmerzfrei höhere Strom-Intensitäten appliziert werden, die so über Gate-Control-Mechanismen hinaus auch direkt am Nozizeptor analgetisch wirksam werden. Die Wirkungen gehen nach wissenschaftlichen Untersuchungen im Schmerzmodell über die klassischer niederfrequenter Stromformen (z.B. TENS) hinaus.

Die quasiphysiologische MF-Muskelstimulation (MF-Aktivierung) mit Hilfe von stationären Großgeräten, wie sie sich seit vielen Jahren bewährt hat (Nemec, Wymoton etc.) kann nunmehr durch handliche MET-Geräte genutzt werden; und dies im Muskelmodell sogar wirksamer (als z.B. MF-Interferenz oder MF-Impulsstrom).

Da die Ströme nulllinien-symmetrisch sind, d.h. kein Gleichstromanteil vorhanden ist, sind Verätzungsgefahren prinzipiell ausgeschlossen.

Die Verordnung solcher Geräte setzt eine erfolgreiche Erprobung voraus.
Eine begleitende Physiotherapie sollte grundsätzlich erfolgen.

Die Einweisung des Patienten in die Bedienung des Gerätes erfolgt durch den Arzt. Durch die Erstellung einer patientenindividuellen Behandlungskarte (basierend auf indikationsbezogenen Therapiekarten), ist die Anwendung und Bedienung einfach und zugleich eine optimale Patientensicherheit gewährleistet.
Die Behandlungskarte wird dem Patienten zur Heimtherapie mitgegeben. Auf ihr sind alle Einstellungen der Bedienelemente sowie die Elektrodenplatzierung verzeichnet.

Indikationen

Ursächlich muskuläre bzw. neuromuskuläre, schwer oder nicht beeinflussbare Schmerzzustände bei der **gleichzeitigen** Notwendigkeit der gezielten Muskeltonisierung (Aktivierung) oder der Lockerung (Detonisierung) verspannter Muskulatur und Linderung damit verbundener Schmerzzustände:

- bei akuten und chronischen hauptsächlich **neurogenen** Schmerzsyndromen mit reflektorischen Muskelverspannungen, z.B. durch
  - radikuläre Nervenwurzelkompressionssyndrome, pseudoradikuläre Nerven-Reizung
  - Wirbelsäulensyndrome ohne nachweisbare Nervenkompression

- bei akuten und chronischen hauptsächlich **myofaszialen** Schmerzsyndromen, z.B.
  - Weichteilrheumatismus, Fibromyalgie
  - Enthesiopathien, Tendinosen, Tendoperiostosen, Myotendinosen
  - Periarthropathien, Arthrosen

- bei posttraumatischen Schmerzzuständen mit inaktivitätsbedingter Muskelatrophie und Willkürinnervationsschwäche, z.B. bei
  - peripheren Lähmungen mit partieller Innervation / Reinnervation
  - Stumpf- oder Phantomschmerzen.

Anmerkung:
Als sinnvolle Ergänzung würden wir noch hinzufügen:

- sowie zur direkten quasiphysiologischen Aktivierung der Skelett-Muskulatur mit dem Ziel der Retonisierung atrophischer Muskelgruppen nach längerer funktioneller Inaktivität z.B. im Z.n. OP bzw. zur Tonunserhaltung der Muskulatur bei fehlender Innervation z.B. bei Querschnittslähmung oder im Z.n. Schlaganfall.

Bei der Verordnung der MET ist stets zu beachten, dass diese nur in wirklich schweren und komplexen Erkrankungsfällen zu Lasten der Kostenträger eingesetzt werden darf; besonders bei vorliegenden Therapieresistenzen, Medikamentenunverträglichkeiten und/oder vorausgegangener TENS-/EMS-Versager und/oder zur Vermeidung weiterer, größerer Kosten durch längeren Klinikaufenthalt, Reha-Maßnahmen und / oder zur Ermöglichung oder Optimierung einer krankengymnastischen Behandlung.

Die MET-Heimbehandlung ist nie ein einfacher Ersatz für TENS/EMS (dies ist in den meisten Fällen wegen der höheren Gerätekosten unwirtschaftlich). Sie bleibt als Hilfsmittel stets eine Ausnahme zur Wiedererlangung oder Erhaltung der Mobilität und Entlastung des Sozialsystems durch Vermeidung von Folgekosten bei längerer Arbeitsunfähigkeit oder krankheitsbedingter Frühverrentung.

Wichtig bei den Indikationen ist stets, dass hier ein **lokaler, muskulärer oder muskulär ursächlich erzeugter neuromuskulärer Befund** vorliegt. Bei den folgenden Indikationen sind immer die Zustände zuerst aufgeführt, die ausschließlich mit der Mittelfrequenztherapie nachhaltig zu beherrschen sind und bei denen TENS/EMS prinzipiell keine direkte und somit ausreichende Wirkung erzeugen kann.

Nun folgen Beispiele von klassischen MET-Indikationen (= Musterdiagnosen), die für die Mittelfrequenz-Therapie nach HiMi-Verzeichnis verordnungsfähig sind:

1. Periarthropathien
gehen mit Muskelschwäche, reflektorischen Muskelverspannungen und Schmerzen einher.

Behandelbar sind hier die muskulären und bindegewebigen Weichteilbereiche.

Auch **Beschwerden des Muskelmantels** der Schulter (M. deltoideus), der Hüfte und des Knies.

Aber auch die Muskeln, die an den Krankheitsbildern der Chondropathia patellae, der Epikondylopathien und anderen weichteilrheumatischen Erkrankungen beteiligt sind, können behandelt werden.

2. Lumbago
geht mit fehlendem Muskelgefühl, Innervationsschwäche und reflektorischen Muskelverspannungen einher. Die Ursachen sind hierbei nach SENN zweitrangig; jedoch ist eine begleitende Krankengymnastik ratsam.

- Hier können radikuläre Ursachen mit Nervenwurzelkompressionen,
- aber auch pseudoradikuläre Ursachen in Form von Nervenreizungen,
- letztlich auch neuromuskuläre Syndrome ohne nachweisbare
Nervenkompression vorliegen

3. Schulter-/Armsyndrom
geht mit Muskelschwäche, reflektorischen Muskelverspannungen und
Schmerzen einher. Z.B.

- schmerzhafte Muskelverspannungen im Trapeziusbereich bds. und
Deltoideus rechts/links,
chronisch rezidivierendes Schulter-/Armsyndrom rechts/links mit
Schmerzausstrahlung nach distal und Bewegungseinschränkung

- schmerzhafte Hartspannzustände im Trapeziusbereich bds./re./li. bei chron.
Cervikal-Schultergürtel-Syndrom, myostat. Insuffizienz

- ausgeprägte Myalgien und Schmerzattacken mit deutlicher
Bewegungseinschränkung bei Schulter-/Armsyndrom, therapieresistente
Periarthritis humeroscapularis

- erhebliche ursächlich muskulär bedingte Schmerzattacken bei
ausgeprägtem Schulter-/ Armsyndrom bds./li./re.

- stark schmerzhafte Myotendopathien mit erheblicher
Bewegungseinschränkung im Schultergürtel/Armbereich bei pcP

- partielle Schultersteife, Muskelatrophie und Kraftlosigkeit des rechten/linken
Armes bei Periarthropathia re./li. Schulter

- deutliche Muskelatrophie und erhebliche Schmerzen m. Atembehinderung
bei Schulter-Arm-Syndrom mit Zervikalneuralgie

4. Arthroseschmerz
geht mit Muskelschwäche, reflektorischen Muskelverspannungen und
Schmerzen einher. Z.B.

- schwere Myalgien mit Schmerzausstrahlung in den Muskelmantel des
Kniebereiches und nach distal und proximal bei Gonarthrose links/rechts;
erhebliche Bewegungseinschränkung

- schwere schmerzhafte Muskelverspannungen bei Periarthrosis linke/rechte
Schulter; Trapeziusmyogelosen bds.
- erheblicher Muskelschmerz bei therapieresistenter Periarthrosis
humeroscapularis re./li. Schultergelenk, Muskelschwäche; WS-Syndrom

- reflektorische Muskelverspannungen mit Schmerzattacken bei Periarthropathie rechte/ linke Schulter; Muskelschwäche

- Myalgien bei schwerer Gonarthrose, schmerzhafte Muskelverspannungen bei chron. rez. WS-Syndrom

- schwerste Myalgien bei rez. therapieresistentem WS-Syndrom und Polyarthrose.

5. Lumboischialgie
geht mit Muskelschwäche, reflektorischen Muskelverspannungen und Schmerzen einher. Z.B.

- schmerzhafte Verspannungen im paravertebralen Muskelstrangbereich bei chron. rez. Lumboischialgie

- schmerzhafte Muskelverspannungen im Sakralbereich und schwere Myalgien im Wadenbereich bei Lumboischialgie, myostat. Insuffizienz

- Verkürzung der ischiocruralen Muskeln, myogener Schmerz

- Muskelatrophie re. Unterschenkel bei akuter Lumboischialgie

- schmerzhafte Muskelverspannungen re./li. Unterschenkel nach Diskusprolaps L4 cranio-lat. mit Wurzelreizsyndrom

- myogene Schmerzattacken bei rezidiv. Lumboischialgie nach Prolaps mediolat. re./li. L4/5

- reflektorische schmerzhafte Muskelverspannungen bei rezidiv. Lumboischialgie, Z.n. NpP-OP L4/5, akut. Innenmeniskus-Hinterhornschaden li./re., Gonarthrose.

6. HWS-Syndrom
geht mit Muskelschwäche, reflektorischen Muskelverspannungen und Schmerzen einher. Z.B.

- schmerzhafte Myogelosen im Trapeziusbereich bds. bei HWS-Syndrom, Cephalgien

- extrem myogelostisch und schmerzhaft verspannte Trapezien bds./li./re.

- massive Verhärtungen der paravertebralen Muskulatur; refl. schmerzhafte Muskelverspannungen bei therapieresistenter chronischer Cervikalgie

- chron. rezidiv. Cervikalsyndrom mit musk. Insuffizienz

- cervik. Tendomyopathie bei deg. HWS-Syndrom.

7. Epikondylitis
geht mit reflektorischen Muskelverspannungen und Schmerzen einher. Z.B.

- erheblicher, ursächlicher oder überlastungsbedingter Muskelschmerz mit Ausstrahlung nach distal, Bewegungseinschränkung und Schwäche der Hand bei Epikondylitis links/rechts.

8. Tortikollis
geht mit reflektorischen Muskelverspannungen und Schmerzen einher. Z.B.

- erheblich schmerzhafte, ständige Muskelverspannungen der Halsmuskulatur bei Tortikollis; eingeschränkte Beweglichkeit.

9. LWS-Syndrom
geht mit Muskelschwäche, reflektorischen Muskelverspannungen und Schmerzen einher. Z.B.

- reflektorische schmerzhafte Muskelverspannungen bei therapieresistenter Lumbago; Innervationsschwäche, fehlendes Muskelgefühl;

- starke Muskelverspannungen mit erheblicher Schmerzausstrahlung nach lateral und kaudal im Zustand nach Bandscheibenvorfall, LWS-Syndrom mit erheblicher Bewegungseinschränkung

- schmerzhafte Verspannungen der paravertebralen Muskulatur bei therapieresistentem Pseudoradikulärsyndrom LWS und deg. Veränderungen

- schmerzhafte Myogelosen und Bindegewebsverhärtungen im Trapeziusbereich und den Mm. recto dorsales bei neuro-muskulärem Schmerzsyndrom des rechten/linken Körperstammes

- Nacken-Rückenmyalgien bei HWS/LWS-Syndrom, ggf. mit resultierendem Spannungskopfschmerz

- schmerzhafte Myogelosen Supraspinatus und Trapezius, ISG-Blockade

- schmerzhafte Muskelverspannungen und chron. Lumbalsyndrom bei deg. Wirbelleiden

- chron. vertebr. myogenes Schmerzsyndrom bei therapieresistenter Lumbalgie

- schmerzhafte paravertebrale Myogelosen mit Ausstrahlung nach lateral bei rezidiv. Lumbalgie, Thorako-Lumbalskoliose.

10. Fibromyalgie
geht mit Muskelschwäche, reflektorischen Muskelverspannungen und Schmerzen einher.

Bei der Fibromyalgie sind die komplexen Gewebsstrukturen durch MF-Aktivierung zu behandeln. Hier liegen i.d.R. multiple, gewebsübergreifende myalgische Beschwerden im Muskel- und Bindegewebsmantel vor, die zu neuralgischen Schmerzattacken führen. Die Lokalisation ist nicht begrenzt und so treten diese Schmerzen an mehreren Körperstellen z.T. gleichzeitig auf. Befallen werden können fast alle Körperregionen mit Muskel- und Bindegewebsstrukturen.

11. Lähmungserscheinungen
gehen mit Muskelschwäche, fehlendem Muskelgefühl und Innervationsschwäche einher.

Isolierte schlaffe Lähmungen bei spastischen Syndromen genauso wie bei entzündlich, metabolisch, degenerativ oder mechanisch bedingten peripheren Neuropathien stellen immer wieder ein therapeutisches Problem dar. Das Hauptproblem ist selten der Verlust des Motoneurons, als vielmehr der fehlende Anschluss der Willkürmotorik. Die MF-Therapie ist hier zur Erhaltung des Muskeltonus und zur Wiedererlangung der Reflexe notwendig. Dies besonders bei allen Fällen von Denervation im Z.n. Apoplex bzw. auch bei Querschnittslähmung.

12. Post-OP- Muskel-Atrophie (Prophylaxe)
geht mit Muskelschwäche, fehlendem Muskelgefühl und Innervationsschwäche einher.

Hier sind besonders alle muskulären trophischen und funktionellen Störungen nach OP behandelbar; z.T. auch gleich nach OP durch Miteingipsung der Elektroden. Regelmäßig ist die Muskulatur post-OP klinisch relevant der Willkürmotorik entzogen. Frühzeitig eingesetzt, kann damit ggf. eine systemische Rehabilitation verkürzt werden oder sich erübrigen.

Kapitel 11

Ein Vergleich zwischen der MET- und der TENS-Methodik

Zusammengestellt 1998 vom Medizinischen Dienst des M.E.M. eV

1. Elektrophysiologische Unterschiede und Gemeinsamkeiten der Methoden

- Das AmpliMed®*bedside* ist ein so genanntes **Mittelfrequenz- / MET**-Gerät.

  MET bedeutet Modulations-Elektro-Therapie. Dies ist eine besondere Art der **Elektrotherapie mit mittelfrequentem Wechselstrom.**

  Beim **AmpliMed®*bedside*** kommt ein einziger **Wechselstrom von 2 kHz - in Rechteckform, mit Null-Linien-Symmetrie und mittels bipolarer Elektrodentechnik - als Trägerfrequenz** zur Anwendung.

  Da kein Gleichstromanteil enthalten ist, kann keine Elektrolyse unterhalb der Elektroden auftreten.

  Beide Elektroden sind daher auch **apolar** und elektrophysiologisch gleichwertig.

  Durch **Amplituden-Modulation** mit niederfrequenten Stromanteilen kann die Trägerfrequenz in der Form vielfältig verändert werden. Dadurch entstehen "Hüllkurven" neuer Qualität (siehe unten).

- **TENS**-Geräte (zur transkutanen elektrischen Nervenstimulation) arbeiten mit so genanntem **Reizstrom**, bestehend aus **niederfrequenten mono- oder biphasischen Stromimpulsen**.

  Zusätzliche Gleichstromanteile können je nach Gerät und Impulsmuster enthalten sein. Dann müssen unterschiedliche Polaritäten (Kathode und Anode) bei der Elektrodenanlage beachtet werden.

- **Elektrische Ströme verschiedener Frequenz entfalten unterschiedliche Wirkungen.**

  "Die Wirkung der elektrischen Ströme auf die Körpergewebe lässt sich nicht auf ein einheitliches Prinzip zurückführen. Die verschiedenen biologischen Wirkungen vor allem auf das neuromuskuläre System führten zur Unterscheidung von Nieder-, Mittel- und Hochfrequenz." [1]

  Niederfrequenz (NF) umfasst dabei Ströme einer Frequenz bis 1.000 Hz (auch Gleichstrom, f = 0 Hz).

  Mittelfrequenz (MF) beinhaltet den Frequenzbereich zwischen 1.000 und 100.000 Hz (1 kHz-100 kHz).

  Frequenzen über 100 kHz werden als **Hochfrequenz (HF)** bezeichnet; hier überwiegen **Wärmeeffekte**.

  Der kapazitive Hautwiderstand gegenüber elektrischem Strom ist der Frequenz umgekehrt proportional, d. h. er verringert sich mit stei-

gender Frequenz wesentlich. **MF-Ströme** gelangen besser als herkömmliche **NF-Ströme** ins Gewebe und entfalten so auch eine **Wirkung in der Tiefe.**

Bei **NF-Strömen** (> 0 Hz) basiert die Wirkung auf dem Prinzip der **periodensynchronen Erregung** (jede einzelne Stromperiode bewirkt zwangsweise eine Erregung von Nerv und Muskel).

Bei **MF-Strömen** ändert sich das Verhalten von Muskeln und Nerven. Oberhalb von 1 kHz erlischt die Fähigkeit von Einzelimpulsfolgen, eine periodensynchrone Erregung zu erzeugen. Anfangs entwickeln Membranabschnitte einen Zustand dauernden Refraktärseins **(Wedenski-Hemmung)**. Im weiteren Verlauf treten an diesen Membranstrukturen verschiedenartige Erregbarkeitszustände bzw. Erregungsaktivitäten auf. Muskelgewebe wird so z. B. je nach Ausgangslage tonisiert oder detonisiert. Nervenfasern und Schmerzrezeptoren werden in der Erregungs- bzw. Schmerzweiterleitung gehemmt.

Die Wirkung von MF-Strömen entspricht einer grundlegenden physiologischen - nicht absolut erzwungenen - Aktivierung erregbarer Gewebe und Membranen.
Darüber hinaus bietet die MET durch geräteinterne Amplituden-Modulation die Möglichkeit, MF- und NF-Ströme kombiniert und gleichzeitig zu nutzen. Die Vorteile und Wirkungen einzelner Frequenzanteile bleiben dabei erhalten - darauf beruht auch die Bezeichnung "Heilstrom".
Da zwischen beiden Elektroden überall und volumenwirksam die gleiche "Hüllkurve" dieses Stroms vorliegt, können die Wirkungen gezielt und gut steuerbar eingesetzt werden.

Auch **Interferenz-Stromverfahren (IF)** arbeiten mit MF-Strömen und ähnlichem Prinzip, entsprechende Großgeräte werden schon seit Jahren in Praxen und Kliniken erfolgreich eingesetzt. Dabei sind jedoch komplizierte Steuerungstechniken und umständliche Elektrodenverschaltungen (mindestens zwei Stromkreise) nötig, um eine Überlagerung (= Interferenz) im Gewebe, relativ ungezielt, zu erreichen.

Durch die **MET** und Geräte wie das **AmpliMed®*bedside*** konnte die Elektrotherapie mit **MF-Strom** entscheidend verbessert werden. Die Geräte sind erheblich kleiner und preiswerter als vergleichbare, herkömmliche **MF-Geräte**. Die Anwendung und Gerätebedienung ist wesentlich einfacher geworden.
Erst dadurch ist jetzt auch eine Heimbehandlung von Patienten mit dieser Art von Strom möglich.

---

[1] F. V. Sadil: Elektrotherapie. In: G. Thomaleske (Hrsg.): Nicht-medikamentöse Therapie bei Schmerz.
Gustav Fischer Verlag, Stuttgart - New York, 1991; S. 135 ff.

2. Unterschiede und Gemeinsamkeiten bezüglich Indikationen und Anwendung

- **MET- und TENS-Geräte haben verschiedene Indikationsbereiche.**
  MET-Geräte sind allgemein zur **kombinierten Muskelstimulation / Schmerztherapie** bestimmt. [2]
  Bei diesem Behandlungsziel sind **TENS**-Geräte allein nicht unbedingt als ausreichend anzusehen, da sie fast ausschließlich die nervale Seite ansprechen.
  Um auch die Muskulatur gezielt zu erreichen, wäre ein zusätzliches **EMS**-Gerät (zur Elektro-Myo-Stimulation) oder zumindest ein **EMS- / TENS**-Kombinationsgerät notwendig und indiziert.

- Sowohl **MET**- als auch **TENS**-Geräte sollten nur **nach strenger Indikationsstellung** und **individueller Austestung der Einstellungen** verordnet werden.
  Bei **TENS**-Geräten sind meistens **mehrere (mindestens 4 bis 5) Test-Sitzungen** erforderlich.
  Häufig müssen im Verlauf Änderungen der Einstellungen und Elektrodenplatzierungen erfolgen.
  Bei einem **MET**-Gerät, z.B. Typ **AmpliMed®*bedside***, sind schon **ein bis zwei Test-Sitzungen** ausreichend, um eine günstige Einstellung zu finden und zu sichern.
  Wesentliche Änderungen der Grundeinstellungen und der Elektrodenplatzierung - beides ist auf speziellen Therapiekarten beispielhaft vermerkt - sind in der Regel nicht erforderlich.
  Auch während längerer Therapieverläufe sind nur ausnahmsweise Änderungen notwendig.

- **Unter MET treten weniger Gewöhnungsphänomene (Habituation / Adaptation) auf.**
  Im Vergleich zu **TENS** wird insbesondere dadurch weniger Zeit benötigt, die "richtigen" Geräteeinstellungen und Elektrodenpositionen zu finden und im Verlauf beizubehalten.

- Bei **TENS** sind durchschnittlich **3 bis 5 Anwendungen täglich von je 30 bis 45 Minuten Dauer** erforderlich, abhängig von Gerät, Indikation und Einstellungen.
  In Einzelfällen werden länger dauernde bis kontinuierliche Anwendungen durchgeführt, da die Wirkung zum Großteil auf dem Gegenirritationsprinzip beruht und nach Beendigung der Elektrostimulation rasch abklingt.
  Bei **MET** sind **1 bis maximal 3 Anwendungen täglich von je 10 bis 20 Minuten Dauer** ausreichend.

Die Wirkung setzt innerhalb weniger Minuten ein und hält in der Regel lange an (bis zu 12 Stunden).
Auch laut wissenschaftlicher Untersuchungen gehen die Sofort- wie auch Langzeit-Wirkungen der **MET** über die herkömmlicher niederfrequenter Elektrotherapie-Verfahren hinaus.

- Sowohl **TENS**- als auch **MET**-Geräte lassen sich vergleichbar schnell und einfach handhaben.
  Das **AmpliMed®*bedside*** bietet - aufgrund individueller und indikations-spezifischer Therapiekarten, und da bei der Elektrodenanlage keine Polaritätsunterschiede (s. auch Punkt 1.) beachtet werden müssen - im Vergleich sogar noch höhere Anwendungssicherheit.

- Nebenwirkungen sind bei richtiger Bedienung und Anwendung sowie Beachtung weniger (relativer) Kontraindikationen, bei beiden Gerätegruppen nicht zu befürchten.

---

[2] Im **Hilfsmittelverzeichnis** findet sich bei der "Beschreibung der Produktart" (siehe auch Punkt 4.) folgende, teilweise sehr missverständliche, Indikationsbeschreibung:

> "Eine Verordnung solcher Geräte ist nur in Ausnahmefällen angezeigt, nämlich dann, wenn eine tonisierende oder detonisierende Muskelbehandlung zur Schmerztherapie indiziert ist
> - entweder an verschiedenen Stellen des Körpers gleichzeitig,
> - oder wenn in häufiger chronologischer Zeitfolge verschiedene Krankheitsbilder unterschiedlicher Ursache an verschiedenen Organen auftreten".

Bzw. besser im Vorwort zur Produktgruppe:

> "Mittelfrequenz-Geräte sind indiziert zur Lockerung (Detonisierung) der verspannten Skelettmuskulatur und Linderung damit verbundener Schmerzzustände z.B. durch
> - pseudoradikuläre Nerven-Reizung, z. B. Wirbelsäulensyndrome ohne nachweisbare Nervenkompression,
> - Weichteilrheumatismus bzw. Fibromyalgie,
> - reflektorische Muskelverspannungen bei Nervenwurzelkompressionssyndromen."

3. Unterschiede bezüglich Verordnungsdauer und Wirtschaftlichkeit

- **TENS**-Geräte werden über die Erprobung der Methode in der Praxis hinaus **grundsätzlich zuerst für einen so genannten"Testmonat" und zur Miete** verordnet.

  Ist eine längere Anwendungsdauer erforderlich, wird die Verordnung zur Miete meistens um weitere drei Monate verlängert.

  Pro Monat Behandlungszeit fallen dabei je nach Gerät, benötigtem Zubehör, Hersteller und Lieferant zwischen 60,- DM bis 100,- DM **Mietkosten** an (ohne MwSt).

  Der **Gerätepreis** beträgt meist etwa das 8-10 fache der monatlichen Miete.

  Die **durchschnittliche Verschreibungsdauer** pro Patient beträgt ca. **6 bis 12 Monate** und oftmals auch darüber.

  Nicht selten wird daher ein Gerät vom Kostenträger für betroffene Patienten käuflich erworben.

- **AmpliMed**®*bedside*- / MET-Geräte sollten nach Erprobung in der Praxis ebenfalls **grundsätzlich erstmals nur für einen Monat und zur Miete** verordnet werden.

  Bei länger benötigter Anwendung können Folgeverordnungen ausgestellt werden, die jedoch erneut auf einen Monat zeitlich begrenzt sein sollten.

  Pro Monat Behandlungszeit fallen für ein **AmpliMed**®*bedside*, je nach Anzahl und Größe der benötigten Elektroden, zwischen 245,- DM bis maximal 295,- DM **Mietkosten** (ohne MwSt) an.

  Ein **AmpliMed**®*bedside* kostet 2.750,- DM (ohne MwSt.), also rund das 10 fache der Monatsmiete.

  Die Gesamtverordnungsdauer bei bisher mit AmpliMed®*bedside* **behandelten Patienten**
  - ist in **66 %** geringer als bzw. gleich **4 Wochen / ein Monat**
  - beträgt in weiteren **18 %** bis zu **8 Wochen / zwei Monate**
  - in ca. **10 %** bis zu **12 Wochen / drei Monate**
  - in nur **9 %** erfolgten **Verordnungen für länger als insgesamt drei Monate**, davon in **4,4 %** länger als sechs Monate und in knapp **3 % auf unbestimmte Dauer**.

  Bei einer Gesamtverordnungsdauer über 6 Monate hinaus, also wenigen Ausnahmefällen, kann es günstiger sein, ein MET-Gerät für betroffene Patienten zu kaufen. Dies ist nach Rücksprache mit dem zuständigen Kostenträger und dessen Genehmigung jederzeit möglich.

- **Kostenvergleich einer MET- / TENS-Behandlung**
  Auf den ersten Blick sind die monatlichen Kosten für ein **Ampli-Med**®*bedside*- / MET-Gerät vergleichsweise hoch und etwa drei- bis viermal höher als die eines **TENS**-Gerätes.

Unter Berücksichtigung der durchschnittlichen Behandlungszeit relativiert sich jedoch eine solch oberflächliche Kostenbetrachtung: Dann sind die Kosten in etwa vergleichbar, oftmals ist eine **MET**-Behandlung sogar günstiger. Hierbei ist noch nicht eingerechnet, dass eine kürzere Behandlungszeit in der Regel auch mit Kosteneinsparungen in sonstigen Bereichen (z. B. Krankengeld oder Ausfallzeiten) einhergeht.

<u>Ein Beispiel mag das verdeutlichen:</u>
TENS-Geräte werden in der Regel zwischen 6 bis 12 Monate verordnet. Dies bedeutet im günstigsten Falle (bei TENS-/EMS-Kombination) einen Kostenaufwand von rund **600,--** bis **1.200,--** DM.
MET-Geräte werden, durch ihren ursächlichen Therapieansatz, in der Regel nur 3,7 Wochen benötigt; dies bedeutet dann einen Kostenaufwand von **245,--** DM. Selbst wenn es zu einer dreimonatigen Verordnung kommt, so liegt der Kostenaufwand immer noch nur bei **735,--** DM. Es ist also richtig, dass bei der Gesamtbetrachtung die MET auf jeden Fall wirtschaftlich ist und sogar unter den Kosten einer TENS-/EMS-Verordnung bleibt.

Ein alleiniger Mietkostenvergleich und die Feststellung, dass MET-Geräte im Vergleich zu TENS-Geräten in der Monatsmiete teurer sind, sagt also nichts über die <u>gesamte</u> Wirtschaftlichkeit einer Behandlungsmethode aus. Besonders wenn man bedenkt, dass TENS nur Schmerzen auf Dauer nebenwirkungsfrei überdecken soll, während die MET die Schmerzsyndrome lokal und ursächlich sanieren hilft..

4. Unterschiede bei der Zulassung und Anerkennung als Hilfsmittel

- Im **Hilfsmittelverzeichnis** werden **Elektrostimulationsgeräte nach einzelnen Produktarten klassifiziert und unterschieden.**
(Siehe "Bekanntmachung des Hilfsmittelverzeichnisses, Produktgruppe 09 - Elektrostimulationsgeräte" vom 28. März 1995, veröffentlicht im Bundesanzeiger.)
TENS-Geräte finden sich dort unter der Ziffer **09.31.01** (nochmals in Zweikanalgeräte 09.31.01.1000-1999 oder programmierbare Zweikanalgeräte 09.31.01.2000-2999 unterteilt).
EMS- / TENS-Kombinationsgeräte sind unter der Ziffer **09.31.02.0001-0999** aufgeführt.
Mittelfrequenz-Geräte sind unter der Ziffer **09.31.02.1000-1999** als Produktart beschrieben.

- **Das AmpliMed®*bedside*- / MET-Gerät gehört zu den Mittelfrequenz-Geräten.**

Die im Hilfsmittelverzeichnis genannte Produktdefinition und der Indikationsbereich treffen zu. Die Geräte erfüllen die beschriebenen technischen Qualitätsstandards und Anforderungen. Es ist nach unserem Kenntnisstand bisher das einzig existierende Gerät dieser Produktart.

• Eine **Einzel-Produktübersicht** der gesamten Produktgruppe 09 - Elektrostimulationsgeräte wurde bisher von den Spitzenverbänden der Krankenkassen leider noch nicht veröffentlicht.
Aufgrund der fehlenden namentlichen Nennung wird das **Ampli-Med®bedside** häufig nicht der richtigen Produktart zugeordnet, und es wird mit einem **TENS**-Gerät - ohne Beachtung der grundlegenden Unterschiede und unzulässigerweise - einfach gleichgesetzt.

Der **Geschäftsstelle Heil- und Hilfsmittel** des **IKK-Bundesverbandes** und dem **Medizinischen Dienst der Spitzenverbände der Krankenkassen (MDS)** liegen seit geraumer Zeit alle **notwendigen Informationen und Produktunterlagen** bezüglich der **MET**-Geräte der Firma KNOP zur Bewertung, Prüfung und Aufnahme in eine zu erstellende Produktübersicht vor.
Mittlerweile wurde dort ebenfalls ein überarbeiteter Entwurf zur **"Beschreibung der Produktart MET- / Mittelfrequenzgeräte"** eingereicht.

• Vertraglich ist die produzierende und vertreibende Firma KNOP **Medizin-Technik** zur **Lieferung von Hilfsmitteln** nach § 126 SGB V zugelassen (bundesweit von **VdAK** und **AEV**, landesweit von **AOK - Rheinland-Pfalz, AOK - Hessen** und **AOK - Sachsen**).

• **Schlussbemerkung**

> "Zur Geräteanwendung und der Kostenübernahme hierfür wird auf die Heil- und Hilfsmittel-Richtlinien des Bundesausschusses der Ärzte und Krankenkassen, hier: Abschnitt B Nr. 2., verwiesen.
> Diese Bestimmung besagt, dass die Kosten für die Elektrobehandlung unter Verwendung von Strom-Impulsen u.a. zur Schmerzdämpfung (z.B. diadynamische Ströme, mittelfrequente Wechselströme, Interferenzströme) von der Krankenkasse getragen werden." [3]

---

[3] Zitat aus: Stellungnahme zur "Transkutanen Nervenstimulation zur Behandlung chronischer Schmerzen" des Ausschusses für Untersuchungs- und Heilmethoden, abgegeben am 30.11.1983.

Anm.:
"Diadynamik" bezieht sich also auch auf "TENS", d.h. Reizstrommethodik;
"Mittelfrequenz" bezieht sich auf das "Wymoton"-Verfahren;
"Interferenz" bezieht sich auf das "Nemec"-Verfahren.

Kapitel 12

Eine "Pharmakologie" der Elektrotherapie

Ein erstes Modell zur Einordnung einzelner Elektrotherapie-Verfahren bezüglich der verschiedenen physiologischen Parameter

In der Elektromedizin gibt es eine Fülle von Stromarten und Frequenzen und deren Kombinationen. Der Überblick ist dementsprechend zunehmend schwerer geworden. Einige Systeme verfügen mittlerweile über mehr als 100 Programme und Programm-Varianten, zudem noch hauptsächlich nur nach der Strom-Art geordnet und bezeichnet - dies ist wenig praxiskonform. Bei diesen Strömen sind aber auch z.T. Stromarten dabei, die eigentlich schon lange "zum alten Eisen" gehören - also entweder technisch schon völlig überholt sind bzw. auch ihre Wirksamkeit in kontrollierten Universitätsstudien nicht überzeugend oder zweifelsfrei darlegen konnten. Daher war eine komplette "Durchforstung" bezüglich der Stromart und deren Wirkung in den einzelnen physiologischen und klinischen Parametern unumgänglich.

	Gleich-	Reiz-				Mittelfrequenz-Strom		
	Galvanik	Diadynamik	TENS	Ultrareiz	Hochvolt	Interferenz	Wymoton	MET
Elektrolysefreiheit	-	-	O	O	+	+++	+++	+++
Durchblutung	+++	++	O	O	O	O	O	+
Lymphmobilisation	++	O	-	-	-	+	+++	+++
Entzündungsabbau	-	-	-	-	-	+	++	+++
Trophik	-	O	O	O	O	+	++	+++
Tiefenwirkung	O	O	-	-	O	++	+++	+++
Volumenwirkung	-	-	-	-	-	+	++	+++
Gildemeister-Effekt	-	-	-	-	-	++	+++	+++
Analgesie	++	++	+	+	+	+	+	+++
Gate-Control-Effekt	-	O	+++	++	+++	-	-	+++
Endorphin-Deszendenz	-	+	+	+	+	-	-	+++
Wedenski-Hemmung	-	-	-	-	-	++	+	+++
Muskelkontraktion	-	O	O	O	+	O	++	+++
Muskeldetonisierung	-	O	O	O	+	+	++	+++
Muskelaktivierung	-	-	-	-	-	+	+++	+++
Verträglichkeit	-	-	+	O	+	+++	+++	+++

Abbildung 57

Legende der Wirkungen:

-	keine oder schlechte
O	geringe
+	ausreichende
++	ausgeprägte
+++	signifikante

Die Pharmakologie der MET-Mittelfrequenztherapie

Wir haben nun versucht, aus den gesicherten Erkenntnissen und den vorliegenden Studienergebnissen die Wirkungen der Mittelfrequenztherapie einerseits und speziell der MET andererseits zu beschreiben. Dies auch unter dem Aspekt, um zu erklären, warum prinzipiell die Mittelfrequenz an sich und speziell die MET allen anderen Verfahren überlegen ist. Das Ergebnis zeigt auch zweifelsfrei, dass die herkömmlichen, noch sehr verbreiteten NF-Reizströme nur ein ganz geringes Indikationsfeld haben, nämlich ausschließlich die nervale Stimulation (sensibel/motorisch) und daher dort eine solche Verfahrensweise auch niemals auf Dauer (wie leider heute z.T. im Rahmen der TENS/EMS-Verordnungen üblich) vorgenommen werden darf. Die Habitations- und Adaptations-Probleme bei Reizströmen (also auch TENS) sind seit langem bekannt und auch die geringe Wirkung, wodurch es mittlerweile auch schon Verminderungen in der Indikationsbreite gibt (ZENS 1995).

Auch die Schädigungen des propriozeptiven Systems bei längerer Anwendung von NF-Reizströmen ist mittlerweile zweifelsfrei festgestellt worden (NEPPER, HOLLMANN, HETTINGER).

Daher müssen wir jetzt plausibel und gesichert erklären, warum und wie die Mittelfrequenz wirkt und warum sie besser ist und vor allem anderen, warum sie auch nebenwirkungsfreier ist. Die Grundlagen der Erklärung sind in der Dissertation von LANG (1996) ziemlich umfassend zusammengetragen worden, weshalb wir diese Erklärungen auch als Grundlage nehmen, sie jedoch an einigen Stellen anders ordnen bzw. ergänzen (wobei die Beschreibung der NF-Wirkungen durch LANG ebenfalls sehr ergiebig und klarstellend ist).

Grundlagen:
Die Grundlagen der Mittelfrequenzreizung wurden schon 1945 durch den Physiologen GILDEMEISTER in Leipzig definiert. Seine Schüler WYSS, BROMM und LULLIES erweiterten in der Folge das Wissen um die Therapiemöglichkeiten der Mittelfrequenzströme.

In der Therapie mit mittelfrequenten Strömen wird der Frequenzbereich zwischen 1 bis 20 kHz therapeutisch genutzt, also der Bereich, der von GILDEMEISTER und WYSS gezogen wurde. Diese Ströme sind prinzipiell Wechselströme, die bisher stets sinusförmig waren, also der Grundlage des Wechselstromes des Stromnetzes folgten. Dies hat geschichtliche Gründe und wurde physiologisch nicht begründet (GILLERT 1981, HOPPE 1992, LANGE 1988).

Durch die MET kam jetzt ein exakter Rechteck-Wechselstrom dazu. Die Rechteckform wurde aufgrund von Untersuchungen und theoretischen Überlegungen als wirksamer definiert; was sich in der Folge auch bestätigte (WAIBLER/KNOP 1996).

Bei der Mittelfrequenz ist die Periode der Wechselstromimpulse kürzer als die Refraktärperiode des zu reizenden Substrates. Aus diesem Grunde müssen die Reizwirkungen anders, als es im Niederfrequenzbereich der Fall ist, zustande kommen. Man geht davon aus, dass mehrere Perioden eines MF-Stromes erforderlich sind, die dann einen **Membran-Summationseffekt** auslösen (lokale Negativierung). Dieses Reizprinzip wurde von LULLIES und HENSEL zu Ehren von GILDEMEISTER als "GILDEMEISTER-EFFEKT" bezeichnet (EDEL 1983).

Im Bereich der Mittelfrequenz, also oberhalb von 1 kHz, sind die Stromschwankungen so kurz, dass infolge der membrangebundenen Trägheit (thermo-dynamische Zeitdifferenz zwischen öffnenden und schließenden Einflüssen) keine Reizantwort mehr durch die Zelle erfolgt. Dieses Phänomen des "Nicht-reagieren-könnens" wurde von WEDENSKI (1903) als "Hemmung" bezeichnet, die sich aber nach SENN (1990) "nur auf die Reizwirkung und nicht auf die Reizarten der elektrophysiologischen Prozesse der Membran und auch nicht auf die Kontraktionsfähigkeit der Muskelfasern" bezieht - d.h. die **Wedenski-Hemmung** beeinträchtigt nicht die physiologische Fähigkeit des Gewebes (HOPPE 1992, SENN 1990).

Für die vor allem motorischen Wirkungen einer direkten mittelfrequenten Reizung wird ein von der Reizfrequenz unabhängiges Ansprechen der einzelnen motorischen Einheiten verantwortlich gemacht. Diese Erregungen treten in einem **nichtperiodischen Eigenrhythmus** auf. Die MF-Impulse wirken nach WYSS (1976) gewissermaßen als "Ganzes", indem die schnellen Strom- und Spannungsschwankungen an der erregbaren Membran miteinander "verschmelzen" (EDEL 1983, SENN/WYSS 1977).

Nach SENN (1990) entwickelt sich unter der fortgesetzten Einwirkung mittelfrequenter Ströme in den Muskelfasern eine "**spontane Aktivität**". Sie entsteht durch eine lokale, länger andauernde so genannte "reaktive Depolarisation" an der einzelnen Muskelfasermembran. Unterschiedliche Depolarisationsphasen an der Muskelfasermembran bewirken eine zeitlich unterschiedliche Kontraktion einzelner Muskelzellen, so dass es zu einem rhythmischen Nebeneinander von erschlafften und kontrahierten Muskelanteilen kommt. Diese als "Tonisierung" bezeichnete Wirkung ist einer willkürlichen physiologischen Muskelrekrutierung deutlich ähnlicher als die niederfrequente, impulssynchrone "Tetanisierung" (DREXEL et al 1993, GILLERT 1981). KNOP nennt diesen Zustand dann auch zu Ehren von SENN die "Senn-Aktivierung".

Eine weitere Besonderheit der mittelfrequenten Wechselströme stellt die Polaritätsneutralität des bisher sinusförmigen (jetzt durch KNOP durch einen rechteckförmigen erweiterten), nulllliniensymmetrischen Impulskurvenverlaufs dar.

So spielen Anode wie Kathode dieselbe aktive Rolle bei der wirksamen Stromzuführung. Es werden bei einem MF-Impulsreiz also an beiden Reizpolen gleichzeitig Fasern gleichwertig gereizt, womit das im NF-Bereich gültige polaritäre Reizprinzip nach PFLÜGER (Kathodenschließungs- vor Anodenöffnungszuckung) im MF-Bereich nicht zutreffend ist. Hier spricht man von einem **"apolaritären Reizprinzip"**. Für die Therapie resultiert daraus der Vorteil, dass elektrolytisch bedingte Schäden wie Koagulations- bzw. Kolliquationsnekrosen (wie bei Galvanik und NF-Reizströmen, TENS, EMS) bei den MF-Strömen prinzipiell ausgeschlossen sind (BERLINER 1988, HOPPE 1992, LANGE 1993, SENN 1990).

Des Weiteren zeichnet sich die Mittelfrequenz durch ihre räumliche Wirkung aus. Da das gesamte von den mittelfrequenten Strömen erfasste Gewebsvolumen beeinflusst wird, spricht SENN (1990) von der so genannten **"Volumenwirkung"**, wobei die Wirkstärke von der örtlichen Stromdichte und von der Stromverteilung zwischen den Elektroden abhängt. Nach KNOP (1996) ist hier die rechteckige Form effektiver als die sinusoidalen Formen, da die Potentialschwellen besser überbrückt werden. Jeder Ort wird direkt und lokal beeinflusst, also ohne dazwischengeschaltete Fortleitungsmechanismen. Die Volumenwirkung wird als apolar bezeichnet. Die MF-Reizung zeigt kein Akkommodationsverhalten. Die Beobachtung DJOURNOs, dass der motorische Reizeffekt vor dem Stromempfinden besonders bei höherer Trägerfrequenz (> 5 kHz) auftritt, wurde von EDEL (1983) bestätigt und als **"Dissoziation der Schwellenwerte"** bezeichnet. Dies erlaubt eine schmerzfreie Auslösung auch kräftiger Muskelkontraktionen (EDEL 1983, SENN 1990). LANGE nennt diesen Wirkmechanismus auch "Djourno-Effekt".

Die sensible Wirkung der Mittelfrequenz auf die Haut wird oft als "Schwirren" und "Vibrieren" bezeichnet. Sie soll durch direkte reaktive Depolarisation sensibler Nervenendigungen zustande kommen, da diese spontane rhythmische Entladungen hervorrufen kann. Die sensible Belästigung durch MF-Ströme wird so als gering bezeichnet; oftmals sogar als angenehm. So können fast zehnfach höhere Stromstärken als bei der NF-Reizstromtherapie toleriert werden. Trotz gleichbleibender Reizstromstärke tritt wie bei jeder Elektrostimulation nach kurzer Zeit eine sensible Adaptation ein (BERLINER 1988, KRÖLING 1987). Die **Amplitudenmodulation** der MF-Trägerfrequenz mit Niederfrequenz- bzw. auch mit Niedrigstfrequenzanteilen hebt diesen Zustand auf (LANGE 1993). Die Reizung der oberflächlichen sensiblen Rezeptoren und Nerven ist geringer als bei der Niederfrequenz. Der elektrische Widerstand der Epidermis nimmt bei höheren Frequenzen wegen seiner kapazitiven Eigenschaften ab. So bleibt der Spannungsabfall geringer und es resultiert eine **größere Tiefenwirkung** (DREXEL et al. 1993, SENN 1990). Diese wird durch die Rechteckform der Trägerwelle nochmals durch weitere Verminderung des kapazitiven Spannungsabfalls optimiert (KNOP 1993).

Hyperämisierende Effekte durch direkte Beeinflussung der Gewebsperfussion sind bei der Mittelfrequenz noch umstritten, jedoch denkbar - zumindest die Trophikverbesserung ist unzweifelhaft. Fest steht, dass sich unter den Elektroden im Allgemeinen keine mit dem galvanischen (elektrolytisch erzeugten) Erythem vergleichbare Hautrötung nachweisen lässt. SCHNITZER et al. (1981) gehen davon aus, dass bei Stimulation mit einer Intensität, die von einem deutlichen Stromgefühl begleitet wird, keine gesicherte Durchblutungssteigerung auftritt. Bei motorisch überschwelliger Reizung konnte jedoch eine sichtbare Hyperämie im Muskelverlauf erzielt werden, die mit einer **"Arbeitshyperämie"** zu beschreiben ist und vorwiegend lokal und chemisch (zellulare Thermodynamik) gesteuert wird. Eine Verbesserung der Durchblutung ist also durch eine strominduzierte (volumenerfassende) Muskelaktivierung vorstellbar. Somit ist jedoch die Durchblutungsförderung nicht die primäre Indikation für eine MF-Therapie nach SCHNITZER et al. (1981), nach KNOP (1993) aber eine wünschenswerte Ergänzung des Gesamtkonzeptes der Mittelfrequenzaktivierung.

Eine analgetische Wirkung wurde der Mittelfrequenz bisher abgesprochen (SENN 1990). Jedoch wird eine analgetische Wirkung bzw. Nachwirkung durch eine exogene Amplitudenmodulation mit NF-Strommustern erreicht. Diese Modulationsformen entsprechen am ehesten den NF-Reizströmen (DREXEL et al. 1993, LANGE 1988, SENN/WYSS 1977). Nach LANGE (1993) hat die NF-Amplitudenmodulation **eindeutige Analgesiewirkung** und nach LANG (1996) geht diese sogar, im Schmerzmodell gesichert, weit über die der NF-Reizströme hinaus, was genau im Gegensatz zur bisherigen Lehrmeinung steht. Dies eröffnet der Mittelfrequenz nun auch den Bereich der Schmerztherapie, jedoch durch die Volumenwirkung in ganz anderen Dimensionen und wird somit den NF-Reizstrom in der Relevanz und Wirksamkeit weit hinter sich lassen. Nach HAMMER (1993) ist der Reizstrom in der Schmerztherapie durch die MET-Mittelfrequenz genauso überholt, wie die Calzitonin-Therapie bei der Osteoporose.

Mittelfrequenzformen

Derzeit sind verschiedenste Formen der Mittelfrequenztechnik durch die Industrie verfügbar, jedoch mit zum Teil großen Unterschieden in der Wirksamkeit und auch dadurch bedingt in ihrem Indikationsspektrum. Und dies bedingt durch die unterschiedlichen technologischen Konzeptionen.

Folgend sollen die verfügbaren Formen kurz vorgestellt werden:

1. Mittelfrequenz mit Gleichstromkomponente
Normalerweise wird die Gleichstromkomponente gerade bei der Mittelfrequenztherapie nicht genutzt, da diese der wünschenswerten Nulliniensymmetrie entgegensteht. Wenn die einzelnen mittelfrequenten Stromperioden nicht

symmetrisch ausgewogen sind und die über die Zeit summierten Strommengen einer Richtung überwiegen, entsteht eine effektive Gleichstromkomponente. KNOP (1994) nennt dies Nulllinienverschiebung. Die bei der Mittelfrequenz bestehende Gleichwertigkeit der Elektroden, ihre aktive Wirkung betreffend, wird dabei von dem polaritären Reizprinzip überlagert. Der effektive Gleichstromanteil lässt die MF-Wirkung unter z.B. der Kathode verstärkt und unter der Anode, in diesem Falle, vermindert auftreten. Auf jeden Fall aber treten auch galvanische Effekte auf, die KNOP dazu führten, dieses Phänomen gezielt für die MF-aktivierte Iontophorese zu nutzen. KNOP entwickelte ein Modell, bei dem in drei unterschiedlichen Phasen nacheinander und wiederkehrend die Nullinie einmal neutral bleibt, sodann anodisch und dann auch kathodisch verschoben wird. Dadurch wird wieder eine Gleichwertigkeit der Elektroden hergestellt, es kommt zu einem apolaren Iontophoresephänomen, was KNOP als **Wechselphorese** bezeichnet. Die Verätzungsgefahren, wie bei der galvanischen Iontophorese üblich, sind hier prinzipiell ausgeschlossen. Auch können so unter jeder der beiden Elektroden nun anodische und kathodische Fraktionen von Arzneistoffen, im Wechsel, eingeschleust werden. PRATZEL (1989) konnte schon die Verätzungsfreiheit einer Wechselphorese experimentell belegen. Nach FÜHRER (1991) stehen ganz andere kolloidalchemische Mechanismen bei der Einschleusung zur Verfügung, sodass eine nulllinienverschobene Mittelfrequenz in der Lage ist, ein effektivere Iontophorese herbeizuführen und nicht die Effekte des "Durchschleusens" wie bei der Galvanik zu fürchten hat, jedoch, durch die MF-Aktivierung, auch keine "Rückschleusung beim Polwechsel" mehr auftritt. KNOP (1994) formulierte so das Prinzip der "Vektor-Intervall-Phorese" (VIP), welches zukünftig für den dermatologischen und medizinisch-kosmetologischen Einsatz definiert werden wird.

2. Kontinuierliche Mittelfrequenz
Hier bleibt die Amplitude über die gesamte Anwendungsdauer konstant. Die daraus resultierende Dauerkontraktion führt zu einer Minderdurchblutung der betroffenen Muskulatur. Therapeutisch wurde dies direkt bisher verständlicherweise nicht genutzt. Jedoch tritt dieser Effekt prinzipiell bei der Interferenz außerhalb des NF-Interferenz-Überlagerungsbereichs unter den zuführenden Elektroden auf. Da die Interferenz jedoch höhere MF-Trägerfrequenzen wählt, ist dies für den Patienten kaum spürbar - jedoch zweifelsfrei vorhanden. Durch die neuen Erkenntnisse wird jedoch der volumenmäßige Einsatz der reinen MF-Trägerwelle bzw. der kontinuierlichen Beibehaltung im Rahmen der MET-Amplitudenmodulation als sinnvoll angesehen, da diese den **Gildemeister-Effekt und die Wendenski-Hemmung homogen im Volumen** zur Wirkung bringt (KNOP 1992). Die Interferenz "verschenkt" hierbei diese Wirkung am Wirkort.

3. Geschwellte Mittelfrequenz
Diese Stromform zeichnet sich durch ein langsames, periodisches An- und Abschwellen der Amplitude und damit der Stromstärke aus.

So können eine allmähliche Entstehung und verzögerte Rückbildung eines anhaltenden Kontraktionszustandes der Muskulatur entstehen. Diese gleichmäßige direkte Anspannung bzw. Entspannung der Muskulatur auf Faserebene, die als **"Tonisierung"** bezeichnet wird, kommt nur durch das nicht reizimpulssynchrone MF-Prinzip zustande. Die Schwellfrequenzen liegen im Niedrigstfrequenzbereich mit Schwellfolgen von 4 bis ca. 120 Impulsen/Minute. Es werden große Elektroden zur optimalen Volumenwirkung empfohlen. Leider wurde diese einfache Form therapeutisch bisher nicht genutzt. Ein Schwellstrom in mehreren Phasen wurde im Wymoton realisiert (SENN 1990). Und in Trapez-Form mit längerem MF-Plateau hat dies KNOP (1990) in der MET erstmals genutzt.

Der gezielte Einsatz dieser MF-Schwellung in der Form der MET ist "völlig neu ... und eindeutig sinnvoll" (LANGE 1992).

4. Gepulste Mittelfrequenz

Hier entsteht ein aus einer bestimmten Anzahl von mittelfrequenten Stromperioden zusammengesetzter Impuls (ein "Burst"). Die Amplituden steigen zu Impulsbeginn an, um sich gegen Ende wieder zurückzubilden. Die Impuls-"Pakete" lösen jeweils eine Erregung aus, wobei Reiz und Erregung zeitlich fest gekoppelt sind. Diese aus mittelfrequenten Stromperioden zusammengesetzten Impulse besitzen eine Frequenz von ca. 3 bis 150 Hz. Die Träger- (oder hier besser Basis-)Frequenz liegt im Mittelfrequenzbereich, die Impulsfrequenz im Niederfrequenzbereich. Jedoch wird hier erstmals die NF-Wirkung tiefenwirksam und zeitlich steuerbar. Die Applikation dieser amplitudenmodulierten, sinusoidalen Mittelfrequenzimpulse entspricht also einer Impulsreizung im Niederfrequenzbereich, der Muskel wird **rhythmisch tetanisiert** (DREXEL et al. 1993, HOPPE 1992, KRÖLING 1978, SENN 1990). Der Einsatz für die sensible Nervenstimulation wurde therapeutisch früher nicht genutzt, er beschränkte sich auf die motorischen Stimulationen.

Vorreiter auf dem Gebiet der Elektrostimulation mit amplitudenmodulierten Mittelfrequenzimpulsen war JASNOGORODSKI (1974). Mittels des russischen Gerätes "Amplipuls 4" konnten mehrere niederfrequente Stromformen gewählt werden, die die Impulsform der mittelfrequenten Basisfrequenz bestimmten (EDEL 1983). Diese Stromform wurde auch als **"russische Stimulation"** bekannt und wird heute von einigen Geräten im Westen genutzt.

Diese Stromform wurde von KNOP (1990) in die MET integriert, jedoch nicht als Impulsstrom, sondern erstmals als Modulationsstrom - d.h. mit anteilig durchlaufender, kontinuierlicher Trägerwelle. Wobei diese Stromform im MET-Modell sich eindeutig wirksamer zeigte, als die Amplipuls-Variante (LANGE 1992).

5. Phasenmodulierte Mittelfrequenz

Eine besondere Variante ist das Wymoton-Verfahren (WYSS und SENN 1980). Hier wird die Muskulatur großflächig mit einem dreiphasischen Wechsstrom im Mittelfrequenzbereich von 11 kHz durchflutet. Diese an sich sehr aufwändige Technik zeigt aber auch eine große Volumenwirkung auf die Muskulatur. Die phasischen Schwellströme führen zu einem mehrfach phasenmodulierten Gemisch von Minima und Maxima der Schwellplateaus. Es wird ein Wandern der Wirkungsmaxima im Volumen erreicht. Um zusätzlich analgetische Wirkungen zu erzeugen wurde ein weitere Wechselstrom im Bereich von 250 Hz überlagert. Die analgetische Wirkung kann aber nicht überzeugen, da sich im Gewebsvolumen nun Superpositionen der beiden Wechselströme ergeben, die zwar die Muskelwirkung optimieren, aber nicht mehr dem analgetisch wirksamen NF-Impulsprinzip ähneln. Der Modulationsgrad kann frei gewählt werden, wobei die beiden Frequenzen genau gegensinnig verlaufen. Es kommt so i.d.R. zu einer sich abwechselnden eher mittelfrequenten bzw. niederfrequenten Wirkung. (BERLINER 1988, EDEL 1983, SENN 1980).

6. Interferente Mittelfrequenz

Ein weiteres, sehr verbreitetes Verfahren ist die Interferenztherapie nach NEMEC. Im eigentlichen Sinne ist dieses Verfahren jedoch nicht zur Mittelfrequenztherapie zu rechnen, da es im therapeutischen Sinne ausschließlich eine mittelfrequenzvermittelte NF-Therapie darstellt (SENN 1990). Bei der Interferenztherapie werden zwei einphasige MF-Stromkreise konstanter Intensität, die in ihrer Frequenz voneinander abweichen und phasenverschoben sind, durch vier oder mehr Elektroden kreuzförmig überlagert. Im Kreuzungsbereich entsteht durch die Superposition der beiden MF-Signale ein so genannter Schwebungs- oder Interferenzzustand. Hieraus resultiert eine neue, niederfrequente Wechselstromqualität im Kreuzungsgebiet, die der Differenz der Frequenzen beider MF-Signale entspricht. Wird also im Kreuzungsgebiet ein MF-Signal von 4000 Hz mit einem von 3900 Hz überlagert, so resultiert ein niederfrequenter, sinusförmiger Wechselstrom von 100 Hz. Diese Schwebung von 100 Hz würde einem bidirektionalen, verätzungfreien NF-Impuls von 100 Hz entsprechen, jedoch nur im Interferenzgebiet auftretend, wenn sich beide Ströme wirklich optimal überlagern (BISCHOP 1958, EDEL 1983, KRÖLING 1978). Im gesamten außerinterferenten Gebiet wirkt ausschließlich eine kontinuierliche unmodulierte Mittelfrequenz und führt zu Dauerkontraktionen der Muskulatur und zu Minderdurchblutungen.

Um dieses Manko zu beseitigen, wurde von HANSJÜRGENS die "Vektordynamische Interferenz" entwickelt, bei der der Interferenzbereich um ein Zentrum kreist und somit den Wirkraum in der Tiefe vergrößern soll. Auch NEMEC versuchte durch die Entwicklung der "Stereodynamischen Interferenz" mit 6 Elektroden den Wirkort zu vergrößern. Die Ergebnisse sind nicht immer überzeugend (KRÖLING 1978). Eine homogene Wirkung im Volumen, die die Mittelfrequenztherapie auszeichnet, wurde nicht erreicht. In der Folge wurde dann die geräteinterne so genannte Amplitudenmodulation entwickelt, die jedoch weiterhin auf der Schwebung basiert und somit auch mit dem "Schwellknoten" zu kämpfen hat. Eine echte Amplitudenmodulation wie unter 3.) oder 4.) oder bei der MET (7.) wird prinzipiell nicht erreicht (LANGE 1992).

7. Hüllkurvenmodulierte Mittelfrequenz

Die neueste Entwicklung, die die Vorteile der Mittelfrequenz- und der Niederfrequenztherapie konsequent nutzt, aber keinen ihrer Nachteile mehr hat, ist die Modulations-Elektro-Therapie (MET) nach KNOP (1989). Anders als bei den bisherigen MF-Stromkonzepten wird bei der MET mit Hüllkurven gearbeitet. Dadurch werden erstmals bewährte MF- und NF-Stromkonzepte in einem Signal frei kombinierbar und homogen im Volumen nutzbar (KRÖLING 1992).

Bei der MET liegt zunächst ein Mittelfrequenzstrom von 2 kHz (hohe Reizwirkung LANGE 1992) vor, der aber auch auf 6 kHz (Djourno-Effekt) umgeschaltet werden kann. Dieser fungiert jetzt als homogen das Volumen durchströmende Trägerwelle im eigentlichen Sinne. Damit wird der Effekt aus 2.) gewebsdurchflutend eingestellt. In der Folge können nun verschiedene Hüllkurven auf dieses Trägersignal aufmoduliert werden, die das Trägersignal in der Gesamtheit zwischen beiden Elektroden in seiner Form und Wirkung verändert. Wobei die Modulationsgrade erstmals frei einstellbar sind und somit niederfrequente Impulsmuster (5 bis 100 Hz) bzw. auch synchron dazu niedrigstfrequente Schwellfolgen (4 bis 100 Imp/min) in variabler Intensität zueinander aufmoduliert werden können. Dadurch ist die gezielte Anpassung an nervale Stimulationen oder direkte Muskelwirkungen bzw. auch die Stärke der reinen Trägersignalwirkung möglich. Es können also in allen Dimensionen (Frequenzen, Impulsfolgen, Modulationsgrade, Intensitäten) freie Einstellungen gewählt werden. Wobei, und dies ist neu (LANGE 1992), diese Misch-Modulation homogen im durchströmten Volumen nutzbar ist und alle Anteile einzeln elektrotherapeutisch wirksam bleiben (KRÖLING 1992).

Damit umfasst das Indikationsspektrum bei der MET aber auch mehr als man der Mittelfrequenz bisher zuschrieb:

Neben den inaktivitätsbedingten Muskelatrophien besonders auch die schmerzhaften Muskelverspannungen und die akuten und chronishen myofaszialen Schmerzsyndrome und ebenfalls akute und chronische posttraumatische Schmerzzustände und auch Kontusionen und Distorsionen (KRÖLING 1993).

Durch LANG (1996) konnte die analgetische Wirkung für die MET-Mittelfrequenztherapie gesichert werden, die im Gegensatz zur bisherigen Meinung (SENN 1980 und LANGE 1988) steht. Neben dem Hemmungszustand (SENN 1980) ist für die analgetische Wirkung die niederfrequente Impulsreizung der Mittelfrequenz verantwortlich (DREXEL et al. 1993). Die analgetische Wirkung der MET geht sogar offensichtlich signifikant über die der Reizströme hinaus (KRÖLING 1993, LANG 1996).

Damit ist die MET nach KNOP das derzeit vielseitigste und wirkungsvollste Verfahren in der Mittelfrequenztherapie (OECHSNER 1996).

Kapitel 12

3. Jahrestagung
für *Modulations-Elektro-Medizin*
in Klinik und Praxis des M.E.M.-Arbeitskreises eV

am 28. März 1998 im Park-Hotel am Kurhaus, Bad Nauheim

PROGRAMM

09:00 Begrüßung

09:15 1. Einführungs-Referat von Ulrich Knop, Ph.D., Initiator der MET-Methode,
KNOP Institutes für medizin. Bionik:
Die Technologie der MET und deren Vergleich zu Reizströmen und anderen
Mittelfrequenz-Systemen, neueste Entwicklungen

10:00 2. Festvortrag von Med.-Dir. Dr. Oscar Hammer, lt. Arzt am Hessischen Staatsbad:
Langzeitstudie mit der MET-Heimbehandlung bei Rezidiv-Patienten mit chronischer
Fibromyalgie im Rahmen der Kurortbehandlung

10:45 Kaffee-Pause

11:00 3. Referat von Thomas Ulrich, Arzt,
lt. Arzt der KNOP Medizin-Technik GmbH:
Die MET-Heimverordnung und deren Indikationen sowie die statistische Auswertung der
durchschnittlichen Verordnungsdauer

11:30 4. Referat von Dr.med. Jutta Frenkel,
praktische Ärztin:
Einige Fallbeispiele aus der täglichen Praxis mit MET und JET
sowie spezielle Fälle bei der MET-Heimtherapie

12:00 Mittagessen

13:00 5. Referat von Dr.med. Peter Schwab,
Arzt für Allgemeinmedizin und Sportmedizin:
JET und MET in der Akupunktur und Neuraltherapie - als wirtschaftliche
Zukunftsalternative in der Praxis

13:30 6. Referat von Doz. Bruno Blum,
Präsident des Verbandes Physikalische Therapie:
Langzeiterfahrungen mit der MET z.B. bei den Leistungsschwimmern

14:00 7. Referat von Frau Margot Salzmann, Physiotherapeutin:
Vorstellung eines ausbehandelten Patienten und der Therapieerfolg mit MET

14:30 Anschließend Diskussion/Workshop und Erfahrungsaustausch mit Entschließung,
welche Schritte z.B. bezüglich der MET-Einordnung einzuleiten sind und wer dabei
gezielt behilflich sein kann
(mit integrierter Kaffee-Pause).

16:30 Offizielles Ende der Veranstaltung

**Das 3. M.E.M.-Treffen 1998
in Bad Nauheim**

Schirmherr:
Ltd. Med.-Dir. Dr.med. Oscar HAMMER
Fachliche Leitung:
Doz. Bruno BLUM, VPT-Präsident
Leitthema:
Langzeiterfahrungen in Klinik und Praxis

Das diesjährige Treffen wurde wieder erfolgreich durchgeführt und hatte erstmals den Charakter einer Jahrestagung. Es konnten jetzt von Klinikern und Praktikern aus der ganzen Bundesrepublik mehrjährige Erfahrungen mit der MET vorgestellt werden. Dabei wurden die Tiefenwirksamkeit, die Schnelligkeit und die Mobilität besonders hervorgehoben. Das MET-Verfahren zeigte sich als sehr wirtschaftlich, sei es in der Praxis oder in der Heimbehandlung, was in dieser Zeit von großer Bedeutung ist. Völlig neue physiologische Wirkansätze und -erklärungen wurden dargelegt und sollen bis zur Jahrestagung 2002 grundlegend untersucht werden. Somit gehört die MET zu den am besten untersuchten und durch Studien begleiteten Elektrotherapieverfahren.

Ulrich Knop, Ph.D.,
Medizin-Bioniker und Klinik-Informatiker,
Geschäftsführender Vorstand des M.E.M. eV,
KNOP Instituts für medizinische Bionik,
Dittelsheim
Zusammenfassung der Grundlagen der MET

Vom Vorsitzenden des M.E.M. eV. wurden die spezifischen Unterschiede einzelner Elektrotherapieansätze gegenüber der Modulations-Elektro-Therapie (MET) nochmals gezielt aufgezeigt:
Reiz- und TENS-Ströme arbeiten im Niederfrequenzbereich mit Impuls- und/oder Burst-Signalen, die hauptsächlich Spannungsänderungen herbei-führen. Diese Spannungsänderungen sind elektrodenorientiert und nur punktuell und oberflächlich an Triggerpunkten bzw. oberflächlichen A-Delta-Fasern wirksam. Sie erzwingen über signalsynchrone Spannungsände-rungen eine Hyperpolarisation an der Nervenzellmembran und überlagern mit den geräteerzeugten Signalen die nerveneigenen Signalfolgen im Sinne einer Überdeckungstherapie. Ziel ist vordergründig das Gate Control System der Wirbelsäule, d.h. es kommt zur Gegenirritation und somit zur Weiterlei-tungsblockade von z.B. C-Faser-Signalen ins Gehirn. Dadurch wird - ähnlich wie mit Morphinen oder Lokalanästhetika - die Schmerzempfindung unterbunden; jedoch ohne deren Nebenwirkungen. Wenn motorische Nerven angesprochen werden, so ist auch eine (unphysiologische) Muskelstimulation

möglich - jedoch jeweils mit der Ermüdung der Gewebe durch dauernde Reizung. Der Einsatz ist prinzipiell nur als TENS-Heimtherapie im Bereich von generalisierten, systemischen neurogenen Dauer-Schmerzattacken wirksam und zeitgemäß.

Die Interferenztherapie (durch NEMEC eingeführt) löste das Tiefenproblem durch Einsatz von zwei sich überlagernden mittelfrequenten Referenzwellen, in deren Überlagerungsgebiet eine Interferenz entsteht, die ihrerseits wieder reine Niederfrequenz-Reizströme (z.B. 100 Hz) erzeugt. Diese punktuelle Tiefenwirksamkeit ist hervorragend geeignet zur punktuell tiefenwirksamen Behandlung internistischer Syndrome und Erkrankungen, sowie zur tiefenpunktuellen Spasmolyse (z.B. im Bereich Ductus choledochus). Orthopädische oder physiotherapeutische Behandlungen sind weniger überzeugend - weil weder einfacher, triggerpunktueller TENS-Charakter noch volumenwirksamer Mittelfrequenzcharakter gezielt vorliegen.

Unsere MET-Therapie ist jedoch die Mittelfrequenztherapie an sich, da sie die Mittelfrequenz als direkt im Volumen homogen wirksame Therapieträgerwelle einsetzt und diese mit mehreren Hüllkurven moduliert (nicht überlagert und auch keine Überdeckungsreize setzt). Die MET ist stromorientiert und führt zu einer physiologischen Dauerdepolarisation aller erregbaren Membranen, und via Hüllkurven spricht die MET darüber hinaus auch noch die einzelnen Zeitbedarfsebenen von Nerven und Muskeln direkt an. Daher ermöglicht die MET auch eine (quasi)-physiologische Muskelaktivierung tief im gesamten Volumen. Die MET kann gerade im Bereich der kombinierten Schmerzsyndrome direkt primär und sekundär Schmerzlinderung sowohl durch Heilungsbeschleunigung im lokalen Volumen als auch systemisch über tertiäre Wege via deszendierender Schmerzstillung erbringen. Und dies direkt auf Nerven-, Muskel- und Zellsubstrat-Ebene - incl. der C-Fasern und Nozizeptoren. Also für alle lokalen Volumen-Schmerzsyndrome ist die MET überragend geeignet; hier verweisen wir auf die einzelnen Studien, die der M.E.M. - Arbeitskreis in den letzten Jahren durchgeführt hat.

TENS, Interferenz und MET sind so eine sich durchaus ergänzende Trias in der modernen Elektromedizin.

Weiter wurden dabei auch die Möglichkeiten einer physiologisch aufgebauten Mischmodulation digitaler Trägersignale vorgestellt. Dazu wurde seinerzeit zusammen mit Ingenieuren der MBB im Rahmen einer Dissertation von Frau Dr.med.vet. Karin OECHSNER, TU-Tierklinikum München, ein erweitertes Hautmodell von Dipl.-Ing. HAHN (MBB) skizziert:

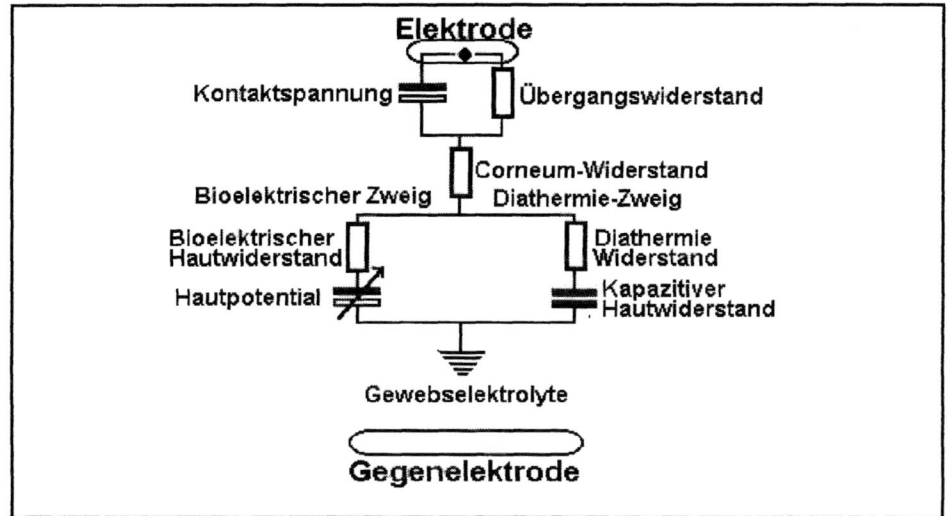

Abbildung 58

Neben den physikalisch vorhandenen Übergangswiderständen der einzelnen Gewebe haben wir aber auch noch die Kontakt-Widerstände sowie auch die thermodynamischen Komponenten zu berücksichtigen. Hier sind zusätzliche Regelkreise chemischer Natur beteiligt, und so haben wir de facto einen großen, selbstregelnden Schwingkreis vor uns, der auch darüber entscheidet, wie die Clustereigenschaften der Zellmembranen gestaltet sind und welches Dispersionsverhalten wir an der Membran vorliegen haben. Letztlich entscheidet sich dadurch auch die Durchströmungsqualität des Zell-Inneren und damit die Wirksamkeit von Strömen auf die Zell-Organell-Ebene:

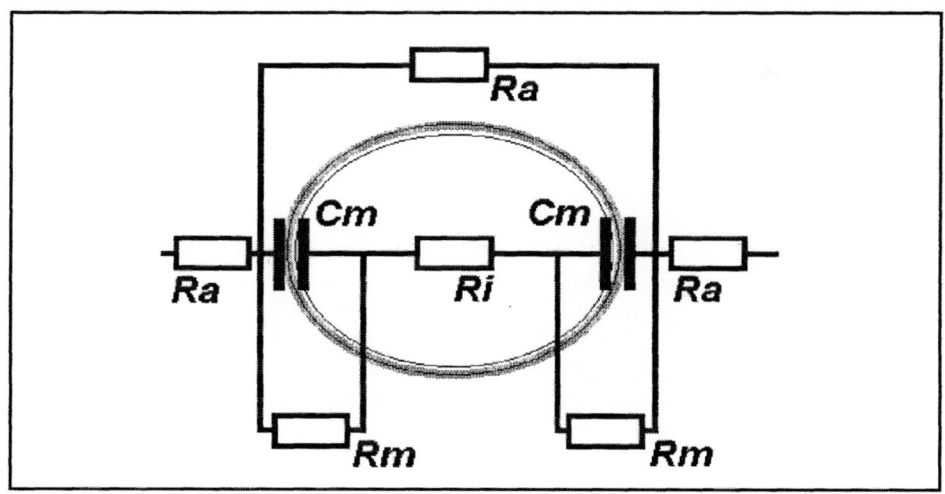

Abbildung 59

143

Das völlig andersartige Wirkmodell, was sich daraus ergibt, wurde dann aufgrund der Erkenntnisse der Bionik und Nachrichtentechnik technisch entwickelt und umgesetzt und geht somit weit über das hinaus, was bisher in der Elektro-Therapie als möglich erachtet wurde. Dies konnte durch Dissertationsergebnisse in Dresden und München hochsignifikant gesichert und klinisch belegt werden. Experimentell konnte eine weitaus höhere Gewebsausbreitung und Signalintegrität gezeigt werden.

KNOP stellte nun einige Studienergebnisse aus Klinik und Praxis vor, die eindeutig belegen, wo die Stärken des Verfahrens sind und dass die Wirkungen z.T. doppelt bis dreifach so hoch sind, wie bei den Vergleichsverfahren (z.B. Interferenz, Reiz- und Impulsstrom). Besonders die sofortige Schmerzbefreiung und die homogene Wirkung im erkrankten lokalen Volumenbereich zeigen eine wirklich regelmäßige und daher ernst zu nehmende Signifikanz - ob nun klinisch-experimentell oder in der täglichen Praxis dargestellt. Genau dies traute man aber der Mittelfrequenz eigentlich nicht zu, da man sie hauptsächlich als Muskeltherapie einstufte - jedoch das MET-Konzept erwies sich nun als das stärkste Verfahren, was bezüglich einer Schmerzschwellenanhebung derzeit greifbar ist. Dies wird auch transparent, wenn man die Ergebnisse einer Krankengymnastikstudie heranzieht, wonach sich schon nach der ersten Behandlung signifikante Besserungen im Schmerzverhalten, der Beweglichkeit, der Kraft und der Gewebsödeme zeigen. Ein Ergebnis ist weiterhin interessant: Je länger die Patienten mit unphysiologischen Methoden (z.B. Reizströmen) vorbehandelt wurden, desto länger benötigte die MET-Behandlung; während in der Regel 3 bis 6 Behandlungen ausreichen, waren hier 3 bis 4 Wochen notwendig. Daraus resultiert die praktische Forderung, dass die MET nicht immer nur als "letztes Mittel" angesehen, sondern konsequent und sofort bei dem entsprechenden Beschwerdebild eingesetzt werden sollte.

Dies hat auch eindeutige physiologische wie auch physikalische Gründe: Während bisher Reizstrom-, TENS-/EMS-Geräte zur bloßen nervalvermittelten Stimulation genutzt werden konnten, stehen nun hochwirksame, echte Mittelfrequenz-Systeme für die mehrfach und synchron modulierte faser- und zeitbedarfsspezifische Therapie zur Verfügung. Diese amplimodularen Stromformen erlauben es, aktivierend auf das gesamte, homogen durchströmte Gewebe lokal einzuwirken. Es wird hier nicht mehr von "Reizung" gesprochen, sondern von einer quasiphysiologischen "Aktivierung" - erstmals so eben auch direkt auf Substratebene wirkend und daher den jeweiligen metabolischen Zuständen in den Gewebsvolumina mit seinen eigenregelnden Gewebs- und Fasertypen physiologisch folgend.

So können neben den oberflächlichen A-delta-Fasern die tiefer liegenden C-Fasern und aber auch die Nozizeptoren therapeutisch lokal erfasst und außerdem die Effekte der deszendierenden Schmerzstillung gleichfalls induziert werden.

144

Der M.E.M.-Arbeitskreis ist an der Schwelle, wo die Modulations-Elektro-Therapie in einem ständig größer werdenden Rahmen in Praxis und Klinik in physikalischer Medizin wie in der Schmerztherapie untersucht werden muss, um die einzelnen Indikationen zu definieren und um festzulegen, in welchen Kombinationen die MET einzusetzen ist.

Die Elektro-Therapie ist somit an einem Punkt angelangt, wo der M.E.M.-Arbeitskreis zusammen mit der GESET eine "Pharmakologie" der Elektro-Medizin erarbeiten muss!

Lt. Med.Direktor Dr.med. Oscar HAMMER,
Leitender Arzt am Hessischen Staatsbad,
Bad Nauheim,
Langzeitstudie bei Fibromyalgie-Rezidivpatienten mit MET

Der Schirmherr dieser Tagung hob nun in seinem Festvortrag die Wichtigkeit dieses Arbeitskreises hervor und erklärte, dass die aus diesem Kreis eingeführte Modulations-Elektro-Therapie (MET) eine Errungenschaft in der modernen Elektromedizin ist und andere Elektrotherapien de facto nicht mehr zeitgemäß sind.

HAMMER berichtete über eine Langzeitstudie bei Rezidiv-Patienten mit chronischer Fibromyalgie und schilderte, wie mit der MET-Heimbehandlung, als Monotherapie, die Rezidive beeindruckend und signifikant reduziert werden konnten bei gleichfalls hoher Akzeptanz durch die Patienten.
Für die Studie standen HAMMER 80 Patienten mit einem Fibromyalgiesyndrom zur Verfügung, überwiegend Frauen, Durchschnittsalter 43,9 Jahre.
Bei der Fibromyalgie steht das Schmerzgeschehen im Vordergrund. Dieses Krankheitsbild ist dem extraartikulären Rheumatismus, dem Weichteilrheumatismus, zuzuordnen, wie auch Muskelrheumatismus, Myogelosen, Muskelhartspann, Tendinosen, Tendopathie, Tendovaginitis, Epikondylitis, Pannikulitis, Karpaltunnelsyndrom, Fibrositis.

Im Staatsbad wurde zwei- bis dreimal wöchentlich mit dem ganzen Kurortspektrum behandelt. Nach durchschnittlich 8,8 Monaten kam es jedoch, wie zu erwarten, zu Rezidiven. Nun wurden diese Rezidiv-Patienten monotherapeutisch, unter ärztlicher Begleitung, mit der MET im Rahmen einer häuslichen Therapie zweimal täglich für die durchschnittliche Dauer von 3,7 Wochen behandelt. Um eine genaue Sicherung vorzunehmen, wurde eine Schmerzscore-Beurteilung durchgeführt:

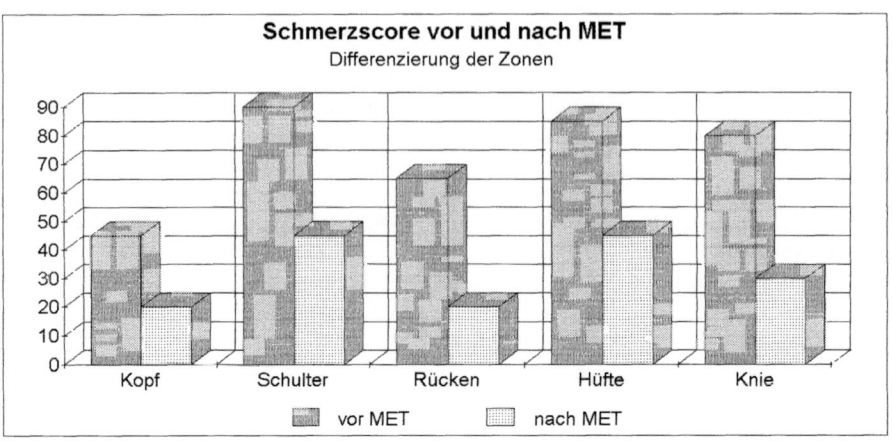

Abbildung 60

Das Ergebnis zeigt beeindruckend die Wirksamkeit der MET bei der Fibromyalgie-Schmerzproblematik; durchschnittlich über 50 % Rückgang der Schmerzsymptomatik konnte gesichert werden.

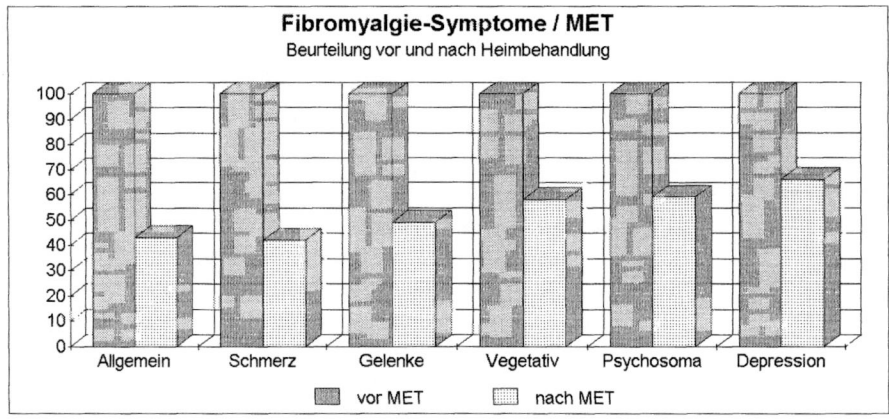

Abbildung 61

Die Befundverbesserung ergab im Bereich allgemeine Symptomatik / Leistungsfähigkeit / Wohlbefinden 57%, im Bereich der Schmerzsymptomatik 58%, im Bereich der Gelenkfunktion 51%, bei der vegetativen Symptomatik 42%. Psychosomatik-Syndrome besserten sich um 41% und die depressive Stimmungslage um 34%.

Seitens der Patienten wurde die Wirkung der MET als Heimtherapie zu 31% als sehr gut und zu 37% als gut bezeichnet. 20% gaben eine mäßige Wirkung an und 12% beschrieben die Therapie als nicht wirksam.

Aus den Ergebnissen kann ohne Zwang abgeleitet werden, dass die MET in das breite Spektrum der therapeutischen Möglichkeiten beim facettenreichen Fibromyalgie-Syndrom eingebaut werden kann, da die MET als Monotherapie statistisch signifikante Verbesserungen der Ausgangssymptomatik von Patienten mit einem Fibromyalgie-Syndrom aufweist und sich daher für die Heimbehandlung von Rezidiven hervorragend bewährt.

Und vor allem zu bedenken ist, dass durch diese MET-Heimbehandlung die Kostenträger jährlich mehrere Millionen DM einzusparen in der Lage sind. Dies ist gerade heute auch von volkswirtschaftlich-sozialpolitischer Bedeutung.

HAMMER schloss mit der Forderung, ein allgemeines Schmerznetzwerk aus Ärzten, Physiotherapeuten und Patienten-Selbsthilfegruppen zu schaffen, modern und praxisnah, wobei die MET nach KNOP eine wesentliche Rolle spielen sollte.

Thomas ULRICH, Arzt,
ärztlicher Leiter der KNOP Medizin-Technik GmbH,
Feldstudie bzgl. der MET-Heimbehandlung

ULRICH stellte in seinem Referat die regelmäßig nur kurze Verordnungsdauer der MET in der Heimbehandlung vor. Im Rahmen einer Untersuchung von 1.000 Patienten konnte er aufzeigen, dass in 66,3% der Fälle nur bis zu einem Monat - also auch weniger - verordnet zu werden braucht und nur in 10% der Fälle ist eine Verordnung bis zu drei Monaten notwendig.

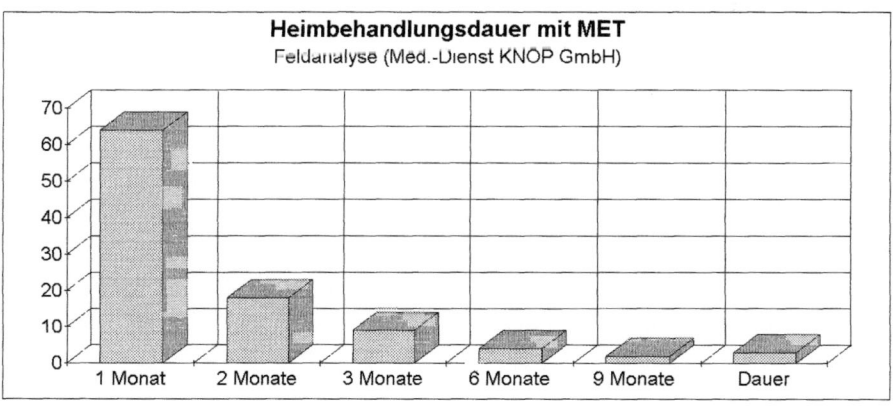

Abbildung 62

147

Dies steht signifikant gegenüber den TENS-Verordnungen, die in durchschnittlich 50% der Fälle mehr als drei Monate Heimbehandlung benötigen.
Das stellt eine Relation von 1:5 dar, und dies immerhin noch unter Berücksichtigung der Unterschiede im Wirkprinzip: "physiologisch" zu "nicht physiologisch".

Voraussetzung ist bei der MET-Heimbehandlung, dass sie eine Fortsetzung der in der Praxis erfolgreich begonnenen Elektro-Therapie mit MET ist. Der Vorteil ist, dass Praxisgerät und Heimgerät bau- und funktionsgleich sind, sodass dem Patienten die gleiche Therapie als Heimtherapie zur Verfügung steht, die er in der Praxis bekommen hat. Er weiß auch, wie er mit dem System umzugehen hat.

Wichtig ist, dass die Indikationsstellung exakt vorgenommen wird, denn nicht alles, was mit der MET behandelt werden kann, wird von der Krankenkasse bezahlt. Das Problem ist dabei auch, dass zwar im Hilfsmittelverzeichnis die Mittelfrequenztherapie aufgeführt ist, die Modulations-Elektro-Therapie ist aber nicht gesondert genannt.

Grundsätzlich stellt das Hilfsmittelverzeichnis klar, dass Mittelfrequenz-Geräte indiziert sind zur Lockerung der verspannten Skelettmuskulatur und Linderung damit verbundener Schmerzzustände, z.B. durch pseudoradikuläre Nerven-Reizung, z.B. durch Wirbelsäulensyndrome ohne nachweisbare Nervenkompression, Weichteilrheumatismus bzw. Fibromyalgie, reflektorische Muskelverspannung bei Nervenwurzelkompressionssyndromen. Das deckt auch die Gruppe ab, die schon HAMMER beschrieben hat und wo sich die MET in den Studien deutlich als vorteilhaft erwiesen hat.

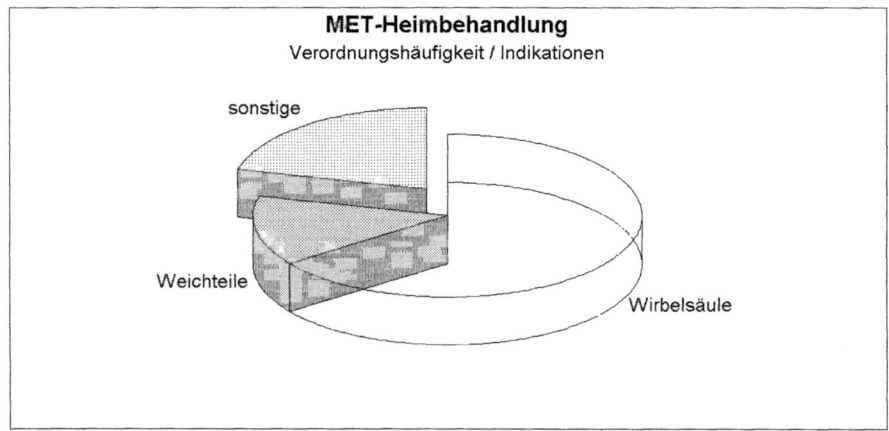

MET-Heimbehandlung
Verordnungshäufigkeit / Indikationen

sonstige

Weichteile

Wirbelsäule

Abbildung 63

Die häufigsten Nennungen, die auf den Rezepten zu finden sind, waren mit 61,5% die Krankheiten der Wirbelsäule und des Rückens, also Spondylosen, Osteochondrosen, Bandscheibenschäden, Radikulopathien, Zervikalneuralgien, WS-Syndrome, Lumbago, Ischialgie. Mit 13,6% folgen dann die Krankheiten des Weichteilgewebes, wie Epikondylitis, Schulterläsionen, Fibromyalgie, Myalgie, Muskelatrophie, Enthesiopathien (Tendinitis, Ansatztendinosen) und dann folgt die dritte Gruppe mit den Arthropathien, wie Arthrose, Arthritis, Gelenkrheuma, Gicht, auch Polyarthrose.

Das Fazit dieser Darstellung war, dass mit der MET für die Heimbehandlung ein hochinteressanter Therapiebaustein zur Verfügung steht, der mit dazu beiträgt, noch wirtschaftlicher als bisher zu behandeln.
Berücksichtigt werden muss dabei, dass die MET niemals ein Ersatz für TENS ist und sein sollte, wie TENS niemals ein Ersatz für die MET ist!

Dr.med. Jutta Frenkel,
praktische Ärztin und Ärztin für Naturheilverfahren
Königstein
Langzeiterfahrung mit JET und MET - Vorstellung einer kleinen Kasuistik

Von der stellvertretenden Vorsitzenden des M.E.M.-Arbeitskreises, Frau **Dr.med. Jutta FRENKEL,** wurde anhand einiger Kasuistiken die schnelle Wirksamkeit der MET und JET beeindruckend dargelegt. Sie arbeitet seit fünf Jahren mit den Systemen, zum Teil bei austherapierten Patienten. Für sie war die Behandlung mit den AmpliMed-Systemen der Druchbruch in ihrer rein privat-orientierten Praxis, zumal die Erfolge regelmäßig waren, z.T. schon nach der ersten Behandlung. Mittlerweile ist ihre Praxis als Tip für austherapierte Patienten bekannt, und auch Kollegen aus der Klinik übersenden gezielt Patienten zu ihr.
Jedes dieser Geräte aus der AmpliMed-Trias ist für sie eine Bereicherung, besonders durch die bequeme und durchdachte Anwendbarkeit.

So ermöglicht die JET als "punktur" eine außergewöhnlich schnelle Neural- oder Akupunkturtherapie, die MET als "synchro" für die Praxis und, direkt mit allen Parametern übertragbar, das "bedside" für die Heimverordnung eine schnell-wirksame "Volumentherapie" bei Schmerzen, muskulärer Irritation, sogar bei schlaffen Lähmungen. Teilweise wurden hiermit sogar Lösungen für die Anwendung im Büro gefunden (durch fest applizierte Elektroden), sodass während der Behandlungen keine Ausfälle im Beruf vorkamen.

Sie selbst hat die Erfahrung gemacht, dass neben Muskelatrophien, posttraumatischen Beschwerden und besonders bei komplizierten und kombinierten

Schmerzsyndromen mit Muskelbeteiligung auch akute Schmerzattacken schnell und sicher mit der MET behandelbar sind, aber ebenso auch Neuralgien, wie insbesondere die Zosterneuralgie, was von ihr anhand der vielen Fallbeispiele in der Folge überzeugend belegt wurde.

Auszug aus der Kasuistik:

1., H.W., Dauer-Residualschmerzen nach Herpes Zoster, rezidivierende Fazialis-Neuralgie rechts seit 1970 nach Schädeltrauma, austherapiert; keine Stirnsensibilität rechts, ab 9.97 Dauerschmerzen in Stirnmitte; Therapie mit JET plus Homöopathika an Akupunkturpunkte und segmentallokal, MET-Heimbehandlung mit Analgesie-, Migräne- und Trauma-Therapieprogramm; Ergebnis nach drei Monaten zeigt, dass der Patient nur noch gelegentlich einmal innerhalb von zwei Wochen für Sekunden Schmerzattacken hat und die Sensibilität fast vollständig wieder hergestellt wurde.

2., F.B., Multiple Schmerzen bei Hüftgelenksdysplasie mit Immobilität und Erschöpfung mit depressiver Stimmungslage; als Kind über fünf Jahre bei Asthma mit Cortison behandelt, autoaggressive Folgebeschwerden iatrogen, ausgeprägte Muskelatrophie und Fehlbelastung; Therapie mit JET und Homöopathika an Akupunkturpunkte mit Senkung des Schmerzscores von 70 auf 20 %, MET-Heimbehandlung zur lokalen Gewebssanierung; das Ergebnis zeigt nach zwei Monaten Therapie eine Schmerzsenkung bei Belastung unter 20 %, die Mobilität ist hergestellt, leichte Schmerzattacken nur noch einmal wöchentlich, Dauerschmerzen sind nicht mehr vorhanden.

3., H.W., Peronäusparese nach Bandscheiben-OP in 1988 mit stärkster Gehbehinderung (Krücken); starke Trophikstörungen im Unterschenkel mit Hautveränderungen und Sensibilitätsverlust sowie Muskelschwund und Schmerzen im OP-Areal; Therapie mit JET und Homöopathika im Schmerzgebiet sowie MET-Heimbehandlung der Extremität; das Ergebnis zeigt nach zwei Jahren vollständige Beseitigung der Trophikstörungen und Wiederherstellung der freien Mobilität, das Gangbild ist nahezu normalisiert.

4., S.S., komplette Innenbandruptur des Knies; eine OP wurde nicht angesetzt, ein Erguss lag vor, das orthopädisch geschiente Knie schmerzte stark; Therapie mit MET-Heimbehandlung für zwei Wochen; das Ergebnis zeigte nach vier Tagen ein vollständiges Verschwinden des Ergusses, und nach zwei Wochen lag vollständige Schmerzfreiheit vor, es wurde schon mit dem Belastungstraining begonnen.

5., A.G., Polyarthrose, Zerviko-Brachial-Syndrom;
multiple Schmerzen in allen Gelenken, hohe Dosen Ibuprofen als Dauermedikation ohne Erfolg;
als Therapie wurde die MET als Heimbehandlung angesetzt, die Kasse hat das
Gerät für die Patientin gekauft;
das Ergbenis zeigt nun eine mehrstündige Schmerzfreiheit über Tag bei
vollständiger Absetzung der Medikation.

6., R.G., chronisches Asthma bronchiale seit 1988;
bisherige Therapie mit Kortikoiden, Berotec und Pulmicort blieben nicht nur
erfolglos, sondern es trat eine ständige Verschlimmerung ein;
Patientin wurde mir im Status asthmaticus übergeben; als Therapie wurde die
Asthma-JET nach KNOP eingesetzt, die Atemnot verbesserte sich sofort und
die Patientin schlief ruhig ein - ähnliche Erfolge werden auch aus dem HNO-
Klinikum der Universität Posen und von HAMMER berichtet.

7., H.L., periodische Migräne;
alle Therapieversuche bisher erfolglos; Dauerschmerzgrad im Migränezeitraum
für mehr als jeweils acht Wochen um 7 bis 10;
als Therapie wurde JET mit Homöopathika an Akupunkturpunkten und die MET
als Heimtherapie eingesetzt;
das Ergbenis zeigte nach einer Woche eine Verminderung auf Grad 4 und nach
drei Wochen eine vollständige Beschwerdefreiheit.

8., J.P., Discusprolaps L4 cranio-lateral, akut;
Patient kam nach drei Wochen Dauerschmerz und Schlafbehinderung in die
Praxis;
als Therapie wurde einmal JET an Akupunkturpunkten und lokal MET eingesetzt; es trat eine sofortige Beschwerdefreiheit ein; die jetzt mögliche CT zeigte
den Prolaps;
nach heftigen Diskussionen mit dem Kostenträger wurde anstatt der allgemein
unbefriedigenden konservativen Therapie die MET als Heimbehandlung für
einen Monat eingesetzt:
Das Ergebnis nach diesen vier Wochen zeigt eine vollständige Beschwerdefreiheit und Wiederherstellung der Mobilität.

Das Fazit ist eindeutig: Die JET und die MET überzeugen in der täglichen
Praxis sowohl bei akuten als auch bei chronischen Bildern - zudem ist die
Heimbehandlung ein echter Gewinn in der Praxisoptimierung. Mit diesen
Systemen wurde endlich ein Handwerkszeug für die Praxis geschaffen, das
man täglich und überall einsetzen kann. FRENKEL kann sich eine Praxis ohne
AmpliMed-Systeme gar nicht mehr vorstellen.

Dr.med. SCHWAB,
Arzt für Naturheilverfahren und Sportmedizin,
Würzburg
JET und MET als wirtschaftliche Alternative in der täglichen Praxis

SCHWAB bestätigte die Erfolge von Frau Dr. FRENKEL und unterstrich, dass in der Praxis oft auch die Kombination von JET und MET sehr schnelle und vor allem dauerhafte Therapieerfolge bringe, die nicht zuletzt darauf zurückzuführen seien, dass mit den Systemen auch eine hohe Therapiequalität vermittelt werde.
Damit sei es aber auch möglich, in geeigneten Fällen mit Patienten privat abzurechnen. Es habe sich gezeigt, dass Patienten für eine schnelle und sichere Schmerztherapie durchaus die Kosten dafür selbst tragen. Diese Therapiekombination sei somit ein echtes Mittel-der-ersten-Wahl im Rahmen der privatärztlichen Praxis.

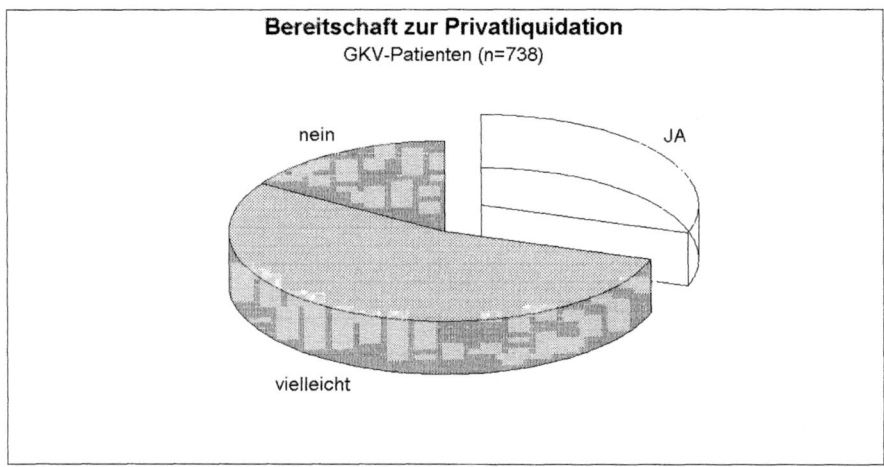

Abbildung 64

Er stellte eine große Praxisstudie vor, in der sich zeigte, dass immerhin 30 % der gesetzlich versicherten Patienten bereit sind, für eine gute Therapie, z.B. Schmerztherapie und/oder Akupunktur, selbst zu bezahlen; 54 % zeigen sich ggf. willig und nur 16 % lehnen dies vollständig ab. Damit zeigt sich, dass Qualität in der Therapie, auch unter dem Aspekt von IGEL, eine Zukunftssicherung für die Praxis darstellen wird. Denn Selbstzahler "kaufen" sich Lebensqualität, und Schmerzfreiheit ist spür- und messbare Lebensqualität.
Gerade die älteren Menschen leiden zum Teil seit Jahren, durch völlig falsche Behandlungsmethoden, an chronischen Schmerzsyndromen. Hier eine schnelle und nachhaltige Linderung zu erreichen, ist oberstes Ziel für den Arzt und durchaus lukrativ für die Wirtschaftlichkeitsüberlegungen als Unternehmer.

Denn gerade unter diesen älteren Patienten sind eine ganze Reihe von Menschen mit hohem Durchschnittseinkommen; so haben immerhin rund 30 % der Seniorenhaushalte ein Monatseinkommen von mehr als DM 4.000,-.

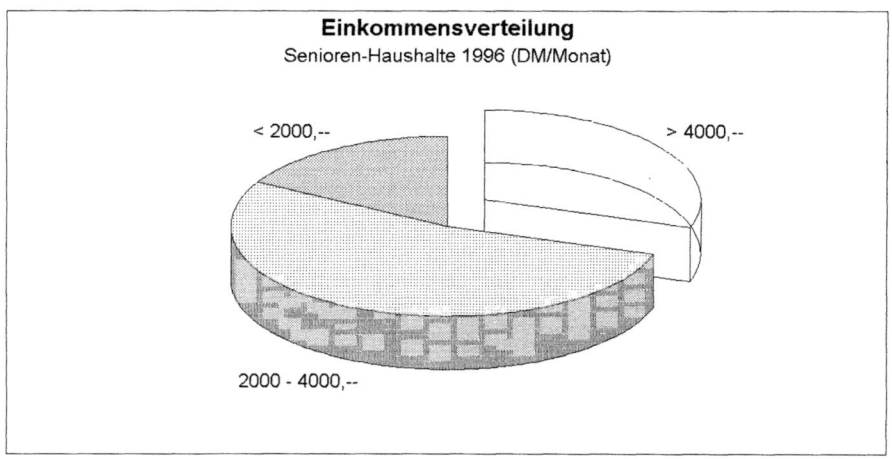

Abbildung 65

Sich hiermit zu beschäftigen, sei absolut nicht unethisch, denn die Patienten kaufen sowieso schon Medikamente naturheilkundlicher Prägung - und das am "Arzt vorbei".

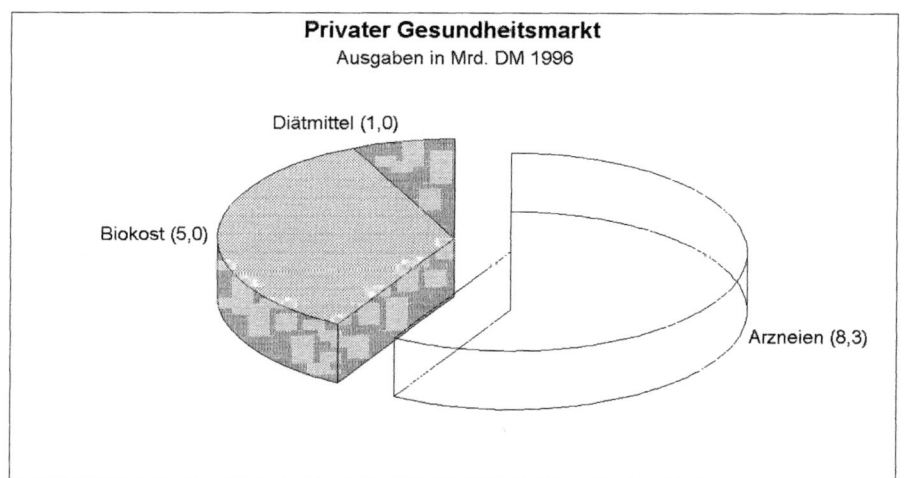

Abbildung 66

SCHWAB stellte sodann auch klar, dass Schmerzpatienten in erster Linie nicht einen Anästhesisten als Therapeuten benötigen, der qualifiziert ist, eine hocheingreifende Schmerztherapie durchzuführen. Der normale Schmerzpatient braucht eine personenbezogene Therapie, eine einfache und schnell

153

wirksame Therapie. Ihm sei dabei die MET, auch in der Kombination mit der JET, eine große Hilfe.

Die Forderung von SCHWAB war, dass ärztliche Qualitätszirkel aufgebaut werden mit regelmäßigen Fortbildungsveranstaltungen, damit dieser anderen, völlig neuen Generation von Elektrotherapie Raum geschaffen wird; dies könnte und sollte auch in Kombination mit dem angesprochenen Schmerznetzwerk von HAMMER zu organisieren sein. Qualitätssteigerung einerseits und Kostensenkungen andererseits wären das Ergebnis.
Die Weiterbildung sollte durch eine Urkunde bescheinigt werden, die in den Wartezimmern ausgehängt werden könnte, damit wirklich der Erfolg, der mit diesen Geräte zu erbringen ist, dokumentarisch festgelegt werden kann. Die spürbaren Erfolge beim Patienten sind darüber hinaus der beste Beweis.

SCHWAB unterstrich abschließend nochmals, dass JET und MET zwei hervorragende Bausteine für eine echte Praxisoptimierung sind und dass es wirklich keine Alternative dazu gibt.

Doz. Bruno BLUM,
Sport-Physiotherapeut,
VPT-Präsident, München
Langzeiterfahrungen in der Sportphysiotherapie

Der diesjährige fachliche Leiter der Tagung zeigte exemplarisch am Beispiel der Schwimmernationalmannschaft im Rahmen des Worldcup in Australien Anfang 1998 die tatsächlichen Erfolge mit der MET in der Sportmedizin.
Ein Drittel der Mannschaft (10 Schwimmer/innen) war mit Erkrankungen nach herkömmlicher Beurteilung nicht startfähig. Die MET brachte bei allen Schwimmerinnen und Schwimmern eine vollständige Genesung, das heißt Beschwerdefreiheit und Vollbelastungsfähigkeit nach eineinhalb bis drei Behandlungstagen - in einem Fall war nur eine einzige Behandlung notwendig trotz einer schmerzhaften Überdehnung!
In allen anderen Fällen trat schon nach der ersten Behandlung eine deutliche Besserung ein, die ganze Beschwerdefreiheit war mit wenigen weiteren Behandlungen gegeben. Alle diese Schwimmer schafften dann im Worldcup Höchstleistungen bzw. stellten Rekorde auf.

BLUM schilderte dies eindrucksvoll u.a. an dem Beispiel einer Schwimmerin. Sie hatte genau in der Wettkampfphase ein akutes lumbales Syndrom, was ein großer Nachteil besonders für eine Kraulerin ist. Der klassische Behandlungsweg durch den Mannschaftsarzt blieb erfolglos. Mit drei Anwendungen an zwei Tagen war diese Sportlerin absolut beschwerdefrei und hat ihre Goldmedaille gemacht und das bei einer Weltmeisterschaft über 800 Meter!

Ebenso sicher und schnell waren die Erfolge auch bei Schultergelenksbeschwerden, dort bei dem Subscapularis, einem der wichtigsten Halte- und Steuermuskeln. Nach ebenfalls nur drei Behandlungen gab es im Wettkampf nur Bestleistungen.
Selbst im Falle eines deutlich chronifizierten Beschwerdebildes der Schulter genügten 5 Anwendungen mit der MET, um Beschwerdefreiheit zu erzielen. Diese Schwimmerin wurde als Kraulerin Weltmeisterin!

1. Fall:	massiver Muskelkater beider Unterarme 3 Behandlungen an 2 Tagen	
		startfähig
2. Fall:	Spinatussehnen Schultergelenksaffektion 7 Behandlungen an 3 Tagen	
		startfähig
3. Fall:	akutes Lumbalsyndrom als Kraulerin 3 Behandlungen an 2 Tagen	
		Bronze
4. Fall:	Frozen Shoulder, M. suprascapularisaffektion 3 Behandlungen an 3 Tagen	
		Bestleistung
5. Fall:	Überlastungssyndrom Unterarmbeuger 3 Behandlungen an 2 Tagen	
		startfähig
6. Fall:	Supraspinatussehnensyndrom 5 Behandlungen an 3 Tagen	
		Weltmeister
7. Fall:	massives Überlastungssyndrom der Glutäalregion 7 Behandlungen an 3 Tagen	
		Weltmeister und Vize-Weltmeister
8. Fall:	ventrale Kapselreizung, Gelenksaffektion 3 Behandlungen an 2 Tagen	
		startfähig
9. Fall:	Patellaspitzensyndrom 1 Behandlung an 1 Tag	
		startfähig
10. Fall:	massive Insertion M. subscapularis 4 Behandlungen an 2 Tagen	
		Bestleistung

BLUM verglich andere Verfahren, die als angeblich wirksam gerade bei diesen Sensationen angesehen worden sind. Diese Verfahren haben allesamt nicht den Erfolg gebracht wie die MET. Es sei ihm bisher nicht begegnet, dass ein Strom sich so schnell und so wirksam zeigt.

Er erklärt diese überragenden Erfolge mit der zellspezifischen Wirkung dieser neuen Stromform, die er in allen Fällen motorisch schwellig appliziert. Diese Therapie soll eine Entlastung, eine Entschmerzung, eine Abschwellung und eine Detonisierung bringen. Eine Muskelkraftzunahme ist bei diesen Sportlern nicht indiziert!

Aber der schnelle Wirkungseintritt der MET befreit die Sportler auch schnell von der Angst vor Schmerz, was neben den realen Schmerzen der größte, leistungsbegrenzende Faktor auf psychologischer Ebene ist. Ein Sportler, der nach Schmerzen, durch eine wirklich wirksame Therapie, nun keine Angst mehr vor diesen hat, ist auch wieder in der Lage, selbst nach Traumata, sofort wieder volle Leistung zu erbringen.

BLUM nannte die MET seinen elektronischen Mitarbeiter und kann sich eine erfolgreiche Arbeit ohne dieses System nicht mehr vorstellen. Es ist seine feste Überzeugung, dass dieses System seine Karriere machen wird, dass es wirklich das beste System auf dem Markt sei - und er kenne schließlich alle Systeme, die es in der Branche gibt.

Frau Margot SALZMANN,
Physiotherapeutin,
Ein besonderer Fall

Frau SALZMANN schilderte als erfahrene Therapeutin auch für Elektrotherapie ihre Erfolge mit der MET, die sie als durchschlagend bezeichnet. Sie befasst sich mit der MET seit Herbst 1996 und wendet die Therapie täglich an. Die herkömmliche Elektrotherapie, angefangen von der Galvanik bis hin zum Ultraschall und Reizstrom, habe zwar auch ihre Wirkungen, aber dennoch nicht die der MET. Sie könne sich diese Therapie nicht mehr wegdenken.
Schöne Erfolge sehe sie auch immer wieder, wenn sie bei Patienten mit Rückenproblemen massiere und die regelmäßig "schweren" Beine mit der MET behandele. Schon nach der ersten Behandlung falle es den Patienten leichter, Treppen zu steigen oder zu laufen oder die Gehstrecke sei länger.

Ihren größten Erfolg stellte Frau SALZMANN vor:
Es ist ein Patient, der eine 25-jährige Rheumakarriere hinter sich hat und mit Steh-, Geh- und Mobilitätseinschränkungen als vollständig ausbehandelt galt. Nach nur wenigen Wochen mit der Modulations-Elektro-Therapie kam der

Durchbruch. Heute, nach knapp einem Jahr und 27 Behandlungen, ist dieser Patient mobil und belastbar arbeitsfähig!

Der Patient kam zu ihr, überwiesen vom Hausarzt nach langen Behandlungsserien in Fachkliniken, mit zwei Unterarmstöcken, aufgrund von ständigen Schmerzen deprimiert, mit einer schweren pcP, Arthritis in beiden Kniegelenken, in den Sprunggelenken sowie in den Hand- und Fingergelenken. Der überweisende Hausarzt hatte die MET bereits kennen gelernt und sah in der Behandlung mit diesem System die einzige Möglichkeit eines Erfolges.

Der Patient schilderte sodann selbst seine Genesung:
Als Betriebsleiter in einem Baukonzern habe er nicht krank zu sein. Er schilderte seine Krankengeschichte, die eine Multimorbidität zeigte. Die Behandlungen, die ein breites Spektrum schulmedizinischer Methoden aufwiesen, hätten sich über Jahre hingezogen, ohne dass es zu nennenswerten Erfolgen gekommen sei. Der Patient schilderte, man habe nichts ausgelassen und habe dennoch nur immer wieder feststellen können, dass sich das Krankheitsbild wieder verschlechtert habe. Schließlich habe man ihm vorgeschlagen, man wolle ihm die Knochenhaut von den Knien abziehen. Auf die Frage nach den Risiken habe man ihm gesagt, schlimmstenfalls würden die Gelenke steif bleiben.

Nachdem er insgesamt auch große Mengen Gold ohne Erfolg eingenommen habe, habe er diese Therapien abgesetzt.

Schließlich sei er von seinem Hausarzt an Frau SALZMANN überwiesen worden, die nun gezielt die Heilstromtherapie bei ihm eingesetzt habe. Was er nicht mehr für möglich gehalten hatte: Nun war es endlich und zum ersten Male aufwärts gegangen. Und so stellte der Patient sich beweglich und ohne Schmerzen den Tagungsteilnehmern gut gelaunt auf dem 3. M.E.M.-Treffen vor.

Der Patient sprach ca. 10 Minuten frei stehend ohne eine Stütze und mit viel Engagement.

Abschließend sagte Frau SALZMANN, sie habe ähnliche Patienten in ihrer Praxis gehabt und früher, als es die MET nicht gegeben hat, habe sie diese Erfolge nicht gehabt. Mit der MET sei alles anders geworden. 'Heilen statt reizen' - das könne sie täglich bestätigen.

Die **anschließende Diskussion** schaffte die Möglichkeit, ganz speziell zu den Vorträgen Stellung zu nehmen, Fragen zu stellen und einzelne Themen zu erörtern. So nahm u.a. die Anwendung einen breiten Raum ein, da die Einstellung der Frequenzen und die Möglichkeit der Modulationen eine neue Form der Applikation bei dennoch einfachster Handhabung darstellt.

Eindeutig und klar zum Ausdruck kam, dass definitiv eine Trennung zu ziehen ist zwischen der amplitudenmodulierten Mittelfrequenz und dem gesamten Rest der Elektrotherapie.

Bei der bisherigen Elektrotherapie, mit Ausnahme der Galvanik, haben wir eine Impulsfolgefrequenz in einer einzigen Dimension. Die Amplitude dieser Signale ist immer gleichzusetzen mit der Dosis. Ob im Bereich TENS oder EMS, es sind beim Reizstrom immer Impulsfolgefrequenzen, und Reizeffekte entstehen über die peripheren Nerven im zentralvervösen Bereich oder an den motorischen Endplatten, was nur zu erzwungenen Muskelkontraktionen führt.

Bei der Mittelfrequenz ist das anders. Wir befinden uns hier nicht in der Impulsfolgefrequenzrate der Nerven, sondern auf der Ebene der Zellmembran. Diese depolarisiert und verbleibt in einem hochreaktiven Plateau von ca. 30 mV. Dadurch bedingt sind die Reaktivität und die Permeabilität dieser Zellmembranen sehr groß und daher ergeben sich physiologische Heilungsbeschleunigungen und Stoffwechselaktivitäten auf Oganell- und Substratebene (SENN).

Deutlich wurde, dass bei der amplitudenmodulierten Mittelfrequenz auch eine Aktivierung auf der Muskelfaserseite selbst entsteht, d.h. dass jenseits der angebotenen Frequenzmuster die Muskelfaser anfängt, eine Eigenaktivität zu erzeugen. Diese Eigenaktivität wird schon von SENN, WYSS und EDEL als "quasi-physiologisch" bezeichnet.

Es wurde unterstrichen, dass de facto die Modulations-Elektro-Therapie auf den metabolischen Bedarf bzw. die metabolische Ausstattung der verschiedenen Zell- und Gewebsbereiche in einem homogenen Areal direkt einwirkt. FRENKEL stellte dann fest, dass wir von der Elektro-Physik in die physikalische Chemie gehen, und genau das erfordere eine andere Denkstruktur und Betrachtung dieser neuen Generation der Elektrotherapie.

Weiterhin wurden die verschiedenen Einstellparameter diskutiert. Beim AmpliMed® synchro ist der Therapeut in der Lage, individuelle Einstellungen der Amplitudenhöhe vorzunehmen unter gleichzeitiger Berücksichtigung der entsprechend dem Krankheitsbild erforderlichen Frequenzen oder Impulsfolgen. Unabhängig von den Vorgaben auf den einfachen Therapiekarten kann der Therapeut darüber hinaus entscheiden, mit welcher Frequenz und mit welcher Stärke er den Nerven und mit wievielen Impulsen und wie stark er den Muskel ansprechen will.

Beide Einstellungen sind miteinander mischbar, sodass therapeutisch das Optimum erreicht werden kann, wie beeindruckend von BLUM berichtet worden war.

Die Therapiekarten mit den zwei Behandlungsschritten folgen bereits zwei verschiedenen Mustern. Stehen muskulär bedingte Probleme im Vordergrund, wird ein entsprechendes Modulationsbild eingestellt, und in der zweiten

Behandlungsstufe wird eine nervale Struktur dazugemischt. Stehen Schmerzen im Vordergrund, kann zunächst über die nervale Phase die Functio laesa gelöst werden, um dann eine muskulär oder muskulaturbedingte Sanierung vorzunehmen.
Jede Therapiekarte ist nach dem entsprechenden physiologischen Konzept erstellt.

Bei allen Einstellungen, selbst mit einer hohen Modulation, die bis zu 75% einstellbar ist, bleibt ein ständig durchlaufender Mittelfrequenzanteil von mindestens 25% erhalten und wirksam.

Das bedeutet, dass durch die Impulsfolge der Trägerfrequenz ein völlig veränderter Widerstandscharakter der Haut vorliegt. Dadurch ergibt sich ein Zustand, in dem der Widerstand der Haut praktisch keine Rolle mehr spielt. Dadurch bedingt können große Regionen problemlos durchflutet werden, d.h. es ist möglich, dass im Sinne einer Längsdurchströmung ein ganzer Bewegungsgürtel (Arm-Arm, Bein-Bein) behandelbar ist. Unter diesem mittelfrequenten Strom können jetzt auch Sportler sogar ein Belastungstraining durchführen, was bisher nicht möglich war.

Schließlich wurde die Therapiezeit angesprochen. Diese liegt bei der Modulations-Elektro-Therapie grundsätzlich im Bereich der Elektrotherapie-Anwendungszeiten mit 20 bis 30 Minuten. Zu berücksichtigen ist dabei, dass es sich bei der Modulations-Elektro-Therapie bereits um 2 Behandlungsschritte handelt. Erfahrungen haben gezeigt, dass zum Teil fünf Minuten ausreichen, aber durchaus auch vier Stunden möglich sind.
Das richtet sich nach dem Zustand der Erkrankung. Ein akutes Geschehen braucht u.U. nur eine kurze Behandlungszeit, ein chronischer Zustand eine längere.

Hier ist dann die Heimtherapie angezeigt, über die Herr ULRICH bereits gesprochen hat.

Im Bereich der Injektions-Elektro-Therapie sind 10 Sekunden ausreichend, um das Injektions-Areal physiologisch zu aktivieren.

Die Modulations-Elektro-Therapie ist aber auch, wie Doz. KLINGSCHADT, VPT-Akademie, ansprach, sehr gut bei vielen physikalischen Therapien unterstützend geeignet, z.B. wird ein Körperbereich massiert und ein anderer mit der MET behandelt, so schon SALZMANN. Außerdem ist es notwendig, die andersartigen, physiologischen Wirkmuster einfach und verständlich zu beschreiben, denn auch er habe als "Elektrotherapie-Profi" in den Vorlesungen immer noch Probleme, "von der alten Reizstrom-/Interferenz-Denkschiene" Abschied zu nehmen.

Hier ist, so KNOP, der Arbeitskreis gefordert, Grenzen festzulegen und Kombinationen herauszustellen, die Wirkungen transparent zu beschreiben, Modelle zu skizzieren und endlich das Verständnis für eine "physiologische Elektromedizin" zu fördern. Diese Erkenntnisse und Modelle müssen dann in die neue Buchreihe über Moderne Elektromedizin einfließen, die der M.E.M.-Arbeitskreis als Herausgeber starten wird.

Die Auseinandersetzung von Problemen in der Elektrotherapie, wie z.B. bestimmte Schmerzarten oder Muskeltrainingsprobleme sollen ebenfalls in speziellen Themen-Büchern aufgenommen werden.

HAMMER schlug letztlich die Erstellung einer Patientenbroschüre vor, die in Therapiezentren und Praxen ausgelegt werden sollte, um gerade diese neue Generation der Elektrotherapie und das andere Denkmodell auch den Patienten verständlich zu machen.

Doz. WINTER, Offenburg, bestätigte diese Notwendigkeit einer breiten Öffentlichkeitsarbeit in den Fachkreisen. Denn er kann mittlerweile, außer der MET, kein anderes Verfahren mit bestem Gewissen mehr empfehlen. Andere, unphysiologische Stromkonzepte sind einfach nicht mehr zeitgemäß.

KNOP schloss die Veranstaltung mit der Ankündigung, dass der Arbeitskreis sich nun zukünftig in Ludwigshafen/Rh. treffen werde, im Sinne einer "Mehr"-Jahrestagung mit wechselnden Leitthemata und fachlichen Leitern und dass über diese Tagungen auch jeweils folgend eine Berichterstattung in Buchform erscheinen werde. Der erste Band werde jetzt die ganzen 10 Jahre Forschung zusammengetragen vorstellen. Es bleibt zu wünschen, dass Med.-Dir. HAMMER weiterhin die Schirmherrschaft dieser Tagungen auch in Ludwigshafen übernimmt. Diese Tagungen erhalten dann auch einen eigenen Namen: "Arbeitskreistreffen für Elektromedizin (ATEM)" - die Erkenntnisse aus unserer Arbeit sollen nämlich dem Gesundheitswesen und besonders den Ärzten und Therapeuten wieder "mehr Atem" verschaffen...

Parallel zu diesen "Frühjahrstagungen" soll im peroidischen Wechsel im Herbst jeweils ein "Allgemeines Schmerz Symposium (ASS)" in Ludwigshafen gemeinsam mit der KNOP Medizin-Technik durchgeführt werden, um die reine praktische Seite aus der täglichen Arbeit gezielter zu beleuchten - das ASS könnte eine überregionale Jahrestagung der Qualitätszirkel und ggf. der Schmerznetzwerke darstellen.

Im kommenden Jahr liegen dann zehn Jahre Inaugurationsarbeit für die MET hinter ihm, so KNOP, und nur durch die engagierte Mithilfe der Arbeitskreis-Kollegen konnte diese lange Zeit durchgestanden werden. KNOP dankte allen für ihr ungebrochenes Engagement "für eine gute Sache; denn es darf nie vergessen werden, durch unsere Arbeit sind schon Tausende von Patienten nachhaltig schmerzfrei geworden ... und einige Medaillen wurden auch gewonnen."

Für den Arbeitskreis bedeutet dies in den kommenden Jahren aber ein vermehrtes Maß an Arbeit.

Es sollen folgende Aktivitäten für die nächsten Jahre gestartet werden:

---

1. Es müssen die physiologischen Modelle skizziert und möglichst hypothetisch geklärt werden, die im Zusammenhang mit der "Hüllkurven"-Reizung parallel zur Wedenski-Hemmung auftreten;

2. es müssen in diesem Zusammenhang die Einzelmodulationsparameter für bestimmte Indikationen in Bezug zu deren akuten bzw. chronischen Verlaufsformen hinterfragt werden;

3. es müssen die genauen Unterschiede in der Wirkung bezüglich der lokalen, punktuellen und deszendierenden Schmerzstillung überprüft werden;

4. es müssen die Reha-Komponenten der MET in Wirkung und Applikationsform gezielt herausgearbeitet werden;

5. es müssen didaktisch richtig diese Erkenntnisse aufbereitet werden;

6. es müssen die Applikationsformen der MET bezüglich Durchströmungsverhalten und Elektrodengröße neu überdacht und dann standardisiert werden;;

7. es soll schnellst möglich eine Kommission beim MDS einberufen werden, die endlich das Hilfsmittelverzeichnis bezüglich der Produktgruppe 09 bearbeitet und so zu einer Einzellistung führen kann;

8. es soll in einer gezielten Grundlagenarbeit die Möglichkeit der MET-Anwendung bei frischen Schlaganfällen bezüglich der Tonuserhaltung untersucht werden;

9. letztlich soll eine Grundlagenstudie die Wirtschaftlichkeit der MET-Heimverordnung bei strikter Indikationsstellung in Zahlen belegen.

Es gibt also weiterhin viel zu tun.
Tun wir es einfach...

Kapitel 14

Neueste Erkenntnisse zur MET

Von Dr.h.c. Ulrich Knop, Ph.D. Medizin-Bioniker
KNOP Institut für medizinische Bionik, Dittelsheim-Heßloch

Theoretische Untersuchungen
zur Volumenwirkung von Strömen

Besonders interessant war die Auswertung der Studie von KRÖLING und auch von LANGE bezüglich der Wirktypen-Regel gemäß KÖTSCHAU in Bezug auf Stromart und Elektrodenanlage bzw. Wirkung im Volumen. Hierzu untersuchten wir die Einzelwerte zweier Dissertationen aus Dresden und München. Das Ergebnis gibt eine Reihe von hochsignifikanten Wirk-Erklärungen und -Hinweisen; nicht zuletzt hilft diese Untersuchung, die Elektrotherapie etwas besser einordnen zu können. Insgesamt wurden untersucht:

1. Interferenzstrom mit seiner tiefpunktuellen NF-Wirkung im Überkreuzungsgebiet;

2. biphasischer Impulsstrom mit seiner NF-Burst-Wirkung im oberflächlichen Einzugsbereich der motorischen Fasern;

3. normaler Reizstrom mit seiner punktuellen Wirkung auf Triggerpunkte;

4. mono- und biphasische Galvanik mit ihrer Ionenmobilisationswirkung im Elektrodenbereich;

5. mittelfrequenter Modulationsstrom (MET) mit seiner volumenorientierten Mischwirkung auf alle Fasertypen.

Für den Bereich **Muskelaktivierung** (Kraftzuwachs) wurden in Dresden am Lehrbereich unter LANGE (1) mit (2) gegen (5) im Muskelmodell verglichen (A).

Für den Bereich **Schmerzstillung** (Schmerzschwellenanhebung) wurden in München am Lehrbereich unter KRÖLING (3) mit (4) mit (5) gegen Placebo im Schmerzmodell verglichen (B).

A. Experimentalstudie und Dissertation über die Steigerung der Muskelkraft im vergleichenden Drehmoment-Modell mit der MET

LANGE et al führten im Rahmen einer experimentellen Dissertation ein vergleichendes Muskelmodell der Mittelfrequenzmodelle durch. Reizstrom wurde nicht mit beurteilt, da seine muskelaktivierende Wirkung grundsätzlich hinter der der MF-Ströme zurückbleibt (SENN). Hochsignifikant wurde dabei gezeigt, dass die MET auf 22 % Stimulation der Willkürkraft kam, gegenüber nur 12 % bei den MF-Impulsströmen ("russische Stimulation") und nur 7 % bei der Interferenz. Besonders interessant ist die echte Kraftzunahme im Modell.

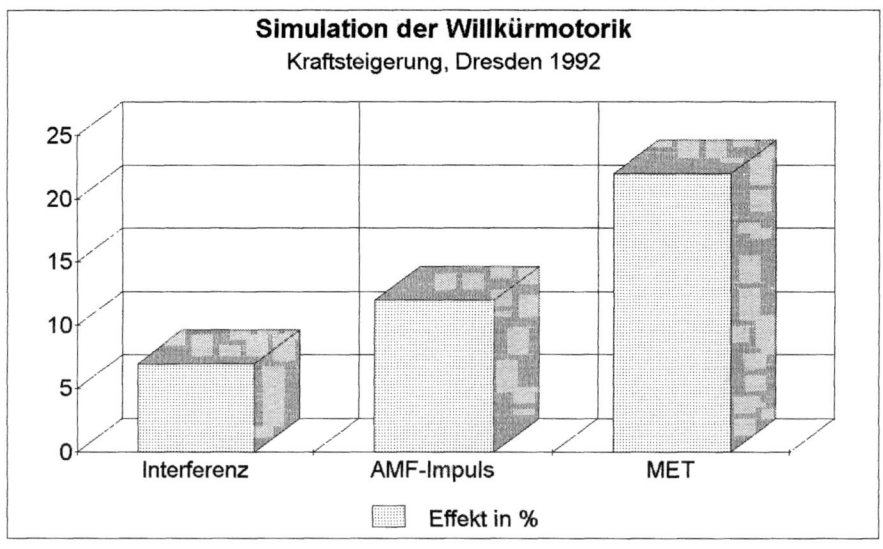

Abbildung 67

Auswertung :
Um Muskeln wirklich, also physiologisch zu aktivieren, muss man das Muskelgewebe direkt zum Wachstum veranlassen. Eine Muskelstimulation via motorische Nerven reicht allein nicht aus (SENN).
Nach WYSS und SENN ist nur die Mittelfrequenz in der Lage, die Muskelfaser direkt und selbstständig anzusprechen und somit quasi-physiologisch im Faser-Eigenrhythmus zu aktivieren. Das erste Ergebnis, was den "Frequenzspielereien" ein Ende bereitet, ist, dass entgegen der Meinung einiger Autoren und Entwickler die Frequenz von 2 kHz die höchste Muskelaktivierung herbeiführt. Dies hängt mit dem Refraktärverhalten der Zellmembranen und der thermodynamischen Komponente des regenerativen Zellstoffwechsels zusammen. Wir müssen in der Elektromedizin wirklich ab sofort berücksichtigen, dass wir es nicht mehr nur mit reiner Elektrodynamik bei der MET zu tun haben (einfache Maxwell-Gleichungen), sondern schon in den Bereich der phänomenologischen Thermodynamik (Nernst-Plank-Gleichung) und sogar der statischen Thermodynamik (Poisson-Boltzmann-Gleichung) gehen. In diesem Zusammenhang müssen wir auch an die spezifische Kapazitanz (X) denken, die auch die Durchströmung des Zellinneren berücksichtigt. Im Bereich um 2 kHz haben wir eine höhere Elektrofeldrotation der Zellsubstanzen bei geringer Dielektrophorese-Eigenschaft; höhere Trägerfrequenzen sind hierbei nicht

effektiver - ganz im Gegenteil. Mit einer Ausnahme: Eine Frequenz von 6 kHz ermöglicht die so genannte Dissoziation der Schwellenwerte; d.h. in diesem Bereich kehrt sich das Verhältnis von Elektrorotation und Dielektrophorese um. Daraus resultiert: Es treten schon Muskelaktivitäten auf, bevor der Strom überhaupt sensibel erfasst wird. Dies ist z.B. wichtig beim Einsatz bei hochsensiblen, schmerzhaften Verspannungen, wodurch ohne sensible Belästigung eine schonende Muskeldetonisierung erreicht werden kann. Die MET bietet beide Träger-Frequenzen an.

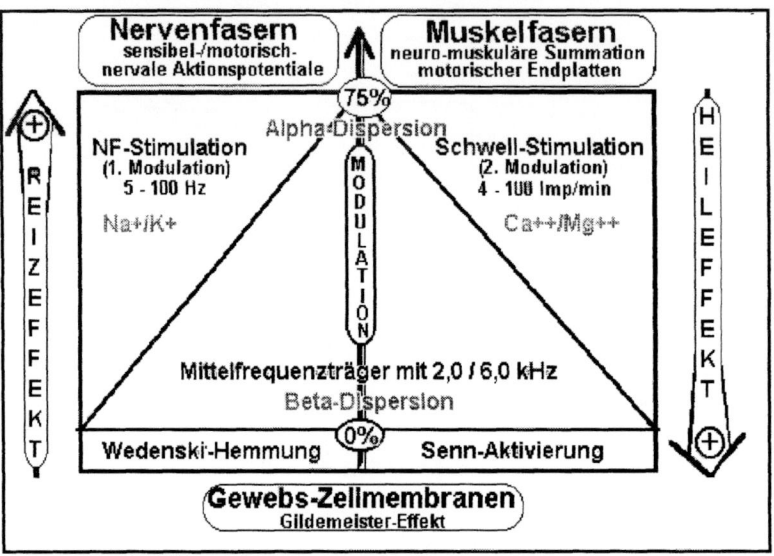

Abbildung 68

Die weitere Auswertung ergab eine direkte Muskelkraftzunahme von (1) von 7 %, von (2) von 12 % und von (5) von 22 % (bei 2 kHz und 25 % Modulation). Auch hier ist ein physiologisches Modell greifbar: Die Interferenz arbeitet zwar mit MF-Strömen, aber im Überlagerungsgebiet wird nur eine demodulierte, niederfrequente Schwebung erzeugt, die somit via Innervation stimuliert - wenn auch in der Tiefe; aber es ist keine wirkliche MF-Therapie. Die Impulstherapie nutzt ausschließlich MF-Impulsbündel, die ohne durchlaufende Trägerwelle eher einem Burst-TENS ähneln und somit auch eigentlich nur eine Niederfrequenztherapie im Endeffekt durchführen, wenn auch der MF-Charakter ausgedehnter ist. Nur die MET ist eine echte MF-Therapie in vollem Umfange und wirkt, wie auch das große WYMOTON nach WYSS und SENN, im gesamten durchströmten Volumen homogen. Daher konnte zweifelsfrei gesichert werden, unter welchen Umständen welche "Mittelfrequenz"-Therapie wirklich Mittelfrequenztherapie und nicht nur sehr aufwendig "aufgerüstete" Niederfrequenztherapie ist.

B. Experimentalstudie und Dissertation über die Anhebung der Schmerzschwelle der MET im Vergleich zu Reizstrom gegen Placebo-Kontrolle

KRÖLING et al führten im Rahmen einer experimentellen Dissertation ein vergleichendes Schmerzmodell gegen Placebo-Kontrolle durch. Reizstrom wurde mit MET-Strom verglichen. Hochsignifikant wurde dabei gezeigt, dass die MET auf 92 % Schmerzschwellenanhebung im durchströmten Volumen kam, gegenüber nur 28 % bei den Reiz-(TENS-)-Strömen. Besonders wichtig ist die schnelle Wirkung innerhalb von 5 min - hier konnten schon 67 % erreicht werden; also mehr als das vierfache der Vergleichsgruppe (16 %).

Auswertung:

Bei Schmerzproblemen muss man grundsätzlich zwei Gruppen unterscheiden:

     1. einen volumenständigen, gemischten Schmerz
     2. einen generalisierten, systemischen Schmerz.

Die Untersuchung im Hause KRÖLING bezog sich auf drei Abtastpunkte: proximal, medial und distal, wobei der mediale Punkt als Kontrolle diente und somit auch etwas über die Volumenwirksamkeit aussagen konnte, da er selbst nicht als stromführende Elektrode diente. Anode und Kathode der untersuchten Stromarten waren definiert und gegen Placebo gesichert.

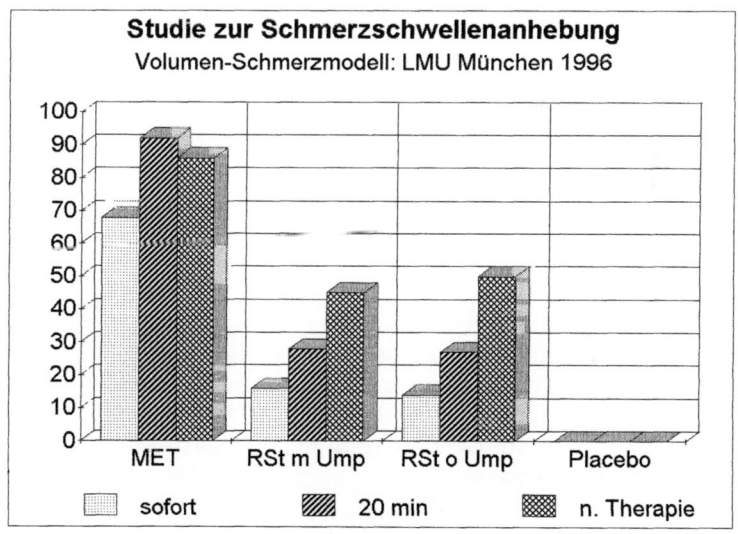

Abbildung 69

165

Eines der ersten Ergebnisse, die ebenfalls im gesicherten Widerspruch zu vielen Autoren stehen, war, dass es keinen signifikanten Unterschied zwischen Anode und Kathode in der Wirkung gibt. Weiterhin wurde gezeigt, dass die Galvanik monophasisch eine doppelt so hohe Schmerzstillung erbringt wie Reizströme - jedoch auch nur punktuell an Anode und Kathode; dies hängt offensichtlich mit der unphysiologischen Elektrolyse im Gewebsbereich zusammen. Biphasisch liegt die Wirkung unter dem Reizstrom-Effekt. Außerdem haben die Probanden schnell aus Gründen der Schmerzhaftigkeit des Gleichstroms abgebrochen.

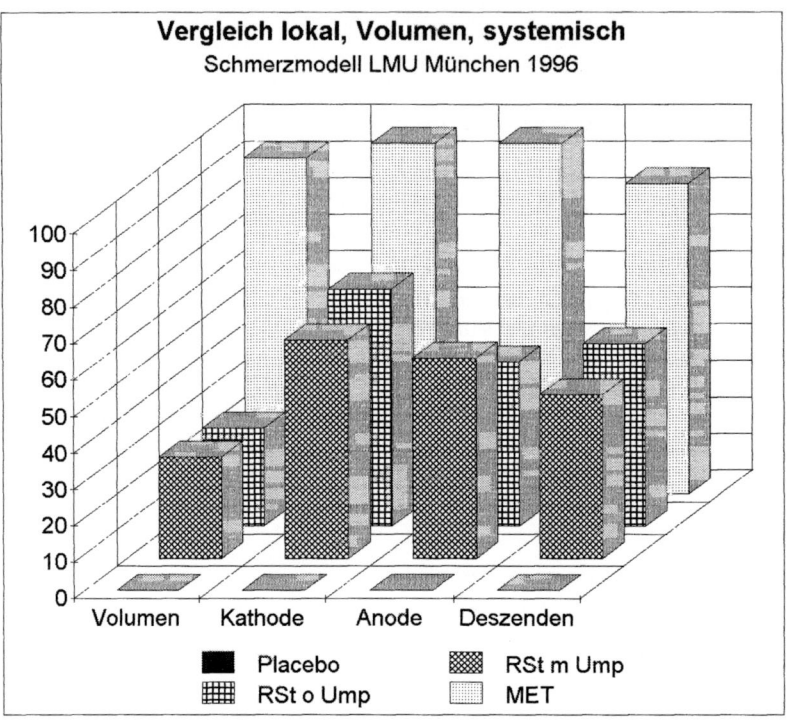

Abbildung 70

Reizstrom in mono- bzw. biphasischer Form erbringt punktuell an Anode und Kathode etwa gleiche Werte wie die Galvanik, wobei hier der biphasische Reizstrom eindeutig überlegen ist. Der biphasische Reizstrom kommt an Anode und Kathode nicht an den Bereich des modulierten Mittelfrequenzstromes heran - jedoch im medialen Bereich (synonym für durchströmtes Gewebsvolumen zu setzen) unterliegen Galvanik und Reizstrom hochsignifikant in den Wirkungen gegenüber der modulierten Mittelfrequenz. **Deren Medial-Werte liegen fast gleich hoch mit denen der Anode und Kathode.**

Daher kann zweifelsfrei einerseits die noch höhere punktuelle Wirkung der MET an Anode und Kathode und andererseits die absolut und **hochsignifikant höhere Wirkung der MET im Volumen** zwischen den Elektroden gesichert werden. Außerdem zeigt sich die Effektivität der deszendierenden Schmerzstillung bei der MET gegenüber den Reizströmen ebenfalls hochsignifikant überlegen.

Dieses Ergebnis ist von ausschlaggebender Bedeutung in der zukünftigen Wahl von Elektrotherapie-Methoden im Rahmen der Schmerzstillung:

1. Galvanik ist wegen der Elektrolysegefahr nicht mehr zeitgemäß und trotz hoher Wirksamkeit nicht mehr notwendig.

2. Biphasische Reizströme (als TENS) eignen sich ausschließlich zur wirtschaftlichen systemischen Triggerpunkt-Behandlung.

3. Nur die MET eignet sich für eine homogene Volumenschmerztherapie gemischter Genese, da sie auch noch die volumenständigen Nozizeptoren erfasst.

Biophysikalische Grundlagen der Wechselstrom-Frequenzen

Um die Wirkungen der Frequenzen zu verstehen, kommt man ohne die grundlegenden biophysikalischen Erkenntnisse der letzten Jahre nicht wirklich zum Ziel. Daher ist es wichtig, einige Faktoren zu beleuchten, welche die Wirkungsansätze nachverfolgbar machen.

1. Dispersionsbereiche
Durch den GILDEMEISTER-Effekt wird das Membranpotential der durchströmten Zellmembranen in den Bereich von -30 mV verlagert. Dies ist der Übergangsbereich zur so genannten Beta-Dispersion. In diesem Bereich zeigen die Zellen eine erhöhte Mitose-Bereitschaft, und ebenfalls werden weitere physiologische Faktoren tiefgreifend verändert (GLASER, WEINSTEIN): Es kommt einerseits zur Steigerung des Transmembran-Protein-Fluxes, weiterhin zu Phasenübergängen von Membranlipiden, andererseits wird die Cluster- und Mosaikstruktur der Membran verändert mit Folgeerscheinungen wie Spike-Bildung und Vesikulationen sowie letztlich Veränderungen im pH-Wert und somit Beeinflussung der Transport- und Reaktionsgeschehen im Membranraum (KEYNES) bis hin zur dadurch bedingten Stimulation von Zellkernreaktionen (POPP). Derartige tiefgreifende Veränderungen vermuteten auch LANGE und SENN. Dies lässt ein Zellregenerations-Geschehen plausibel erscheinen, und somit sind auch die schnellen Heilungserfolge mit der MET nachvollziehbar.

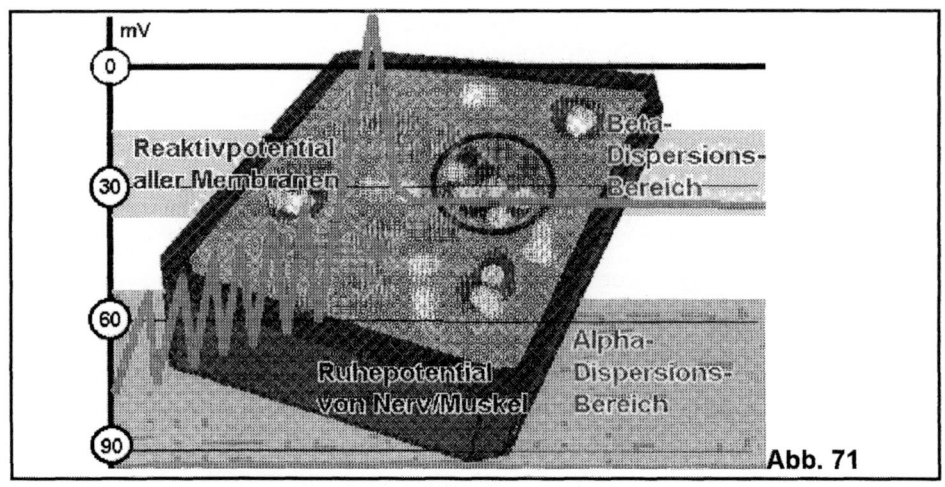

Abb. 71

Inside figure: mV, 0, 30, 60, 90, Reaktivpotential aller Membranen, Ruhepotential von Nerv/Muskel, Beta-Dispersions-Bereich, Alpha-Dispersions-Bereich

2. Frequenzwirkung Erster Ordnung

Bis etwa 1 kHz haben wir es mit dem galvanischen Widerstand zu tun; zwischen 1 kHz und ca. 5,5 kHz arbeiten wir im Bereich der induktiven Widerstände und ab 5,5 kHz zunehmend im reinen kapazitiven Widerstandsbereich; weit über 10 kHz beginnt der Diathermie-Bereich. Ab ca. 1 kHz kommt es zur reversiblen Dauerdepolarisation an den Zellmembranpotentialen; diese bleibt auch bis über 10 kHz vorhanden. Durch den Übergang vom induktiven zum kapazitiven Widerstand um 5,5 kHz kommt es zu Veränderungen der Ansprache von Gewebsarten auf den Strom-Reiz und somit zu unterschiedlich schnellen Reaktionen. Vor 5,5 kHz werden die sensiblen Nerven stärker angesprochen als die Muskelfaser; über 5,5 kHz werden die Muskelfasern stärker angesprochen als die Nerven (DJOURNO-Effekt).

3. Frequenzwirkung Zweiter Ordnung

Eine weitere Besonderheit im Frequenzverhalten, die von DJOURNO beschrieben wurde (Dissoziation der Schwellenwerte), hat ihre Erklärung im Verhalten der Eigenschaften der Dielektrophorese und der Elektrorotation im Zellularraum. Bis 5 kHz ist die Dielektrophorese-Eigenschaft höher als die Elektrorotation; über 5 kHz ist das Verhältnis umgekehrt. Hier ist die Veränderung zwischen motorischer Wirkung und sensibler Wahrnehmung ableitbar. Hier ist auch zu bemerken, dass die Leitfähigkeit und die Kapazitanz wie auch das imaginäre Widerstandsverhalten umgekehrt proportional zur Frequenz verläuft - also die Frequenz (und die Art der Amplitudenrichtungen) entscheidender Faktor im biophysikalischen Geschehen ist. Eine weitere Besonderheit der MET ist noch zu vermerken: Die Trägerwelle ist digital gestaltet und hat somit Flankenanstiege, die nach EDEL auch weit höhere Frequenzen streifen (=simulieren) und somit Effekte im höheren Frequenzbereich initiieren könnten.

Statistische Studien-Auswertung
zur Schmerzstillung

Seit 1990 sind regelmäßig schon Grundlagenstudien im Rahmen des Schmerzmodells nach KRÖLING gelaufen; zuletzt auch bei der GESET über TENS-Systeme (MOKRUSCH).

Wir haben die wichtigsten Verfahren einmal zusammengestellt und diese auf ein gemeinsames Bezugssystem umgerechnet und dann (endlich mal) in eine gemeinsame Projektion gebracht.

Hieraus wird jetzt für den Praktiker schnell ersichtlich, welche Verfahren wirklich und wie viel Wirkung erbringen.

Interessant war schon vor Jahren die Erkenntnis, dass z.B. die Kaltluft im Therapiezeitraum signifikant mehr Schmerzstillung erbringt als Eiswürfel oder Eispacks (KRÖLING).

Weiterhin interessant ist die Erkenntnis, dass die alten Reizströme (Diadynamik, Träbert) wirkungsvoller sind als die modernen TENS-Verfahren; hierbei sind jedoch die Normal-TENS-Verfahren (80 Hz) noch signifikant wirksamer als die aufwendigen Burst-TENS-Verfahren (MOKRUSCH).

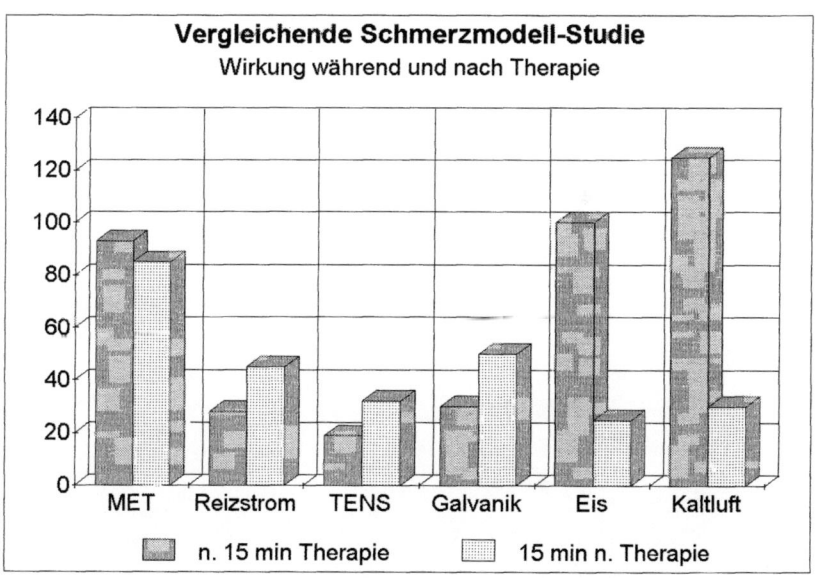

Abbildung 72

Letztlich wird aber auch wiederum ersichtlich, dass die MET in der Wirkung während der Therapie, wie auch im Nachbeobachtungszeitraum von 15 min, insgesamt hochsignifikant schmerzstillend ist.

169

Als Fazit kann man folgende Empfehlung geben:
Im sofortigen Einsatz ist die Kaltluft mit +25 % extrem schmerzstillend (jedoch physiologisch den Stoffwechsel stoppend), und danach ist die MET in der Anschlusstherapie mit dem nachhaltigen Effekt (durch physiologische Aktivierung) das Optimum einer Therapiekombination.

Erkenntnisse zur Nervensignalmodulation durch Hüllkurven-"Zeitfenster"

Eines der Besonderheiten der MET-Methodik ist die echte Modulation einer definierten Trägerwelle mit zeitspezifischen Hüllkurven, die der Trägerwelle eine elektrophysiologisch neue und zusätzliche Form und Wirkung gibt.

Bei der MET sind bisher zwei Hüllkurven mit unterschiedlicher Zeitebene zur Nutzung gekommen: einerseits im Bereich der Nervensignalgeschwindigkeiten (1/sec) und andererseits im Bereich der Muskelfaseraktivität (1/min). Daneben bleibt auch noch die membranwirksame Zeitebene (1/msec) wirksam.

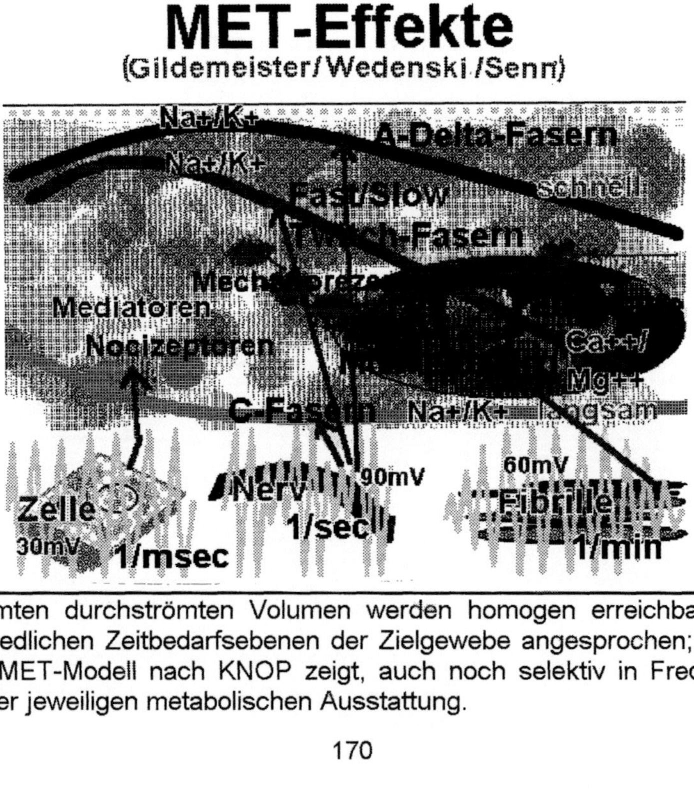

MET-Effekte
(Gildemeister/Wedenski/Senn)

Abb. 73

Im gesamten durchströmten Volumen werden homogen erreichbar die drei unterschiedlichen Zeitbedarfsebenen der Zielgewebe angesprochen; und dies, wie das MET-Modell nach KNOP zeigt, auch noch selektiv in Frequenz und gemäß der jeweiligen metabolischen Ausstattung.

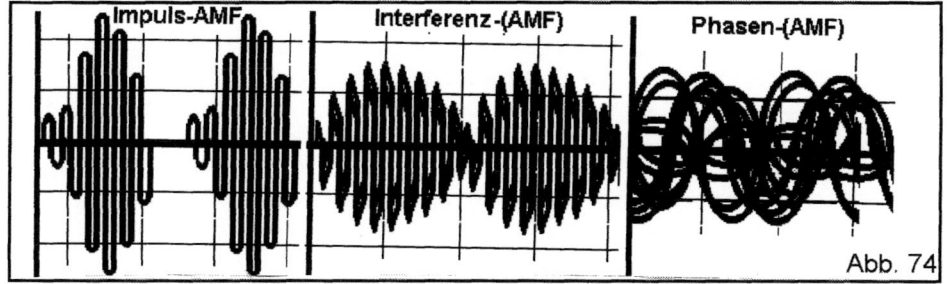

Abb. 74

Alle bisherigen Verfahren, auch wenn sie eine so genannte "Amplitudenmodulation" nutzen, haben eines gemeinsam: Die Amplitudenmodulation und deren Grad ist stets gleich der Gesamtintensität. D.h. eine echte Hüllkurvenmodulation ist bei diesen Verfahren prinzipiell nicht möglich. Somit ist auch der Wirkungsgrad einer einzelnen Modulation nicht im Verhältnis zur Gesamtdosis steuerbar - mehr Amplitudenmodulationswirkung bedeutet bei den herkömmlichen Verfahren auch stets immer mehr Gesamtstromdosierung. Dies wird nicht von allen Patienten toleriert. Oder anders ausgedrückt: wenn die Stromstärke erreicht ist, die für die Modulationswirkung notwendig wäre, so ist der Strom entweder zu schwach oder viel zu stark. Wobei hier auch jeweils immer nur eine einzige "Modulation" genutzt wird: die sinusoidale NF-Modulation - entweder als Impulsbündel oder als Schwebung oder als Phasenverschiebung.

Anders ist die bei der MET durch die freie Modulation der Hüllkurven gelöst:

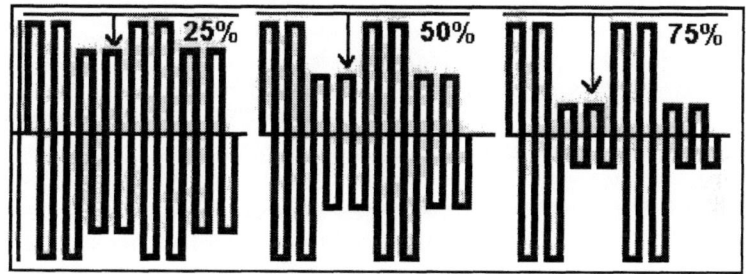

Abb. 75

Die MET bietet erstmals die Möglichkeit, bei erhaltener, konstanter Dosis die Modulationswirkung stufenlos zu wählen. Daher wurde erkannt, dass sich regelrechte Fenster öffnen. Diese **"Fenstertiefe"**, als Maß des Modulationsgrades, wird aus dem konstanten Maximalsignal des Trägers "herabmoduliert" - also geöffnet. Dies hat zur Folge, dass aufgrund des unterschiedlich hohen Spannungsgefälles auch, gemäß dem Verhalten der Gewebe im Sinne der i/t-Kurven, eine unterschiedlich starke Ansprache des Zielgewebes stattfindet. Die Reaktion des Gewebes geschieht nun gemäß der eigenen metabolischen Ausstattung; d.h. je reaktionsfähiger ein durchströmtes Substrat ist, also de facto "gesünder", um so eher und leichter "springt" dieses schon auf leichte Spannungsdifferenzen an. Je belasteter ein Zielsubstrat oder Teile davon sind,

171

umso schwerer ist dies aktivierbar, benötigt also hörere Spannungsdifferenzen (=Reize) um zu reagieren. Hiermit ist bei der MET eine gezielte Ansprache in Abstimmung der metabolischen Verhältnisse eines Zielsubtrates möglich. Z.B. können jetzt in einem Volumen nur die "gesunden" Substrate zur Reaktion gebracht werden, ohne dass die "belasteten" exogen dazu gezwungen werden. Dadurch kann eine "heilungsunterstützende" Funktion schonend induziert werden bei gleichzeitiger Schonung der erkrankten Anteile im Volumen. Dies war bisher noch nicht mal denkbar; eröffnet aber für viele Problemstellungen erstmals auch die Tür für die Elektromedizin, die wahrscheinlich sogar bei vielen Indikationen die einzig richtige, da physiologische Therapie darstellt.

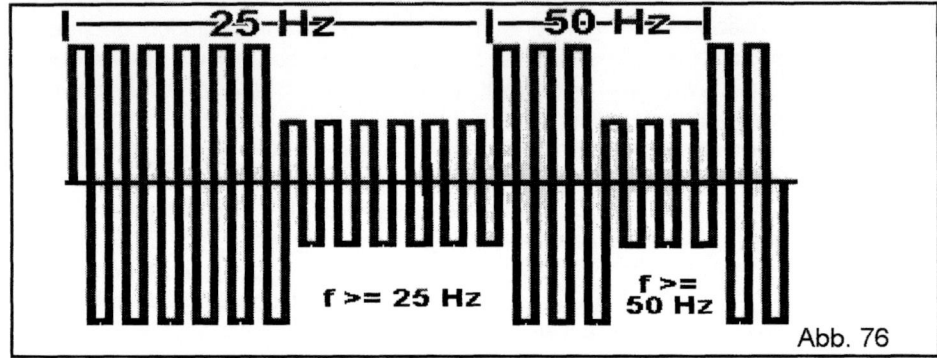

Abb. 76

Als zweite Novität tritt dann noch das Phänomen der **"Frequenzfenster"** auf. Anders als bei den normalen NF-Verfahren, wo jeder Reiz synchron mit einem Reiz beantwortet wird, also auf bestehende Nervensignale jetzt noch ein zusätzliches, erzwungenes zur Überdeckung dazukommt, erzeugt die MET grundsätzlich einen refraktären Zustand (Wedenski-Hemmung), der jetzt aber durch "Frequenzfenster" modulativ unterbrochen wird. D.h. Nervensignale treten nur während der Zeitfenster auf, jetzt aber nicht erzwungen, sondern ermöglicht. Einerseits werden in den Maximal-Zeiten der Trägerwelle die Signale komplett gehemmt (bis auf ein einziges aus der Periode stammendes Aktionspotential) und andererseits werden während der Minima-Zeiten alle (!) physiologischen Nervensignale, jedoch nur oberhalb (!) der eingestellten Frequenz, endogen ermöglicht. Die MET stimuliert also nicht durch unphysiologische Zuführung weiterer Signale, sondern eröffnet gezielt Fenster, nach "unten begrenzt", in denen sich die körpereigenen Signalfolgen bilden können, wobei eben erstmals bestimmte Frequenzen (=Nervensignalfolgen) herausgefiltert werden. Es kommt somit auch zu einer physiologischen Beruhigung in überbeanspruchten Nervenbereichen durch gezielte Signalentstehungsbegrenzung. Also auch hier, analog zur Fenstertiefe mit der Begrenzung der metabolischen Ansprechbarkeit nun die zeitliche Begrenzung der Signalfrequenzen. Die Möglichkeiten die sich hieraus ergeben, sind noch gar nicht abzuschätzen - auf jeden Fall ist MET eine bio-logische® Therapieform im eigentlichen Sinne.

Kapitel 15

Vergleichender Grundlagenversuch zum Nachweis der Durchströmung im tiefen Gewebe in vivo und in vitro

Von Dr. h.c. Ulrich Knop, Ph.D., Medizin-Bioniker
KNOP Institut für medizinische Bionik, Dittelsheim-Heßloch

Erstmalig ist ein vergleichender experimenteller Versuch zur Signaldurchdringung im tiefen Gewebe durchgeführt worden

Am Montag, dem 6. Dezember 1999, wurde vom KNOP-Institut, in Kooperation mit dem MEM eV, der bisher erste und einzige Versuch zur Tiefenabtastung von Elektrotherapiesignalen in vivo innerhalb des Körpers erfolgreich durchgeführt.

Verglichen wurden:

1. Biphasischer Reizstrom mit Hochvoltflanke als tiefenwirksamerer Reizstrom,

2. Interferenz-AMF als so genannte "Amplitudenmodulation" (russische Stimulation) und

3. AmpliMed-MET als einzige echte Amplitudenmodulation.

Bei allen drei Verfahren wurde eine 70 Hz-Niederfrequenz gewählt (entweder als Impulsfolge oder bei den MF-Verfahren als NF-"Modulation").

Gemessen wurde bei 50 Volt und 2 msec-Darstellung

1. An den beiden Elektroden, um den Geräteausgangsstrom zu dokumentieren (=Gerät)

2. An einer Elektrode mit zusätzlichem oberflächlichem medialem Hautabgriff, um die Einflüsse des Hautwiderstandes auf die Signalformen zu dokumentieren (=medial)

3. An einer gewebsinternen Tiefenelektrode gegen oberflächliche Außen-Ableitung, um die noch darstellbaren Signale im tiefen Gewebsvolumen zu dokumentieren (=Tiefe)

4. Weiterhin wurde das tief abgetastete Signal gespreizt, um die Signalformen bei 2,5 Volt und 0,5 msec besser darstellen zu können.

Es ist zu bemerken, dass nur die MET eine echte, exakt nulllliniensymmetrische Amplitudenmodulation aufweist; Interferenz ist eine bloße sinusoidale Schwebung.

Die Tiefenmessung wurde an bewusstlosen Schweinen durchgeführt, wobei die Abtastelektrode tief in die Muskelmasse nahe dem Oberschenkelknochen eingeführt (ca. 40 cm Abstand zwischen Messkopf und cutanem Einschubschnitt) und die Ableitung oberflächlich cutan weit distal platziert wurde.

Die Messungen wurden doppelt videodokumentiert und mit einem TÜV-geeichten Hochleistungsoszillographen dargestellt.

Die Messungen wurden in vitro im Labor an einer Muskelmasse nochmals nachgemessen und dargestellt.

Die Messungen erbrachten z.T. völlig überraschende Ergebnisse:

1. Auch NF-Hochvoltsignale lassen sich, entgegen der bisherigen offiziellen Meinung, noch in der Tiefe abgreifen, auch wenn sie dort aus neurophysiologischen Gründen keine Wirkung mehr entfalten können, da keine ansprechbaren Strukturen für diesen Frequenzbereich vorhanden sind (damit ist wieder ein Vorurteil beseitigt; so wie auch KRÖLING schon die parallele Wirkung der Kathode und Anode bei NF-Strömen sichern konnte);

2. alle Ströme unterliegen dem Hautwiderstand und haben die gleichen Dämpfungsverluste in der Spannung (galvanischer Ast); diese Dämpfung ist bei Hochvoltsignalen mit über 50% bei der oberflächlich-medialen Ableitung doppelt so hoch wie bei den mittelfrequenten Wechselströmen (IF-AMF bzw.MET); bei der Tiefenableitung aus dem Gewebe sind diese Dämpfungsverluste durch die galvanischen Hautwiderstandseinflüsse mehr als 20-mal so groß - und zwar bei allen Verfahren;

3. alle sinusoidalen Ströme (Interferenz und Interferenz-AMF = russische Stimulation) unterliegen zusätzlich einer Kondensatoren-Glättung (kapazitiver Ast), wie dies auch bei normalen Netzgeräten technisch durch Kondensatoren erreicht wird. Zusätzlich auch den kapazitiven Signalveränderungen im Sinne von Phasenverschiebungen durch unterschiedliche Signalkapazitäten und damit unterschiedlicher Reaktionszeiten der Lade- und Entladevorgänge in den Kondensator-Bereichen des komplexen Hautwiderstandes (Interferenz-AMF);

4. NF-Hochvolt und MET unterliegen dieser starken kapazitiven Glättung nicht (!), da sie durch den hohen, rechteckigen Flankenanstieg die Potentialschwellen direkt überbrücken und bei der MET zusätzlich ein exakter schnell wechselnder kontinuierlicher Lade- und Entladevorgang eingerichtet wird und erhalten bleibt, ohne Zeitdifferenzen;

5. die höchste Wiedergabequalität der Eingangscharakteristik im tiefen Gewebe zeigen biphasischer NF-Hochvolt- und MET-Strom, wobei beide Stromformen kaum eine Signalbildveränderung zeigen, sondern ihre steile Flanke und die Folgeform charakteristisch bleibt;

6. die Interferenz-Ströme zeigen im tiefen Gewebe nur noch eine NF-Schwebung (Interferenz-AMF), die durch Interferenz-immanente Phasenüberlagerung zu einer gewebsinternen Phasenverschiebung durch die wechselnden Amplitudenspitzen mit Wirkung auf die Ladevorgänge und deren unterschiedlichen Zeitlinien aufzeigt;

7. wobei alle Signale, außer der MET, elektrisch vorausberechenbar im Gewebe verändert werden (RC-Glied-Dämpfung/Glättung bzw. Widerstandsdämpfung) - also offensichtlich ohne Interaktion mit der zellständigen Elektromotorischen Kraft (=EMK) selbst (!);

8. die digitalen MET-Signale mit ihrer exakten steilen Rechteckflanke jedoch zeigen eine dynamische Veränderung, dabei strikt innerhalb der NF-Modulationsfenster, die sich zudem noch bei Muskelaktivitäten sichtbar ändern; hier wird offensichtlich die EMK der Zelle in Interaktion gesetzt (wie SENN es schon als quasi-physiologische Aktivitäts-Provokation vermutete);

9. zwischen den Messungen in vivo und in vitro zeigen sich bei NF-Hochvolt und Interferenz keine (!) Unterschiede, bei der MET sind die Unterschiede signifikant: In vivo kommt es zu völlig differenzierten Impulsbündelungen, die so geartet in vitro nicht auftreten. Dies hängt offensichtlich mit den EMK-Interaktionen zusammen. Ein entsprechend aufgebautes komplexes Hautmodell im Simulationscomputer zeigte dann auch die Interaktionen: Sinusoidale Signale enden im Dreiast-Modell nach Glaser in einer Schwebungswelle; jedoch Rechtecksignale erzeugen neue, so nicht eingeschleuste Signalbilder und -kombinationen (zweifelsfrei das Ergebnis der Interaktion zwischen exogener Welle und endogener EMK).

Die einzelnen Messergebnisse:

1. NF-Reizstrom mit 70 Hz-Pulsung, biphasisch mit Hochvoltflanke

1. Messung an den Ausgangselektroden zur Darstellung des **Geräteaus-gangsstromes**, 50 Volt, 2 msec: *Das Signal zeigt eine steile Flanke mit einem sehr schmalen Signal und exponentialem Abstieg in biphasischen Doppelimpulsen mit folgender Nulllinie bis zum nächsten Doppelimpuls.*

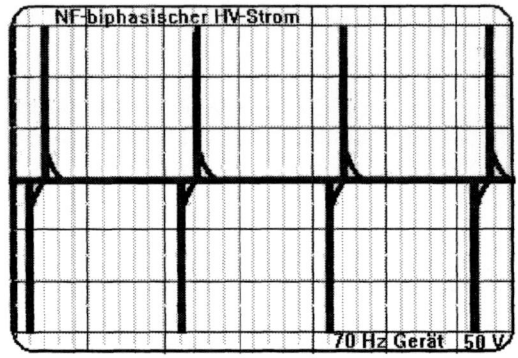

Abbildung 77

2. Messung an den Ausgangselektroden gegen **oberflächlichen medialen Abgriff** zur Darstellung des Geräteausgangsstromes in Verbindung mit dem Hautwiderstand, 50 Volt, 2 msec: *Das Signal unterliegt einer Amplitudendämpfung und zeigt eine Ladungsverschiebung mit einer Ausgleichsamplitude.*

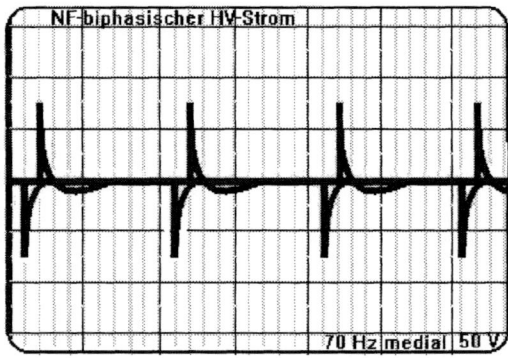

Abbildung 78

3. Messung an der **Tiefenelektrode** gegen oberflächlichen distalen Abgriff zur Darstellung der im tiefen Gewebsvolumen noch darstellbaren Ströme, 5 Volt, 2 msec: *Im Gewebe zeigt sich die Ladungsverschiebung, aber die Charakteristik bleibt erhalten.*

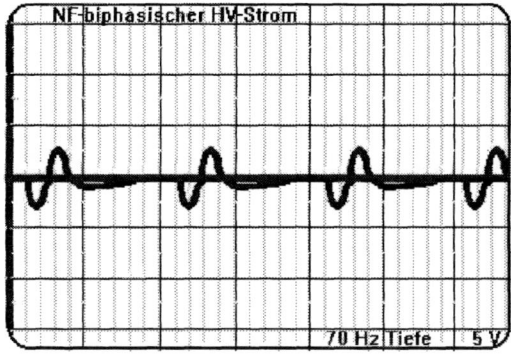

Abbildung 79

4. Die Messung an der Tiefenelektrode; nun aber **viermal höher aufgelöst**, um die Signaleigenschaften darstellen zu können, 2,5 Volt, 0,5 msec: *Im Zoom sehen wir, dass die Flanke noch immer darstellbar ist und somit prinzipiell das Signal vorhanden bleibt.*

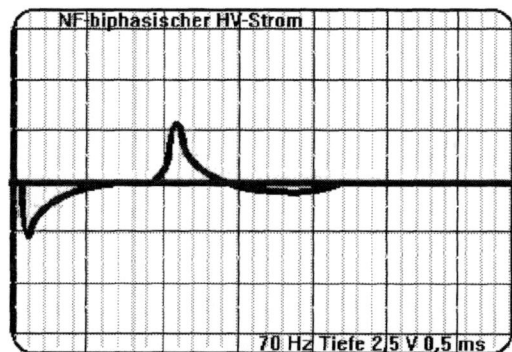

Abbildung 80

177

2. Interferenz-"Amplitudenmodulation" 70 Hz-NF-Überlagerung

1. Messung an den Ausgangselektroden zur Darstellung des **Geräteausgangsstromes**, 50 Volt, 2 msec: *Am Geräteausgang sehen wir eine amplipuls-ähnliche (=russische Stimulation) MF-Impulsmodulation; allerdings mit sinusoidaler Trägerwelle und Hüllkurve mit einzelnen MF-Impulsbündeln.*

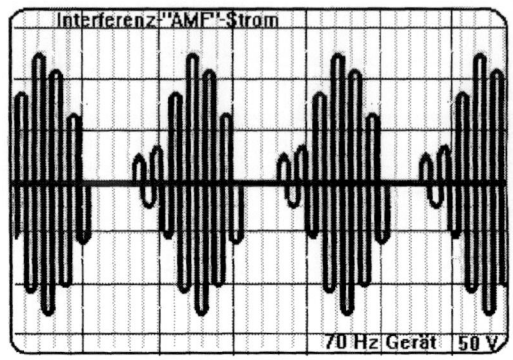

Abbildung 81

2. Messung an den Ausgangselektroden gegen **oberflächlichen medialen Abgriff** zur Darstellung des Geräteausgangsstromes in Verbindung mit dem Hautwiderstand, 50 Volt, 2 msec: *Mit Hautwiderstand zeigt diese IF-AMF sofort eine Veränderung der Amplitudenhüllkurve; es kommt zu einer IF-immanenten Schwebung.*

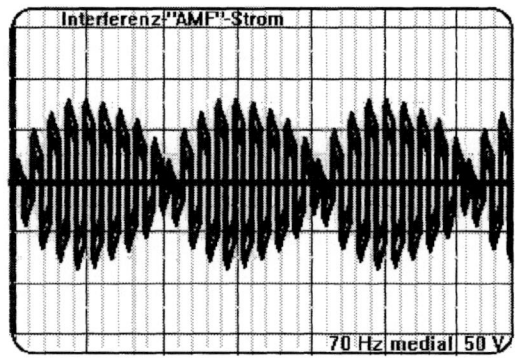

Abbildung 82

178

3. Messung an der **Tiefenelektrode** gegen oberflächlichen distalen Abgriff zur Darstellung der im tiefen Gewebsvolumen noch darstellbaren Ströme, 5 Volt, 2 msec: *In der Tiefe bleibt jetzt nur noch eine MF-Schwebung übrig, die keinerlei Amplitudenmuster mehr relevant aufweist.*

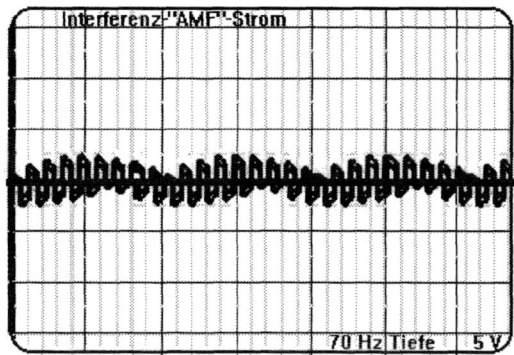

Abbildung 83

4. Die Messung an der Tiefenelektrode; nun aber **viermal höher aufgelöst**, um die Signaleigenschaften darstellen zu können, 2,5 Volt, 0,5 msec: *Der Zoom zeigt, dass das Signal durch Phasenverschiebungen und Überlagerungen zur Schwebung wird. Es liegt nur noch die MF-Wirkung, jedoch geringer ausgeprägt als bei MET, vor.*

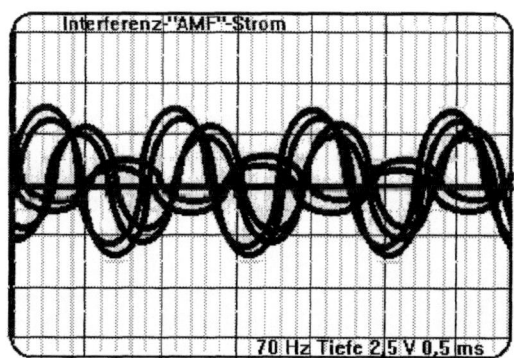

Abbildung 84

Bisher kann man zweifelsfrei sehen, dass die Hautwiderstandsanteile zu Dämpfungen, Glättungen und Phasenverschiebungen führen, sodass kaum noch reizwirksame Signale vorliegen und somit auch die geringen, durch die Dissertationen (s.u.) gezeigten physiologischen Wirkungen erklärbar sind.

179

Nun folgen die von uns geplanten und daher erwarteten Ergebnisse mit der MET-Stromform:

3. MET- Mittelfrequenz-Amplitudenmodulation mit 70 Hz-NF-Modulation

1. Messung an den Ausgangselektroden zur Darstellung des **Geräteaus-gangsstromes**, 50 Volt, 2 msec: *Hier wird ein Digital-ähnlicher Strom einge-setzt, wie man es am Geräteausgang sehen kann. Die Flanken sind exakt steil und das Signal rechteckig; es liegt auch eine exakt rechteckige Hüllkur-venmodulation der Amplitude vor.*

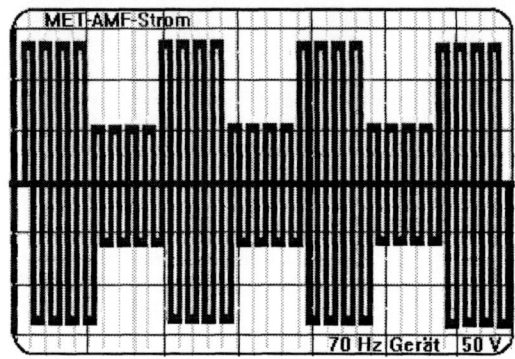

Abbildung 85

2. Messung an den Ausgangselektroden gegen **oberflächlichen medialen Abgriff** zur Darstellung des Geräteausgangsstromes in Verbindung mit dem Hautwiderstand, 50 Volt, 2 msec: *Mit Hautwiderstand zeigt sich nur eine Amplitudendämpfung und leichte -abflachung; die Signalform bleibt aber exakt und charakteristisch.*

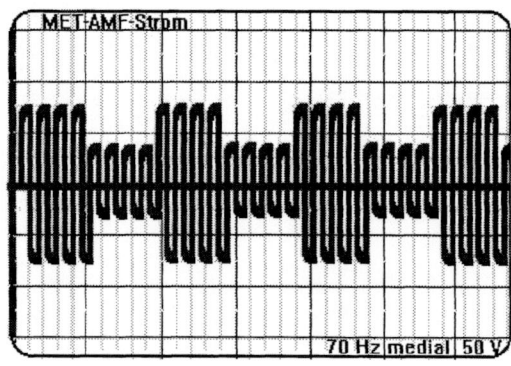

Abbildung 86

180

3. Messung an der **Tiefenelektrode** gegen oberflächlichen distalen Abgriff zur Darstellung der im tiefen Gewebsvolumen noch darstellbaren Ströme - 5 Volt, 2 msec: *Auch in der Tiefe sehen wir noch eine Rechteckcharakteristik mit einer exakten Modulationskomponente, die somit wirksam bleibt.*

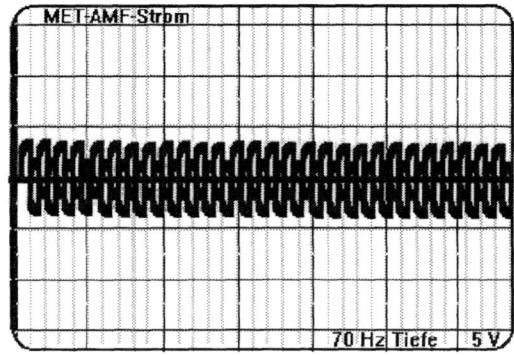

Abbildung 87

4. Die Messung an der Tiefenelektrode - nun aber **viermal höher aufgelöst**, 2,5 Volt, 0,5 msec: *Im Zoom sehen wir, dass die Rechteckcharakteristik und die Hüllkurvenmodulation rechteckig vorhanden sind. Die Wirksamkeit des Signals und die Stabilität der Modulation ist belegt. Es sind klare Modulationsfenster ersichtlich.*

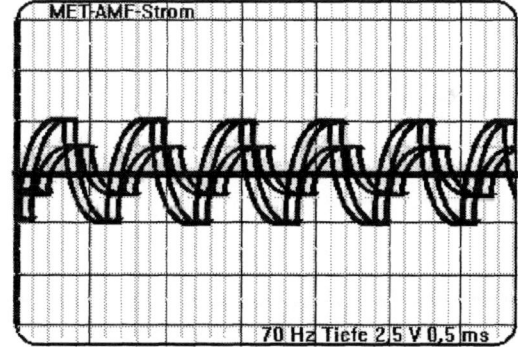

Abbildung 88

Als erstes Fazit kann man sagen:

Alle Ströme sind in der Tiefe quantitativ, jedoch mit großen Unterschieden (ca. 1/20stel), messbar. Die Qualität hängt aber zweifelsfrei vom Flankenanstieg des Trägersignals ab und ist somit offensichtlich dafür entscheidend, ob das Signal noch biologisch und therapeutisch in der Tiefe relevant ist. Es konnten endlich ein erster experimenteller Beweis und eine theoretische Erklärung dafür erbracht werden, wie es zu den bekannten Wirkungsunterschieden zwischen den Verfahren kommt, die durch die Vergleichsuntersuchungen in Dresden und München (Experimental-Dissertationen) schon gesichert wurden und sich auch täglich klinisch darstellen.

Folgend nun die beiden Versuche zur klinischen Wirksamkeit:

1. LANGE in Dresden, Lehrbereich Physiotherapie der Medizinischen Akademie der TU, konnte im vergleichenden Muskelmodell 1992 darstellen, dass die Interferenz nur 7%, die Sinus-AMF nur 12% und die MET immerhin 22% Muskelkraft simulieren kann; die Erklärung über die EMK-Interaktion bei der MET wäre schlüssig.

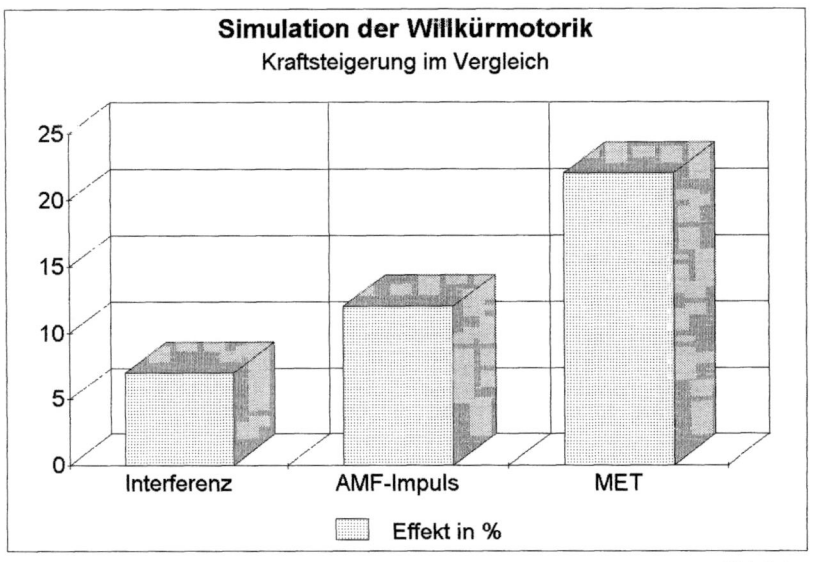

Abbildung 89

2. Auch der Unterschied zwischen NF und MET im Schmerzmodell bei KRÖLING 1996 in München, Lehrbereich Physikalische Medizin des Klinikums Großhadern der LM-Universität, zeigte, dass die NF nur 28% und die MET 92% Anhebung der Schmerzschwelle nach 20 min. Therapie erbrachte; auch hier ist die EMK-Interaktion bei der MET eine schlüssige Erklärung für diesen gewaltigen Wirkungsunterschied.

Diese Untersuchung ist hoch relevant, da sie gegen Placebo durchgeführt wurde.

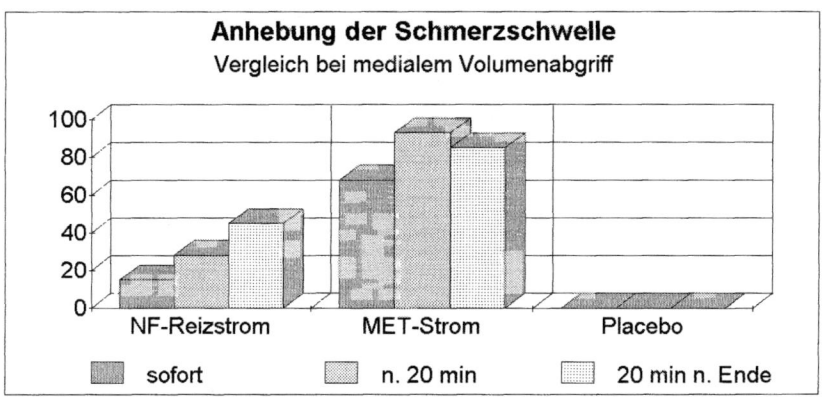

Abbildung 90

Diese beiden experimentellen klinischen Vergleichsstudien (Studien-Modell) sind der Beleg für die Wirksamkeit und die physiologischen Erkenntnisse.

Da in der Elektroniksimulation die MET-Signale sogar, offensichtlich über gewebseigene Induktionsvorgänge zwischen den Zellmembranen, zusätzliche Energie im Bereich von bis zu 270 µA erzeugen, ist auch die immer wieder beobachtete Heilungsbeschleunigung und Trophikverbesserung aus elektrochemischer Sicht erklärbar und verständlich.

Wir sehen diese Wirkungsstärke eindeutig in direktem Zusammenhang mit der digitalen Signalform und deren exakten Flanken, die eindeutig einerseits störunanfälliger und andererseits effektiver in der Lage ist, die kapazitiven Kondensatoreffekte der Übergangsmembranen besser zu überspringen und auch für induktive Vorgänge besser zu nutzen sind. Außerdem ist der Wirkungsverlust, der prinzipiell bei sinusoidalen Formen vorhanden ist, besonders bei abnehmender Amplitudenhöhe (=Dosis), bei den MET-Signalen nicht vorhanden. Die Flanke bleibt unabhängig von der Amplitudenhöhe stets exakt mit einem Anstieg im MHz-Bereich relatv satbil vorhanden:

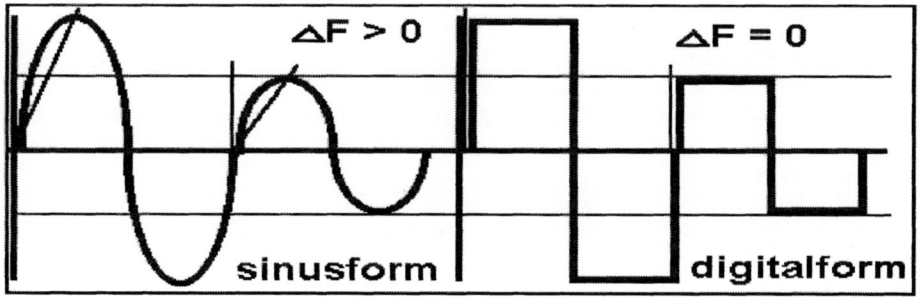

Abbildung 91

183

Als eines der Endergebnisse wird das KNOP-Institut ein völlig neues Hautmodell skizzieren können, nämlich um die dynamischen EMK-Komponenten erweitert; eine darauf basierende exakte bio-elektronische Simulation wird dann folgen und somit zukünftig als elektrophysiologisches Modell dienen. Damit hat die medizinische Bionik die Richtung für wirkungsvolle Elektrotherapie-Konzepte vorgegeben.

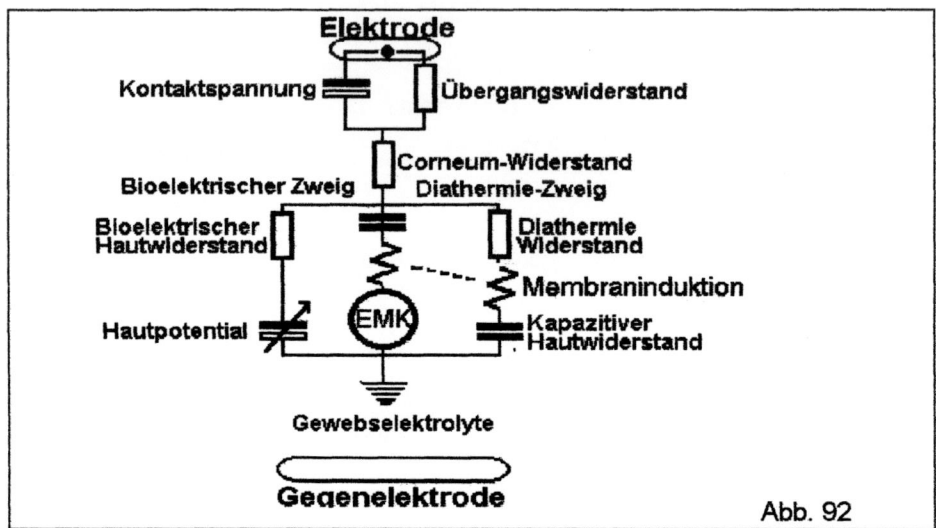

Abb. 92

Es werden jetzt weitere in vivo-Versuche durchgeführt, die dann auch am isolierten Muskel- und Gewebsmodell in vitro nachgemessen werden. Außerdem werden wir weitere Verfahren in die Messungen einbeziehen, um ein möglichst umfassendes Bild von den einzelnen Strömen zu erhalten.

Dittelsheim-Heßloch im Januar 2000

Versuchs-Leitung:
Dr. h.c. Ulrich Knop, Ph.D., Medizin-Bioniker,
KNOP Institut für medizin. Bionik

Coop-Leiter und Durchführer:
Doz. Joachim Winter, Lehrer für Elektrotherapie,
stv. Vorstand des Arbeitskreises für Modulations-Elektro-Medizin MEM eV

Kontroll-Team:
Doz. Dr.ing. Tatjana Albert, Medizin-Biophysikerin,
technische Leiterin der KNOP Medizin-Technik

Dipl.med. Aldona Bock, Ärztin für Physiotherapie
ärztliche Leiterin der KNOP Medizin-Technik

Anmerkung der Herausgeber:

In den letzten Jahren wurde, wie dieses Buch zeigt, intensiv an der Mittelfrequenz-Therapie und ihren Möglichkeiten gearbeitet.

Wir sind stolz und glücklich, dass wir dazu beitragen konnten, dass die Hintergründe und Wirkmechanismen der Mittelfrequenz-Therapie weitere Aufklärung erfahren konnten.

Wenn wir heute auf die 10 Jahre Arbeit mit unseren Freunden zurück blicken, so können wir mit Fug und Recht sagen: Wir haben die Mittelfrequenz-Therapie neu beschrieben!

Diese neuen Erkenntnisse zeigen auch ein ganz anderes Bild der Stromwirkungen im Rahmen der Elektrotherapie. Und so ist es nur folgerichtig, dass wir zukünftig zwischen 'Elektrostimulation' und 'Elektrotherapie' strikt unterscheiden lernen. Denn die eine Richtung wendet sich ausschließlich an Nerven, um diese zu stimulieren bzw. zu reizen; während die andere Richtung sich lokal dem Volumen zuwendet und hier Strukturen direkt therapiert bzw. aktiviert.

Lernen wir in der Zukunft diese Unterschiede in die Praxis zu integrieren, um damit schneller und sicherer die jeweiligen Therapieziele umsetzen zu können.

Die Klärung dieser Grundsätze war von Anfang an unser Bestreben, und wir werden in diesem Sinne weiterarbeiten; wissenschaftlich und anwendungsorientiert. Selbst wenn wir hier und da auch schulmedizinische Bilder ankratzen werden. Aber wir kommen in der Therapie nur weiter, wenn wir die Wirkmuster klar definieren und damit 'Ist' und 'Soll' zur Deckung bringen können.

Alle therapeutischen Möglichkeiten sollen und müssen für den kranken Menschen genutzt werden - nur aber eben jeweils das, was bei diesem Fall auch therapeutisch wirksam und daher sinnvoll ist. Und nicht, weil es einfach billiger ist. Denn auch wenn eine Blinddarmoperation preiswerter als eine Herzoperation ist - der Herzpatient kann mit der billigeren Blinddarm-OP nun wirklich nichts anfangen... und helfen tut sie ihm schon überhaupt nicht.

Wir beginnen jetzt, nachdem alle bisherigen Versuche, samt Akupunktur, zu keinem Ergebnis führten, die Mittelfrequenz zur Tonuserhaltung bei Schlaganfallpatienten zu erproben. Aufgrund der Grundwirkungen der Mittelfrequenz und hier besonders der fein abstimmbaren MET nach KNOP sind wir schon fast sicher, dass wir mit der MET in der Lage sind, den Muskeltonus zu erhalten. Dies wollen wir jetzt weiter untersuchen.

Kapitel 16

Zusammengestellt von Dr.hc. Ulrich Knop, Ph.D., Medizin-Bioniker
KNOP Institut für medizinische Bionik, Dittelsheim-Heßloch

Text-Auszug aus dem TTH-Kommentar III 171-20:

AmpliMed®*bedside*

Das Gerät arbeitet mit einem <u>amplitudenmodulierten</u> <u>Mittelfrequenzstrom</u> von 2.000 Hz (ggf. auch 6.000 Hz). Hierbei dient ein **mittelfrequenter Wechselstrom** (ca. 1-10 kHz) als Träger von zwei voneinander unabhängig aufmodulierbaren niederfrequenten Hüllkurven:

- Eine **rechteckförmige Hüllkurve** im frei wählbaren Frequenzbereich von 5 - 100 Hz und einer relativen Modulationstiefe von 0 - 75 % (mit analoger Reizintensität). Diese Strommodulation ähnelt den diadynamischen Strömen und hat im Wesentlichen TENS-ähnlichen Charakter, d.h. Gate-Control-Mechanismen werden zur Erzeugung einer reflektorischen Elektroanalgesie genutzt. Bei höheren Intensitäten tritt auch eine muskelstimulierende Wirkung auf.

- Eine **trapezförmige Hüllkurve** mit frei wählbaren Schwellfrequenzen (bzw. EMS-Impulsfolgen) von 4 - 100 Impulsen pro Minute. Die Modulationstiefe kann zwischen 0 - 75 % eingestellt werden. Diese Strommodulation bewirkt vor allem eine quasiphysiologische elektrische Muskelaktivierung. Sie dient primär der Behandlung gestörter Muskelfunktionen, hat über ihre detonisierenden Eigenschaften hinaus jedoch auch sekundär-analgetische Wirkungen.

- **Analgesie-Schwell-Mix:** Gleichzeitige Möglichkeit der Schmerzbekämpfung und einer unterschiedlich kräftigen Muskelstimulation; geeignet bei allen Formen schmerzhafter Muskelaffektionen. Der **Modulations-Mix ist in dieser Form <u>erstmalig und einmalig</u> beim AmpliMed®** *bedside* **realisiert und zugleich die Grundlage seiner vielseitigen Wirksamkeit.**

Beide Modulationen lassen sich **frei miteinander kombinieren** und so dem jeweiligen Behandlungsziel anpassen: Schnelle Schmerzstillung durch **Nervenquerreizung** und direkte **Muskelaktivierung**, "Schmerzhemmung" durch **Reizung sensibler Nerven** und Beeinflussung übergeordneter Schmerzzentren sowie indirekte, **reizsynchrone Muskelstimulation** stehen hierbei **gleichwertig und tiefenwirksam nebeneinander zur Verfügung.**

Die Wirkungen gehen nach wissenschaftlichen Untersuchungen im Schmerzmodell über die klassischer niederfrequenter Stromformen (z.B. TENS) hinaus.

Die quasiphysiologische MF-Muskelstimulation (**MF-Aktivierung**) mit Hilfe von stationären Großgeräten, wie sie sich seit vielen Jahren bewährt hat (Amplipuls, Wymoton etc.) kann nunmehr durch handliche MET-Geräte genutzt werden; und dies im Muskelmodell sogar wirksamer (als z.B. MF-Interferenz oder MF-Impulsstrom).

Da die Ströme nulllinien-symmetrisch sind, d.h. kein Gleichstromanteil vorhanden ist, sind Verätzungsgefahren prinzipiell ausgeschlossen; daher können auch höhere Strommengen gefahrlos und ohne Beeinträchtigung des Patienten appliziert werden. Akkomodationsprobleme treten bei Mittelfrequenzströmen nicht auf; daher ist auch eine Langzeitanwendung möglich.

....

Indikationsbereich

Die Mittelfrequenzreizung geht über die alleinige Muskelstimulation oder alleinige Schmerzstillung durch die Kombination beider Mechanismen hinaus.
Bevorzugtes Anwendungsgebiet dieser Ströme sind daher diffuse Schmerzzustände am Bewegungsapparat, wie Folgezustände nach Trauma, Mikrotraumatisierung (sog. Überlastungsschäden) oder kombinierte weichteilrheumatische Schäden, bei denen die betroffene Struktur nicht immer genau bekannt ist und man davon ausgehen muss, dass sowohl Muskulatur, bindegewebige Strukturen, Gelenke und Nerven gemeinsam betroffen sind.

- **Artikuläre und periartikuläre Schmerzzustände** (aktivierte Arthrosen, Periarthropathia humeroscapularis, Epikondylitis, Funktionsstörungen im Muskelmantel von Hüft- und Kniegelenk);

- **Verletzungsfolgen** (traumatisches Ödem, Z.n. Ruhigstellung, Gelenkversteifung, Gelenkerguss, arthrogene Atrophie der das Gelenk bewegenden Muskulatur);

- **Schmerzreflektorische Muskelverspannungen** (Lumbago, Schiefhals, andere schmerzhafte Wirbelsäulensyndrome);

- **Hemiparese mit Spastik oder fehlender Willkürmotorik**.(schlaffe oder spastische zentrale Lähmungen);

- **Fibromyalgie**;

- **Kombinierte weichteilrheumatische Läsionen**, wenn die schmerzhaft oder funktionell beeinträchtigte Struktur nicht genau bekannt ist (myalgische Schmerzen, Fibromyalgie).

Sonstige Bemerkungen

Mittelfrequenzströme empfehlen sich beim TENS-Versagen, wenn

- bei myogenen Schmerzen die alleinige Schmerzstillung nicht aussichtsreich ist;

- bei neurogenen Schmerzen durch sog. Hyperstimulations-TENS schmerzhafte Muskelkontraktionen ausgelöst werden.

Mittelfrequenzströme wirken vorwiegend lokal und indirekt schmerzstillend, und zwar durch die Beeinflussung der Vasomotorik im Gefolge der direkten Muskelwirkung (**Tonisierung** bzw. **Detonisierung**). Durchblutungssteigerung bedeutet zwar gesteigert Exsudation, zugleich aber Resorptionsförderung und damit Abtransport von Entzündungsmediatoren (**Auswascheffekt**) und dadurch indirekte Schmerzbeeinflussung.

...

TTH-relevante *bedside*-Indikationen...

Es ergeben sich aus dem TTH somit klare Indikationen, die zu Lasten der Kostenträger verordnungsfähig sind.

Artikuläre und periartikuläre Schmerzzustände

Arthroseschmerz
Behandelbar sind die Gelenks- und Gelenksanhangs-Affektionen mit ihren muskulären Dysbalancen:

Artikuläre Schmerzzustände, degenerative Gelenkprozesse, aktivierte Arthrosen / Arthritiden, Funktionsstörungen im Muskelmantel der Gelenke

Rp: *"Arthroseschmerzen mit Muskelmantelaffektion"*

Epikondylitis
Behandelbar sind die muskulär-entzündlichen Irritationen aufgrund Dauerüberlastung:

Epikondylitiden, Überlastungssyndrome des Band- und Kapselapparates, Tendopathien / Tendomyopathien, chron. Ligamentschäden

Rp: *"Muskuläre Irritation bei chron. Epikondylitis"*

Periarthropathien

Behandelbar sind die muskulär-bindegewebigen Affektionen mit reflektorischen Irritationen:

Periarthropathia humeroscapularis, periartikuläre Syndrome, Überlastungsschäden des Gelenkapparates, Gelenk- und Anhangirritationen

Rp: *"Myogene Schmerzaffektionen bei Periarthropathia humeroscapularis"*

Verletzungsfolgen

Weichteilläsionen

Behandelbar sind die trophischen und penetrativen Wundheilungsstörungen im Gewebsvolumen:

Prellungen, Quetschungen, Hämatome, akute Schwellungen und Ödeme, Narbenschmerzen und -Irritationen, Wundheilungsstörungen

Rp: *"Gelenkerguss mit Wundheilungsstörungen"*

Distorsionen

Behandelbar sind die Bindegewebstraumata mit und ohne Exsudationen und Hämatomen:

Distorsionen des Gelenkapparates, ligamentäre Kontusionen, partielle Rupturen an Muskelfaseransätzen

Rp: *"Gelenksdistorsion mit partiellen Rupturen an den Muskelfaseransätzen"*

Lymphdrainage

Behandelbar sind alle lokalen Störungen des Lymphflusses und der Mikrozirkulation im Volumen:

Lymphostatische Oedeme, Stauungen entzündlicher Exsudate, chronische Oedeme mit Gewebsinudartionen

Rp: *"Lymphostatisches Oedem durch Ruhigstellung i.Z.n. Trauma"*

Schleudertrauma

Behandelbar sind die traumatisch-bindegewebigen Distorsionen und der resultierende neuromuskuläre Hartspann:

Schleudertrauma, Distorsionen im Gelenksmantel, traumatische Dysbalancen, Discusläsionen

Rp: *"Muskulärer Hartspann bei akutem Schleudertrauma"*

Muskelatrophie

Behandelbar sind die funktionell, lokal oder zentral bedingte Erschlaffungen und Funktionsstörungen der Muskulatur beider Fasertypen:

Inaktivitätsatrophie, posttraumatische Atrophie, Tonuserhaltung bei schlaffer Lähmung, Unterstützung bei Paresen

Rp: *"Postraumatische Muskelatrophie i.Z.n. Ruhigstellung"*

Schmerzreflektorische Muskelverspannungen

HWS-Syndrom

Behandelbar sind neurogener Hartspann radikulärer oder pseudoradikulärer Genese bzw. projizierte Muskeldysbalancen :

Hals-/Nackenmuskel-Hartspann, Schiefhals (Tortikollis), Spannungskopfschmerz, zervikale Migräne

Rp: *"Muskeldysbalance und einseitiger Hartspann bei akutem Tortikollis"*

Wirbelsäulen-Syndrom

Behandelbar sind die neuromuskulären Irritationen und reflektorischen Rückenmuskeldysbalancen radikulärerer oder pseudoradikulärere Genese:

ausstrahlender Rückenschmerz, paravertebraler Hartspann, chronische Überlastung der Rückenmuskulatur, LWS-/ BWS-Syndrom

Rp: *"LWS-Syndrom mit reflektorischen Muskelverspannungen"*

Ischias-Syndrom

Behandelbar sind die neuromuskulären Irritationen pseudoradikulärer Genese mit ausstrahlenden myalgischen Affektionen

Ischialgie, Lumboischialgie, Brachialgie

Rp: *"Akute Brachialgie mit reflektorischen Muskelverspannungen"*

Lumbago

Behandelbar sind die neuromuskulären Affektionen bei Wurzelirritation und resultierendem Hartspann bzw. Muskeldysbalancen:

Lumbago, Lumbal-Syndrom, Prolaps, Protussionen

Rp: *"Chronisches Lumbalsyndrom mit reflektorischen Muskeldysbalancen"*

Muskelverspannung

Behandelbar sind alle ursächlich myogenen, neuromuskulären oder reflektorischen Verspannungen der Skelettmuskulatur:

muskulärer Hartspann, reflektorische Verspannung, Muskeldysbalancen

Rp: *"einseitiger Hartspann bei ausgeprägten Dysbalancen der Rückenmuskulatur"*

Schulter-Arm-Syndrom
Behandelbar sind die nicht neurogenen Affektionen am Schultergelenksapparat mit Beteiligung der segmentalen Muskulatur:

Schulter-/Arm-Syndrom, Frozen Shoulder, Rotormanschetten-Läsion

Rp: *"Muskuläre Verspannungen bei Schulter-/Arm-Syndrom"*

Hemiparese mit Spastik oder fehlender Willkürmotorik

Muskelspastizität
Behandelbar sind alle hypertonischen, spastischen und klonischen Muskelaffektionen bei motorneuralen, zentralen oder peripheren Nervendefekten:

muskulärer Hartspann, Verspannung bei fehlender Innervation, spastische Muskeldysbalancen, klonische Krämpfe

Rp: *"Muskelspasmen und Dysbalancen bei Hemiparese i.Z.n. Apoplexia cerebri"*

Muskelerschlaffung
Behandelbar sind die hypotonischen Muskelatrophien bei gestörter Innervation aufgrund peripherer oder zentraler Nervendefekte:

Inaktivitätsatrophie, postapoplektische Atrophie, Tonuserhaltung bei schlaffer Lähmung, Unterstützung bei Paresen

Rp: *"Muskeltonuserhaltung bei Hemiparese i.Z.n. Apoplexia cerebri"*

Kombinierte weichteilrheumatische Läsionen / Fibromyalgie

Fibromyalgien
Behandelbar sind die lokalen Muskelschmerzen degenerativer, entzündlicher oder mikrotraumatischer Genese:

Fibromyalgie, Tendomyopathien, Myogeleosen, Myalgien

Rp: *"Großvolumige Myalgien bei ausgeprägtem Fibromyalgie-Syndrom"*

Technische Daten -> AmpliMed® *bedside*...

Art :	Technisches Hilfsmittel
Hilfsmittelverzeichnis:	Produktgruppe **09**. Elektrostimulationsgeräte, Pos.: **31.02.1000**
Produktart:	Kombiniertes Muskelstimulations- / Schmerztherapie-Gerät
Produktgruppe:	Mittelfrequenz- / *MET*-Gerät
Modell:	**AmpliMed®***bedside*
Klasse nach MPG:	Gerätetyp IIa, CE-Zeichen
Maße (L/B/H)/Gewicht:	180 x 120 x 75 mm; ca. 900 g
Kanäle/Ausgänge:	1 / 1 (mit AmpliMed®-Kombistecker 2 Ausgänge möglich).
Applikationsform:	apolare Applikation, lokal, volumenerfassend/-durchströmend.
Ausgangsspannung:	stufenlos von 0 bis 70 Vpp
Energieabschaltung:	automatisch nach abgelaufener Therapiezeit
	automatisch bei angeschlossenem Ladegerät
Energieschutzschaltung:	automatische Strombegrenzung bei überschrittener
	Ladungsmenge im Gewebe ("FuzzyLogik")
Betriebsdauer:	ca. 5 Stunden unter Voll-Last

Akku
Energiequelle	intern, Bleigel-Akku 2 x 6V / 1,3Ah (ohne Memory-Effekte !)
Akku-Aufladedauer	ca. 3 - 6 Stunden

Grund-Stromart
Stromform:	einkreisiger, nicht-sinusoidaler Mittelfrequenz-Wechselstrom,
	der intern in der Amplitude mehrfach modulierbar ist
Frequenz:	2 kHz (ggf. Umschaltbar auf 6 kHz)
Impulsform:	biphasisch-symmetrisches Rechteck, gleichstromneutral
Impuls- / Periodendauer:	500 µs

Reizstrom-Modulation
Modulationart:	Amplitudenmodulation mit "Impuls-Hüllkurve"
Stromart:	Niederfrequenzstrom, TENS-ähnlich
Frequenz:	NF-Frequenz stufenlos von 5 - 100 Hz (+/-15%) einstellbar
Impulsform:	biphasisch-symmetrisches Rechteck, gleichstromneutral
Periodendauer:	stufenlos von 10 bis 200 Millisekunden einstellbar
Modulationstiefe:	stufenlos von 0-70% (+/- 10%) einstellbar

Schwellstrom-Modulation
Modulationsart:	Amplitudenmoduliert mit "Schwellstrom-Hüllkurve"
Stromart:	niedrigstfrequenter Schwellstrom, EMS-ähnlich
Impulsform:	biphasisch-symmetrisches Trapez, gleichstromneutral
Frequenz:	stufenlos von 4 - 100 Imp./min (+/- 25%) (=0,066 bis 1,666 Hz)
Periodendauer:	0,6 bis 15 Sekunden
Anstiegs- / Abstiegszeit:	konstant, je 1/4 der Schwell-Periodendauer (0,15 - 3,75 sec)
Plateauzeit:	konstant, 3/8 der Schwell-Periodendauer (0,225 - 5,625 sec)
Pausenzeit:	konstant, 1/8 der Schwell-Periodendauer (0,075 - 1,875 sec)
Modulationstiefe:	stufenlos von 0 - 75% (+/-10%) einstellbar

Kapitel 17

Rechtliche Grundlagen zur MET-Verordnung

Zusammengestellt von Horst Knop, Medizin-Referent
M.E.M. eV - Anwenderservice, Osnabrück

Nachdem die MET im 'offiziellen' Kommentar des TTH (Therapien und technische Hilfen) in Rubrik III 171-20 aufgenommen wurde, ist der Heimverordnung nun endgültig, auch offitiell der Weg geebnet. Nach fünf Jahren harter Arbeit wurde nun diese letzte Hürde genommen.

Daher ist es wichtig, dass wir uns jetzt auch über die rechtlichen Grundlagen der MET-Verordnung - als erste heimbehandlungsfähige Mittelfrequenz-Methode - einige Gedanken machen.

In der Folge soll nun die Grundlage systematisch und rechtlich beschrieben werden.

Die MET in der Heimbehandlung...

Das MET-System (AmpliMed®*bedside*) arbeitet mit einer Kombination aus mittelfrequentem Trägersignal und niederfrequenten Reizelementen. Dabei bleibt die für die mittelfrequente Stimulation charakteristische Tiefen- und Volumenwirkung erhalten, die besonders für die Muskeltherapie wichtig ist. Durch den Einbezug der analgetisch wirkenden niederfrequenten Modulationen erfährt das Indikationsspektrum eine Aufweitung:

- **Schmerz- und Muskeltherapie nach Versagen der niederfrequenten Stimulation.**
  Durch die spezielle Wirkungsweise der Mittelfrequenz, die neben der ausgeprägten räumlichen Wirkung eine typische Reaktion an der Zellmembran auslöst (Gildemeister-Effekt), besteht gerade nach unbefriedigenden Ergebnissen der niederfrequenten Therapie eine Indikation zu ihrer Anwendung.

- **Diffuse und ausgedehnte Schmerzzustände**,
  insbesondere posttraumatisch mit Beteiligung unterschiedlicher Gewebsstrukturen. Die apolare Volumenwirkung der MET ermöglicht eine großflächige Behandlung und durchdringt auch unterschiedliche Gewebe. Die Einschränkung der niederfrequenten Therapie in Bezug auf ausgedehnte Areale ist nicht gegeben.

- **Schmerzzustände, die mit tiefliegenden Körperstrukturen assoziiert sind.**
  Die Tiefenwirkung der Mittelfrequenz ermöglicht das Erreichen von Strukturen, die bedingt durch den hohen Hautwiderstand im Bereich der niederfrequenten Ströme nur eingeschränkt zu therapieren sind. Dabei bleiben die Impulse in ihren Charakteristika auch in der Gewebstiefe erhalten.

- **Weichteilrheumatische Schmerzen.**
  Insbesondere bei ausgedehnten Schmerzarealen mit Beteiligung bindegewebiger, muskulärer und nervaler Strukturen bietet sich eine mittelfrequente Therapie an.

- **Schmerzzustände mit deutlicher Begleitsymtomatik der assoziierten Muskulatur.**
  Wirbelsäulensyndrome mit und ohne radikuläre Symptomatik, Arthropathien u.a. führen zu einem reflektorischen oder statischen, etwa im Zusammenhang mit einer Schonhaltung bedingten, Muskelhartspann. Dieser stellt oft die Ursache für weitere Beschwerden dar. Ein wichtiges Element ist die zunehmende Insuffizienz der betroffenen Muskulatur. Die gute muskuläre Wirkung ist eine der Hauptvorteile der Mittelfrequenz. Die analgetische Kombination kann darüber hinaus das Zurückfallen in alte Bewegungsmuster verhindern.

- **Bei ausgedehnten Myopathien infolge einer Nervenläsion bzw. nach längerer Immobilisation.**
  Ausgedehnte Rückbildungen und degenerative Prozesse der Muskulatur durch eingeschränkte bzw. fehlende Innervation sowie durch anhaltende Immobilisation kann den Bereich ganzer Muskelgruppen betreffen. Gefährdet sind auch die abhängigen Strukturen wie Gelenks- und Sehnenapparat. Das MET bietet hier die Möglichkeit einer umfassenden Prophylaxe und Therapie.

- **Koordinationsdefizite und zentrale Repräsentation der Muskeln.**
  Eine längere Immobilisation von Muskelgruppen führt zur Einschränkung der Koordinationfähigkeit. Wahrscheinlich leidet unter der eingeschränkten Übung auch die zentrale motorische Repräsentation. Ausgedehnte sensible und motorische Reize, die möglichst vollständig die betroffenen Muskelgruppen einbeziehen, wirken dieser Entwicklung in mehrerer Hinsicht entgegen.

Die Hilfsmittel (Elektrostimulation)...

Elektrosysteme in der Heimverordnung

Benannt werden sollen hier nur zwei Systemgruppen, nämlich die Niederfrequenz- Systeme, wie TENS (TNS) und EMS, TENS/EMS, TENS/TEM u.ä. und die Mittelfrequenz-Systeme, wie die MET.

Beide Gruppen haben ihre Wirkprinzipien, die sich schon aus der Frequenz ergeben. Da Frequenzen ihre Wirkungen hauptsächlich zeitbedarfsmäßig entfalten, sind somit auch Grenzen gesetzt.

Niederfrequenzsysteme (Produktgruppen 09.31.01.0 pp./09.31.03.0 pp.)

Sie sind Impulsstromverfahren und dienen lediglich der Elektrostimulation. Sie bieten Frequenzen bis 180 Hz (TENS) bzw. bis 120 Hz (EMS) und sind spannungsorientiert.

Ihr Wirkansatz ist nerval und zentral stimulierend.

Sie nutzen die Prinzipien der Reizung von sensiblen und motorischen Nerven und
Nervenfasern. Das ist ein besonderes Merkmal der Wirksamkeit niederfrequenter Ströme. Die Applikation erfolgt streng kathodenspezifisch und punktuell auf Nervenaustrittspunkten (z.B.
Triggerpoints) mit dem Ziel, Muskelzuckungen auszulösen bzw. einzelne Muskelkontraktionen
zu stimulieren (EMS) bzw. durch laufende Reizüberflutung nerval vermittelte Schmerzen zu überdecken und durch Gegenirritation eine deszendierende Schmerzstillung zu erreichen (TENS).

Diese NF-Reizstrom-Therapie ist nicht als kausal zu bezeichnen.

Der Einsatz von EMS-Geräten dient dem gezielten Muskeltraining normal innervierter Muskeln zur Verhinderung/Beseitigung von Inaktivitätsatrophien nach längerer Ruhigstellung von Gliedmaßen oder Körperteilen.

Der Einsatz von TENS-Geräten ist sinnvoll bei ursächlich nicht mehr beherrschbaren Dauerschmerzattacken zur langfristigen Schmerzüberdeckung, wie z.B. Phantomschmerzen, Migräne, Tumorschmerzen und Polyneuropathien.

Inwieweit chronisch "muskuläre Wirbelsäulensyndrome" mit TENS behandelbar sind (lt. HiMi-Verzeichnis), muss dem Einzelfall überlassen bleiben (ggf. TENS-Ausschluss).

Sind Muskeldetonisierungen oder Muskeltonisierungen und damit verbundene Schmerzen bei Wirbelsäulensyndromen notwendig, ist TENS nicht indiziert!

195

Diese Muskelwirkungen stehen bei den Mittelfrequenzsystemen (MET) im Vordergrund.

Mittelfrequenzsysteme (Produktgruppe 09.31.02.1)
Für die Heimbehandlung ist zurzeit nur die Mittelfrequenz-Elektro-Therapie (Modulations-Elektro-Therapie/MET) auf dem Markt.
Diese Wechselströme mit Niederfrequenz- und Schwellstrommodulationen sind stromorientiert und verkörpern die Elektrotherapie im eigentlichen Sinne.
Diese Elektrotherapie nutzt das Prinzip der mittelfrequenten Aktivierung aller erregbaren Strukturen in der durchströmten Gewebsmasse, also den Fasergeweben (Nerven und Muskeln) direkt auf Substratebene. Die MET zeichnet sich durch eine besondere Volumenwirkung aus.

Da die Mittelfrequenz im MET-System sowohl niederfrequent als auch schwellend moduliert wird, lassen sich damit nicht nur Schmerzen günstig beeinflussen, sondern auch alle schmerzhaften Muskelsyndrome, die einer Tonisierung oder Detonisierung bedürfen! Es liegt eine direkte Wirksamkeit auf die Muskelfasern vor.

Sinnvoll ist der Einsatz bei allen lokalen muskulären bzw. neuromuskulären (Schmerz-)Syndromen zur zeitlich begrenzten Therapie mit dem Ziel der kausalen Sanierung der Ursachen, wie z.B. bei allen radikulären und pseudoradikulären Syndromen, zur Lockerung (Detonisierung) der verspannten Skelettmuskulatur und Linderung damit verbundener Schmerzzustände (HIMI-Verzeichnis), muskulärem Hartspann und Myogelosen, schweren Myalgien;
muskulären Dysfunktionen z.B. Inaktivitätsatrophie (Tonisierung), Willkürinnervationsschwäche, Verlust des psychomotorischen Bildes, reflektorische Muskelverspannungen, fehlendes Muskelgefühl, posttraumatische oder postoperative Muskelstörungen etc.;
weichteilrheumatische Syndrome (insbesondere Periarthropathien, Fibromyalgie).

Die Grundsätze der MET-Verordnung...

Um Krankenkassen und ihrem Medizinischen Dienst die Einordnung bei Rezeptierungen zur Heimbehandlung zu vereinfachen, soll hier in strenger Anlehnung an das Hilfsmittelverzeichnis (Elektrostimulationsgeräte) in der Fassung vom 28. März 1995 und in Verbindung mit dem Sozialgesetzbuch V dargestellt werden, bei welchen Syndromen die Heimbehandlung mit der modulierten Mittelfrequenz, der Modulations-Elektro- Therapie (MET), eindeutig und ausschließlich indiziert ist und warum.

Genannt sind die klassischen neuro-muskulären Schmerzsyndrome, die prinzipiell für eine alleinige Niederfrequenztherapie (TENS/EMS) nicht bzw. nicht ausreichend zugänglich sind und auf Krankengymnastik und andere physiotherapeutische Maßnahmen (auch Massagen) ebenfalls nicht bzw. nicht ausreichend ansprechen. Das wären allenfalls Zusatztherapien!

Bei den nachfolgend genannten Syndromen sind trotz der (Nerven-) Schmerzsensationen immer in erheblichem Umfang Muskelgruppen beteiligt, die entweder verhärtet, verspannt oder aber atrophiert sind und somit für eine erhebliche Schmerzsyndromatik sorgen.
Auch wenn die Ursache der Schmerzen aufgrund vorliegender Endzustände nicht mehr zu beseitigen ist, so hat der Patient dennoch ein Recht auf eine Behandlung, die dem allgemein anerkannten Stand der medizinischen Erkenntnisse entspricht und den medizinischen Fortschritt berücksichtigt.

Das Gesetz bestimmt hiermit bezüglich Wirksamkeit und Qualität einer Behandlung, allgemein zwingend, einen hohen Maßstab. Diese Hervorhebung steht nicht im Widerspruch zum Wirtschaftlichkeitsgebot, sondern ist ein immanenter Bestandteil desselben. Seine Hervorhebung dient der Klarstellung und der Vermeidung einseitiger Sparsamkeitsbemühungen!

Versicherte haben einen gesetzlichen Anspruch auf Versorgung u.a. mit Hilfsmitteln, die im Einzelfall erforderlich sind, um den Erfolg der Krankenbehandlung zu sichern...

Hier ist ganz besonders § 12 SGB V heranzuziehen, um den betroffenen Patienten das notwendige, aber auch ein wirksames und somit zweckmäßiges Hilfsmittel zur Verfügung zu stellen.
Der Begriff notwendig ist gleichzusetzen mit Übermaßverbot. Allerdings ist ein Hilfsmittel dann nicht notwendig, wenn es den Erfolg der Krankenbehandlung nicht ausreichend sichert.

Bei Zweckmäßigkeit handelt es sich um den zentralen Einzelbegriff der Wirtschaftlichkeit i.w.S. Er integriert schon im engeren Wortsinn den Leistungszweck und erhebt diesen für den Einzelfall generell zum Beurteilungsmaßstab.
Zweckmäßig ist eine Leistung, wenn ein näher zu bestimmender medizinischer Zusammenhang zwischen dem Leistungsinhalt und dem Leistungsziel, -zweck, -erfolg besteht.

Das Wirtschaftlichkeitsgebot gebietet also das Notwendige, Zweckmäßige (damit das Wirksame) und verbietet das Übermäßige, Unvertretbare.
Die eigentliche Funktion des Wirtschaftlichkeitsbegriffs beginnt erst, wenn mehrere - ausreichende, zweckmäßige und erforderliche - Leistungsalternativen bestehen. Gibt es nur eine Möglichkeit, sind die Kosten (grundsätzlich) nicht relevant.

Einzubeziehen in die Gesamtbilanz sind immer qualitative medizinische Gesichtspunkte, insbesondere Art, Dauer und Nachhaltigkeit des Heilerfolges.

Der behandelnde Arzt befindet nach den Regeln der ärztlichen Kunst über die Art der Therapie. Sie muss ausreichend und zweckmäßig sein.
Das diagnostische und therapeutische Ermessen des Arztes ist deshalb sowohl nach den Regeln der ärztlichen Kunst als auch unter Beachtung des allgemein anerkannten Standes der medizinischen Erkenntnisse zu bestimmen.

Die Ärzte des Medizinischen Dienstes (MDK) sind nicht berechtigt, in die ärztliche Behandlung einzugreifen. Der Medizinische Dienst <u>kann</u> in Anspruch genommen werden bei Bewilligung von Hilfsmitteln zur Klärung einer notwendigen und zweckmäßigen Versorgung. Dabei hat der Medizinische Dienst den Versicherten zu beraten.
<u>Ablehnungen</u> von verordneten und indizierten Hilfsmitteln, insbesondere nur nach Aktenlage, <u>sind ein Eingriff in die ärztliche Behandlung</u> und somit unzulässig!

Es ist nicht Aufgabe des MDK, sich über die Therapiepläne des behandelnden Arztes hinwegzusetzen und die Therapie abzulehnen oder statt dessen eine andere Therapie als wirksam zu erklären.

Für die Krankenkassen selbst gibt es bei dringender Erforderlichkeit eines konkreten Hilfsmittels keinen Entscheidungsspielraum bei der Frage, ob sie abweichend vom Hilfsmittelverzeichnis bestimmte Hilfsmittel ablehnen. Das wäre ein klarer Verstoß gegen geltendes Recht.
<u>Einsparungsmöglichkeiten gibt es legal in ganz anderen Bereichen!</u>

Arbeiten/Berichte über die Heilstrom-Therapie
Chronologische Listung aus den Jahren 1990 bis 2000

Titel/Thema	Autor(en)	Veröffentlicht
Experimentalstudie mit MET Soforteffekt bei Arthrosen Klinischer Vorbericht mit 30 Patienten	Tan U. Knop M. Röhler	Der Freie Arzt 6/1990
Die neue modulierte Mittelfrequenz- Elektro-Therapie (MET) Eine Einführung in ein neues Verfahren	U. Knop M. Röhler	Der Freie Arzt 12/1990
Elektrotherapie im Mittelfrequenzbereich Grundlagen, Indikationen, KG-Studie	U. Knop et al	Bericht 1990 Buch 10 Jahre MET
Klinische Schmerztherapie mit MET Pilot-Studie bei 30 therapieresistenten Fällen	A. Vannahme	1. MEM-Kongress Aschau, 1992 Buch 10 Jahre MET
Multi-Zenter-Studie mit MET in der BRD 861 Patienten in Kliniken und Praxen	U. Knop	1. MEM-Kongress Aschau, 1992 Buch 10 Jahre MET
Schmerzstillung bei Schmerzsyndromen Pilotstudie im Rahmen einer Ambulanz	B.M. Zimmermann	1. MEM-Kongress Aschau, 1992 Buch 10 Jahre MET
Pilot-Vergleichs-Studie zur Schmerzlinderung Anhebung der Schmerzschwelle mit MET	P. Kröling	1. MEM-Kongress Aschau, 1992 Buch 10 Jahre MET
Vergleichsstudie zur Gewebsausbreitung Experimentelle Bewertung der MET	U. Knop	1. MEM-Kongress Aschau, 1992 Buch 10 Jahre MET
Vergleichsstudie zur Muskelkraftsteigerung Experimetaldissertation mit MET, TU Dresden	A. Lange	1. MEM-Kongress Aschau, 1992 Buch 10 Jahre MET
das bio-logische Modell Die neue JET	U. Knop	Der Freie Arzt Sondernummer 1992
Elektrotherapie im Mittelfrequenzbereich Grundlagen und Indikationen	A. Lange	Physikalische Medizin 84/2 1993
Pilotstudie zur JET bei einem Fall chronischem Asthma bronchiale	U. Knop	Bericht 1993 Buch 10 Jahre MET
Vergleichsstudie bei chronischem Asthma	O. Hammer	Der Freie Arzt

60 Patienten in der Klinik mit JET Heilreflexe auf den Punkt gebracht Die JET als Ergänzung zur Homotoxikologie	M. Röhler	10 / 1993 Biologische Medizin 4 / 1993
Die neue russische Methode Heilstromtherapie als Weg in die Zukunft Vorstellung einer neuen Idee	K. Oechsner	Der Freie Arzt 11/1995
Amplimodulare Heilstromtherapie Einsatz in der täglichen Praxis Ablauf mit dem AmpliMed-Trias	J. Frenkel	Der Allgemeinarzt 16/1996
Elektrotherapie im Mittelfrequenzbereich II Untersuchungen zur Signalreinheit	U. Knop et al	Bericht 1996 Buch 10 Jahre MET
Vergleichendes Schmerzmodell mit MET Experimentaldissertation, LMU München	P. Kröling cand.med. Lang	2. MEM-Kongress Alzey, 1996 Buch 10 Jahre MET
Vergleichendes Schmerzmodell mit MET Schmerzbefreiung im Vergleich zu Gesunden	P. Kröling	2. MEM-Kongress Alzey, 1996 Buch 10 Jahre MET
Studie bei Schmerzen/Traumata mit MET tägliche Fälle in der Polizeiambulanz	A. Glogger	2. MEM-Kongress Alzey, 1996 Buch 10 Jahre MET
Qualitätsstudie bei Lumboischialgie mit MET Untersuchung zur Therapiequalität	G. Will	2. MEM-Kongress Alzey, 1996 Buch 10 Jahre MET
Feldstudie zur JET-Wirkung Langzeituntersuchung in Praxen/Kliniken	U. Knop J. Frenkel	2. MEM-Kongress Alzey, 1996 Buch 10 Jahre MET
Langzeituntersuchung über 6 Jahre MET/JET Erfahrungen in Klinik und Praxis Praxis-Studien zu Indikationen	U. Knop J. Frenkel	Bericht 1996 Buch 10 Jahre MET
Grundlagen der MET eine wissenschaftliche Beschreibung	U. Knop T. Ulrich	Bericht 1997 Buch 10 Jahre MET
Langzeitstudie bei 60 Fibromyalgie- Rezidivpatienten Untersuchung der MET-Heimbehandlung	O. Hammer	Der Freie Arzt 10/1997
Vergleich von TENS und MET Versuch einer klaren Unterscheidung	T. Ulrich	Bericht 1997 Buch 10 Jahre MET
Einordnung der MET als Hilfsmittel Ein Textentwurf für die Indikationsstellung	U. Knop et al	Bericht 1998 Buch 10 Jahre MET

Technologie der MET Vergleich zu bisherigen Reiz- und MF-Strömen	U. Knop	3. MEM-Kongress Bad Nauheim, 1998 Buch 10 Jahre MET
Effektivität der Heimbehandlung mit MET Langzeitstudie mit 1500 Patienten	T. Ulrich	3. MEM-Kongress Bad Nauheim, 1998 Buch 10 Jahre MET
Praxis mit MET und JET Kasuistik von therapieresistenten Fällen	J. Frenkel	3. MEM-Kongress Bad Nauheim, 1998 Buch 10 Jahre MET
JET und MET als Zukunftsweg mit IGEL Wirtschaflich interessante Aspekte für die Praxis	P. Schwab	3. MEM-Kongress Bad Nauheim, 1998 Buch 10 Jahre MET
Langzeiterfahrungen mit MET bei Sportlern am Beispiel der Schwimmer-Nationalmannschaft	B. Blum	3. MEM-Kongress Bad Nauheim, 1998 Buch 10 Jahre MET
Ein besonderer Fall von langer Therapieresistenz Fallvorstellung einer Heilung mit MET	M. Salzmann	3. MEM-Kongress Bad Nauheim, 1998 Buch 10 Jahre MET
Neueste Untersuchungen zur MET Studienbewertung und Kommentierung	U. Knop et al	Bericht 1999 Buch 10 Jahre MET
Experimenteller Versuch invivo und invitro zur Gewebsdurchdringung von Strömen	U. Knop J. Winter	Bericht 2000 Buch 10 Jahre MET
Der chronische Schmerzpatient - 'Killer' der Praxis ?	J. Frenkel	Der Hausarzt 12/2000

Ein Nachwort

Nach einem 10 Jahre langen Weg zu einer modernen Elektromedizin kann man feststellen: Man spricht über KNOP und die MET-Heilstromtherapie voller Anerkennung.

So bestechend fundiert, wissenschaftlich nachvollziehbar und belegt und durch jeden Menschen am eigenen Leib erfahrbar die beinahe sogar sensationellen Erfolge der MET sind, so wären sie nicht zum Einsatz gekommen ohne die unerschütterlichen und unermüdlichen Ambitionen der Idee "heilen statt reizen" des Initiators Dr. Dr.hc. Ulrich Knop. Für diese Leistung wurde ihm zurecht der Dr.hc. 'wegen unermüdlicher Förderung der technischen Wissenschaften' verliehen.

Jetzt bleibt die Frage, warum gerade diese, von einem Philosophen - also einem Nichtmediziner - entwickelte MET-Methodik solche Wirkungen erbringt, wobei doch schon jahrzehntelang von so vielen anderen Gruppen an der Elektrotherapie, ohne diese Durchbrüche und grundsätzlichen Neuerungen zu erreichen, gearbeitet wurde. Nun, Konrad Lorenz hat es treffend ausgedrückt: "Wer falsche Fragen stellt, erhält falsche Antworten..."

Dem kann ich mich nur anschließen. KNOP war der erste, der andere Fragen stellte. Bei ihm war die philosophische Infragestellung von allem die Ausgangsbasis und er bahnte Wege aus der Wissenschaft der Bionik als Synthese aus Biologie und Technik (er nennt diese von ihm in Deutschland miteingeführte Disziplin auch gerne "Die Technologie des Lebendigen") und erhielt zwangsläufig die anderen Antworten. Sein Talent, als Moderator und Katalysator eines interdisziplinären Arbeitskreises zu wirken, war dabei sehr hilfreich.

10 Jahre Arbeit, private Finanzierung unseres Arbeitskreises mit seinen drei Tagungen und privates Sponsoring von Fahrt- und Unterbringungskosten sind nun vorausgegangen und mit diesem Buch abgeschlossen. Das Ergebnis ist wirklich bemerkenswert - und der Erfolg aus dieser Arbeit spricht Bände.

Die MET gehört heute zu den am besten untersuchten und mit Grundlagen unterlegten Verfahren in der Medizin - und dies ohne jedes Wunschdenken; hat KNOP doch immer darauf Wert gelegt, dass Experiment und Praxis parallel beobachtet wurden und er war nur zufrieden, wenn beide Seiten reproduzierbar die gleichen Ergebnisse brachten. Dies haben wir nicht so oft in der Medizin.

Nun ist es an der Zeit für die breite Anwendungsforschung. Denn alle sind sich einig: Die MET-Heilstromtherapie hat ein ungeheures Potential in sich, was jetzt langsam entfaltet werden muss. Hierzu bedarf es aber auch finanzieller Mittel. So sind wir alle aufgerufen, nun die weitere Arbeit des Arbeitskreises mit Zuwendungen und Spenden zu unterstützen und auch zu versuchen, endlich staatliche Förderung zu erreichen.

Die MET-Heilstromtherapie in ihren einzigartigen Wirkungen und Möglichkeiten verdient eine große Verbreitung und Förderung zum Wohle der Menschen.

Dr.med. Jutta Frenkel
stv. Vorsitzende des M.E.M. eV Arbeitskreises
Königstein im Oktober 2001